内分泌及代谢系统疾病中医特色疗法

主　编　李惠林

副主编　庞国明　汪栋材　赵恒侠

编　者（以姓氏笔画为序）

万晓刚（广州中医药大学第一附属医院）　　汪栋材（广东省深圳市中医院）

王红梅（河南省开封市中医院）　　　　　　张　萌（广州中医药大学第一附属医院）

王璟霖（广州中医药大学第一附属医院）　　张志玲（广东省深圳市中医院）

朱　璞（河南省开封市中医院）　　　　　　陈海勇（香港大学中医学院）

朱章志（广州中医药大学第一附属医院）　　范冠杰（广东省中医院）

刘　玲（广东省深圳市中医院）　　　　　　庞国明（河南省开封市中医院）

刘　敏（广州中医药大学第一附属医院）　　单志群（广东省深圳市中医院）

刘　媛（广东省深圳市中医院）　　　　　　赵恒侠（广东省深圳市中医院）

刘雪梅（广东省深圳市中医院）　　　　　　莫劲松（广东省深圳市眼科医院）

刘德亮（广东省深圳市中医院）　　　　　　渠　昕（广东省深圳市中医院）

李丽花（河南省开封市中医院）　　　　　　彭少林（广东省深圳市中医院）

李时光（广东省深圳市中医院）　　　　　　董彦敏（广东省深圳市中医院）

李金花（广东省深圳市中医院）　　　　　　程波敏（广东省深圳市中医院）

李惠林（广东省深圳市中医院）　　　　　　傅　妤（广州中医药大学第一附属医院）

李增英（广东省深圳市中医院）　　　　　　谢欣颖（广州中医药大学第一附属医院）

肖小惠（广东省深圳市中医院）　　　　　　楚淑芳（广东省深圳市中医院）

U0209176

人民卫生出版社

图书在版编目（CIP）数据

内分泌及代谢系统疾病中医特色疗法/李顺民，彭
立生总主编.—北京：人民卫生出版社，2016

ISBN 978-7-117-23056-8

Ⅰ.①内… Ⅱ.①李… ②彭… Ⅲ.①内分泌病－中
医治疗法②代谢病－中医治疗法 Ⅳ.①R259.8

中国版本图书馆 CIP 数据核字（2016）第 188354 号

人卫智网　www.ipmph.com	医学教育、学术、考试、健康， 购书智慧智能综合服务平台
人卫官网　www.pmph.com	人卫官方资讯发布平台

内分泌及代谢系统疾病中医特色疗法

总　主　编：李顺民　彭立生
主　　编：李惠林
出版发行：人民卫生出版社（中继线 010-59780011）
地　　址：北京市朝阳区潘家园南里 19 号
邮　　编：100021
E - mail：pmph @ pmph.com
购书热线：010-59787592　010-59787584　010-65264830
印　　刷：三河市尚艺印装有限公司
经　　销：新华书店
开　　本：710×1000　1/16　**印张**：20
字　　数：370 千字
版　　次：2017 年 1 月第 1 版　2017 年 1 月第 1 版第 1 次印刷
标准书号：ISBN 978-7-117-23056-8/R・23057
定　　价：48.00 元

打击盗版举报电话：010-59787491　　**E-mail**：WQ @ pmph.com
（凡属印装质量问题请与本社市场营销中心联系退换）

《临床常见病中医特色疗法》
丛书编委会

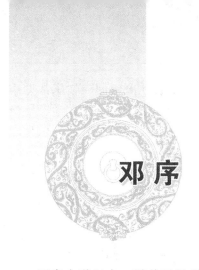

邓序

近半个世纪来，随着医学科学的飞跃发展，中医药事业在各个领域均有了长足的进步，各种行之有效的（包括传统的以及近年各地不断总结的）特色治疗方法愈来愈受到人们的关注，逐渐成为了我国医疗卫生体系中的重要组成部分。鹏城深圳是我国近年来发展最为迅速的地方，昔日的边陲小镇如今已是国际知名的现代化大都市，是对外改革开放的重要窗口。在短暂的三十余年的发展历程中，这里的政治、经济、文化、科技事业取得了举世瞩目的成就，中医药事业亦伴随着时代的发展而不断涌现出可喜的成果，同样走在了全省乃至全国的先进行列。之所以如此，是因为这里的一大批中青年中医药专家学者为了中医事业，刻苦钻研业务，勤奋工作学习。他们在繁忙的临床之余，认真做好科研、教学工作，乃至著书立说。诸如《内科疑难病中医治疗学》、《现代肾脏病学》等大型中医专著相继出版发行，为中医药事业的发展不断添砖加瓦，实是值得称道。

我的学生，广东省名中医、深圳市中医院院长李顺民教授为牵头人，并组织全国各地知名中医药专家集体编著的《临床常见病中医特色疗法》系列丛书乃是众多专著中的一部缩影。综观各个分册所撰内容，充分体现了"详于治疗方法，略于基础理论"组稿原则；所选择内容以体现中医特色治疗方法为主，如各种行之有效的古今经方效方，外治法中之针灸、推拿、敷贴、灌肠疗法等。凡具中医特色，均被详细收录。其间既有全国各地已被中医学界公认的临床防治各科疾病的有效成果，亦有广东以及深圳地方特色的治疗经验；辨证论治是中医治疗疾病的精髓，本套丛书虽然是以介绍临床各科疾病的中医特色治疗方法，但所选特色疗法处处体现了中医辨证论治法则，颇有独到之处。

长江后浪推前浪，深圳中医药事业的良性发展，不但是各级政府高度关注的结果，更离不开一代代中医人的勤奋努力。我深为这些年来全国各地一批又一批的中青年中医学者迅速成长而感到自豪；我深为深圳市中医学界的学子们的辛勤劳动并结出丰硕的成果而激励；我尤其为中医事业后继有人而备感欣慰；我相信，这套由人民卫生出版社出版的《临床常见病中医特色疗法》系列丛书的出版发行，将会成为一部对临床、教学、科研有着重要参考价值的好书。适逢书稿陆续付梓之际，特谨致数语，乐为之序。并推荐给关爱中医药事业的朋友们参考借鉴！

国医大师

2016 年于广州中医药大学

目 录

第一章 糖 尿 病

　　糖尿病（diabetes mellitus）是一种与遗传因素和多种环境因素相关联的以慢性血葡萄糖（简称血糖）水平增高为特征的代谢紊乱综合征，是由于体内胰岛素分泌缺陷和（或）胰岛素作用的缺陷所引起。糖尿病是临床的常见病、多发病，其患病率日益增高。据世界卫生组织（WHO）估计，全球目前有约 1.75 亿糖尿病患者。中国糖尿病患病率亦在急剧增加，估计现有糖尿病患者超过 4 千万。2 型糖尿病的发病正趋向低龄化，儿童及青少年的发患者数在不断增加。糖尿病已成为严重威胁人类健康的世界性公共卫生问题。

　　现代医学的糖尿病属中医学消渴病范畴。消渴是以多饮、多食、多尿、乏力、消瘦，或者尿有甜味为主要临床表现的一种疾病。消渴病名最早见于公元前 4 世纪的《黄帝内经》，《金匮要略》对消渴的证治进行阐述，立有白虎汤加人参汤、肾气丸等方剂。《丹溪心法·消渴》提出消渴治应"养肺、降火、生血为主"。

【病因病机】

一、中 医

　　糖尿病按其临床表现，隶属于中医学"消渴"的范畴。但消渴并不等于糖尿病，因消渴的含义较广。所谓消渴，渴系指口渴引饮，小便频数，尿如脂膏；消则指消谷善饥，形体消瘦为特征的病症。

　　唐代《外台秘要》中引《古今录验》论云："渴而饮水多，小便数，无脂似麸片甜者，皆消渴病也……"该论系统地归纳了饮多、食多、小便数等消渴症状，并指出小便甜谓之消渴病。明代《景岳全书》中指出消渴病当分虚实："治消证而不辨虚实则未有不误矣"。

　　《黄帝内经》将消渴病的病因归于五脏"脏脆"，开先天禀赋不足、五脏柔弱之先河。后世医家随着临症研究的不断深入，中医理论日趋完善，从情志、饮食、劳伤、外感等方面认识病因，而且从病因引起的脏腑的病理变化中认识到阴虚与燥热是消渴病的主旋律，两者互为因果，临床上表现出肺燥、胃热、肾虚的病理变化的特征。主要病因可分以下几点：

1. 禀赋不足，五脏柔弱　中医理论认为："正气存内，邪不可干"，"邪之所凑，其气必虚"。说明中医学十分重视机体内在因素的作用。《灵枢·五变》说："人之善病消瘅者，何以候之？少俞答曰，五脏皆柔弱者，善病消瘅。"（瘅读单音，比喻疾病症状像自然界的旱天一样）。《灵枢·本脏》曰："心脆则善病消瘅热中"，"肺脆则苦病消瘅易伤"，"肝脆则善病消瘅易伤"，"脾脆则善病消瘅易伤"，"肾脆则善病消瘅易伤"，又曰："耳薄不坚者，肾脆"。指出之所以发消瘅，皆因五脏脆弱所致。清代张隐庵认为："盖五脏主藏精者也，五脏脆弱则津液微薄，故成消瘅"。五脏柔弱易发消渴病的主要机制认为：五脏之中，肾为先天之本，起到主导作用，为元阴元阳之脏，水火之宅。肾的生理功能为：肾主津液，肾主藏精；五脏之精气皆藏于肾；五脏六腑之津均赖于肾精之濡养；五脏六腑之气皆赖于肾气之温煦。

2. 情志不调，郁久化火　多因长期情怀不舒，精神抑郁，肝失调达，气机不畅，肝郁气滞，久郁化火，肝火燔灼，耗伤阴液，而致消渴。《灵枢·五变》曰："怒则气上逆，胸中蓄积，血气逆留，髋皮充肌，血脉不行，转而为热，热则消肌肤，故为消瘅"。《医宗己任篇》云："消之为病，一原于心火炽炎……然其病之始，皆由不节嗜欲，不慎喜怒。"《外台秘要》曰："消渴病人，悲哀憔悴，伤也。"刘河间在《三消论》中指出："消渴者……耗乱精神，过违其度，而燥热郁盛之所成也。此乃五志过极，皆从火化，热盛伤阴，致令消渴。"叶天士在《临证指南医案·三消》中指出："心境愁郁，内火自燃，乃消渴大病。"《世医得效方》云："时常烦躁，因而思虑劳心，忧愁抑郁，……心火炎上，肺金受克，口干舌燥，渐成消渴"。《类证治裁》亦云："心火消渴，小便赤涩者，清心莲子饮"。

3. 饮食不节，蕴热伤津　健康的饮食，通过脾胃运化精微，化生气血，濡养五脏，洒陈六腑，维系人体之处的新陈代谢。当饮食不节，素嗜酒醴肥甘，恣食辛辣，或饥饱无度，积食停滞，损伤脾胃，诸疾由生，发为消渴。正如《症因脉治》曰："酒湿水饮之热，积于其内，时行湿热之气，蒸于其外，内外合受，郁久成热，湿热转燥，则三消乃作矣"。《症因脉治》曰："多食易饥，不为肌肉，此燥火伤于胃，即中消症矣。"《外台秘要·消渴方》篇云："饮啖无度，咀嚼鲊酱，不择酸咸，积年长夜，醋兴不懈，遂使三焦猛热，五脏干燥，木石犹且干枯，在人何能不渴？"《丹溪心法·消渴》篇说："酒面无节，酷嗜炙……于是炎火上熏，腑脏生热，燥热炽盛，津液干焦，渴饮水浆而不能自禁。"《素问·奇病论》又言"消渴者必数食甘美而多肥也，肥者令人内热，甘者令人中满，故其气上溢，转为消渴。"说明饮食不节与其发病有密切的关系。

4. 外感六淫，化热伤阴　素体禀赋虚亏，肾气不充，气血两亏。尤以少年儿童为稚阳之体，五脏柔嫩，易感外邪，如《灵枢·五变》说："余闻百病之始期，必生于风雨寒，外循毫毛而入腠理……或为消瘅"。又如《灵枢·本脏》说："肺脆则苦病消瘅易伤"，"心脆则善病消瘅热中"，说明心肺功能柔弱，易外感燥火发为消渴。正如《症因脉治》所云："燥火三消之因，或赫羲之年，燥气从令，或干旱之岁，燥火行权，或秋令之月，燥气太过，燥火伤人，上则烦渴引饮。"

5. 劳逸失度，房劳伤肾　适度的活动、休息，有助于机体对水谷精微的转运和输布，达到疏通气血，强壮筋骨，增强体质。如《素问·上古天真论》云："起居有常，不妄作劳，故能神与形俱"，阐明了生活起居必须有规律，不能过度操劳，方能形神俱备，身体健壮。《世医得效方》云："因思虑劳心，忧愁抑郁……心火炎上，肺金受克，口干舌燥，渐成消渴"，说明劳心过度可致消渴的道理。宋代陈无择在《三因极一病证方论》中指出："消病有三，曰消渴，消中，消肾。消肾属肾，盛壮之时，不自谨惜，快情纵欲，极意房中，年长肾衰，多服丹石。"《景岳全书·十八卷》中进一步阐明肾阳虚、肾气不足为消渴的机制，曰："阳不化气则水精不布，水不得火则有降不升，所以直入膀胱而饮一溲二"。《外台秘要·消渴消中》篇说："房室过度，致令肾气虚耗故也，下焦生热，热则肾燥，肾燥则渴"。

二、西 医

1. 1型糖尿病　1型糖尿病胰岛 β 细胞破坏达 80％以上，造成胰岛 β 细胞大量破坏的原因可能是遗传与环境因素相互作用引发特异性自身免疫反应选择性破坏胰岛 β 细胞。各国的调查均表明，1型糖尿病的亲属发生糖尿病的机会显著高于一般人群，1型糖尿病具有一定的遗传性。1型糖尿病是自身免疫性疾病，从人类染色体研究中发现第 6 号染色体短臂人类白细胞抗原（human leukocyte antigen，HLA）的异常表达与 1 型糖尿病的易感性及胰岛 β 细胞损伤有密切关系。大量研究认为 HLA-DR（3，4）抗原与 1 型糖尿病相关性最高。最近的研究又发现 DQβ57 非天门冬氨酸可增强 1 型糖尿病的易感性。与 1 型糖尿病发病有关的环境因素主要是病毒感染及化学物质的摄入。如腮腺炎病毒、风疹病毒、巨细胞病毒、脑心肌炎病毒及四氧嘧啶、链脲佐菌素、灭鼠剂 Vacor（N-3-吡啶甲基-N'-4-硝基苯尿素）等化学物质的摄入。

2.2 型糖尿病的病因与发病机制　2 型糖尿病患者胰岛 β 细胞仍能分泌一定量的胰岛素，但分泌的胰岛素量不足以维持正常的代谢需要或者是胰岛素作用的靶细胞上胰岛素受体及受体后的缺陷产生胰岛素抵抗，胰岛素在靶细胞不能发挥正常的生理作用。2 型糖尿病患者常常两方面缺陷均存在，只是有的以胰岛素抵抗为主，有的以胰岛素分泌不足为主。2 型糖尿病的发生与发展是多基因与多种环境因素相互作用的结果。

（1）遗传因素和环境因素：遗传及环境因素是 2 型糖尿病重要的发病因素。2 型糖尿病有明显的家族聚集现象。2 型糖尿病的单卵双胞长期随访是遗传研究最有说服力的资料，双胞发病一致率可达 90%；但是单卵双胞研究不能阐明 2 型糖尿病的致病基因及其遗传方式。环境因素主要包括现代生活方式改变、人口老龄化、营养过剩、运动不足、化学毒物等。其中，摄食过高热量，体力活动减少，体重增加以至肥胖，是发生 2 型糖尿病的主要危险因素。

（2）胰岛素抵抗及受体功能缺陷：胰岛素抵抗（insulin resistance，IR）指胰岛素分泌量在正常水平时，刺激靶细胞摄取和利用葡萄糖的生理效应显著减弱；或靶细胞摄取和利用葡萄糖的生理效应正常进行，需要超常量的胰岛素。在肥胖的 2 型糖尿病中可发现脂肪细胞上胰岛素受体的数量及亲和力降低。β 亚单位酪氨酸激酶的缺陷及葡萄糖转运蛋白（GLUT）-4 基因突变是造成胰岛素抵抗的主要原因。胰岛素抵抗在 2 型糖尿病的发病机制中占显要地位。

（3）淀粉样变：2 型糖尿病胰腺病理检验时，可发现胰岛的内分泌细胞与微血管之间有淀粉样变。这种淀粉样沉积侵入到胰岛 β 细胞的浆膜以内，从而影响 β 细胞合成与分泌胰岛素。

【临床表现】

一、1 型糖尿病

1 型糖尿病主要发生在儿童及青少年，成年人发病率较低。通常有典型的多尿、多饮、多食和体重减轻的症状，简称"三多一少"症状。部分患儿消瘦伴疲乏、精神萎靡。如果有多尿、多饮、又出现恶心、呕吐、厌食或腹痛、腹泻等症状则可能并发糖尿病酮症酸中毒。酮症酸中毒时可有呼吸困难，表现呼吸深长、呼气有酮味、伴脱水及水电解质紊乱，有高钾或低钾血症时可有心律不齐。晚期患者可出现白内障、视网膜病变，甚至双目失明。还可以有蛋白尿、高血压等糖尿病肾病的表现，甚至导致肾衰竭。

二、2 型糖尿病

2 型糖尿病是一种慢性进行性疾患，病程漫长。本病可以发生在任何年龄，但多见于中老年。早期轻症 2 型糖尿病患者常无明显自觉症状，到症状出现或临床确诊时已是发病较长时间，甚至可达数年至几十年不等。也有一部分患者始终无症状，而在常规体格检查或因糖尿病慢性并发症就诊时被发现。根据 2 型糖尿病的自然病程，可将其分为：

1. 高血糖前期　2 型糖尿病高血糖前期的患者多为中年以上，可有糖尿病家族史，多数体态肥胖，特别是中心性肥胖，自我感觉无异，往往因体格检查或因其他疾病就诊发现餐后尿糖阳性，饭后 2 小时血糖高峰可超过正常，但空腹尿糖阴性，空腹血糖正常或稍高，糖耐量曲线往往呈现糖耐量减低。

2. 高血糖期　此期患者在早期时，大多数患者并无症状。随后糖尿病的"三多一少"症状轻重不等，且常伴有某些并发症和伴随症。中年病者可先有尿路感染、外阴瘙痒、肺结核、皮肤疖痈或某些外科情况如胆囊炎、胰腺炎等症状出现，也可因劳累、饮食不当（包括禁食、过食、饮酒等）和应激导致酮症酸中毒为首发症状。总之此期症状可分为两部分：无并发症者可有单纯典型糖尿病症状，有并发症者则两者兼有或以并发症的症状为主。一般有下列典型症状：

（1）口渴、多饮、多尿：2 型糖尿病患者口渴、多饮、多尿症状多较轻，其中以喝水增多作为主诉较为多见，但增多程度不大，有相当部分患者此类症状不明显。

（2）多食：为补充损失的体内糖分以维持机体活动，常出现易饥多食。

（3）体重改变和疲乏：由于胰岛素分泌的绝对减少或组织对胰岛素的敏感性降低，机体对葡萄糖的利用下降，脂肪和蛋白质分解代偿性增加，以弥补能量的不足，使体内脂肪等组织日见消耗，蛋白质合成不足，负氮平衡，机体遂逐渐消瘦。

（4）皮肤瘙痒：多见于女性阴部，由于尿糖刺激局部所致。有时并发白念珠菌等真菌性阴道炎，瘙痒更严重，常伴以白带分泌增加。失水后皮肤干燥亦可发生全身瘙痒，但较少见。

（5）低血糖：2 型糖尿病患者可在早期的较长一段时期内以反复低血糖为主要表现，是由于胰岛素分泌时相的异常，分泌高峰延迟，在餐后 4～5 小时可因为不适当的胰岛素分泌过多而出现低血糖症状。

（6）其他症状：有四肢酸痛、麻木、腰痛、性欲减退、阳痿不育、月经失调、便秘、视力障碍等。糖尿病还有下述不典型症状：经常感到疲乏、劳累；视力下降、视物不清；皮肤瘙痒；手、足经常感到麻木或者刺痛；伤口愈合非常缓慢；反复发生感染。

3. 慢性并发症期　2 型糖尿病患者慢性并发症的发生与遗传、高血糖、高血压、高血脂，高胰岛素血症等因素有关，多在 5～10 年后发生，但因为 2 型糖尿病的发病时间难以确定，有相当部分患者在诊断时就有糖尿病肾脏病变、神经病变、视网膜病变的相关表现。

（1）大血管病变：糖尿病可导致大、中动脉粥样硬化，主要侵犯主动脉、冠状动脉、脑动脉、肾动脉和肢体外周动脉，引起冠心病、缺血性或出血性脑血管病、肾动脉硬化、肢体动脉硬化等。

（2）微血管病变：微循环障碍、微血管瘤形成和微血管基底膜增厚是糖尿病微血管病变的典型改变，主要表现在视网膜、肾、神经、心肌组织，其中主要是糖尿病肾病和视网膜病。

（3）神经病变：病变部位以周围神经为主，通常为对称性，下肢较上肢严重，病情进展缓慢，临床上先出现肢端感觉异常，如袜子或手套状，伴麻木、针刺、灼热或如踏棉垫感。随后有肢痛，夜间及寒冷季节加重，后期可有运动神经受累，出现肌张力减弱，肌力减弱以至肌萎缩和瘫痪。

（4）眼的病变：主要病变是糖尿病视网膜病变，此外，糖尿病还可引起黄斑病、白内障、青光眼、屈光改变、虹膜睫状体病变等。

（5）糖尿病足：糖尿病患者因末梢神经病变，下肢动脉供血不足，以及细菌感染等多种因素，引起足部疼痛、皮肤深溃疡、肢端坏疽等病变，统称为糖尿病足。

（6）糖尿病胃轻瘫：小部分患者存在早饱、恶心、呕吐、腹胀等，症状严重程度因人而异。严重者会出现反流性食管炎，另外，还可引起小肠和结肠排空异常，引起腹痛、便秘、腹泻等症状。

【辅助检查】

1. 尿糖测定　尿糖阳性是诊断糖尿病的重要线索，而非诊断依据。尿糖阳性只是提示血糖超过了肾糖阈，肾糖阈降低时，血糖虽正常，尿糖可呈阳性。并发肾脏病变时，肾糖阈升高，虽血糖升高，但尿糖阴性。

2. 血清（血浆）葡萄糖测定　血糖升高是诊断糖尿病的主要依据，是判断糖尿病病情和控制情况的主要指标。常用葡萄糖氧化酶法测定。诊断糖尿病时必须用静脉血浆测定血糖。当血糖高于正常范围却又未达到诊断糖尿病的标准时，应进一步做葡萄糖耐量试验（OGTT）。

3. 口服葡萄糖耐量试验（OGTT） 空腹血糖，尤其是餐后血糖升高时，糖尿病临床诊断并不困难。遇有下列可疑患者应进一步做 OGTT 检查，以确定诊断：①尿糖阳性，而空腹血糖正常；②餐后 2 小时血糖 ≥ 7.8mmol/L，但低于 11.1mmol/L；③有糖尿病的家族史，包括糖尿病孪生子；④女性患者妊娠过期，胎儿过大或有死产病史者；⑤有自发性低血糖反应者。OGTT 是检查人体血糖调节功能的一种方法。正常人一次摄入大量葡萄糖后（国际标准剂量为 75g，儿童剂量 1.75g/kg 体重，最大 75g）在摄入前和摄入后 2 小时分别检测血糖水平。

4. 糖化血红蛋白测定 糖化血红蛋白是血红蛋白生成后与糖类经非酶促反应结合而形成的产物，它的合成过程很缓慢，而且是相当不可逆的，持续 3 个月以上（接近红细胞生命期）。糖化血红蛋白所占比率能反映出测定前 1～3 个月内平均血糖水平，用于了解糖尿病患者的血糖水平；还可作为用药的监测指标之一。

5. 血浆胰岛素及 C 肽测定 胰岛素测定主要用于糖尿病的诊断与分型。正常人空腹血浆胰岛素浓度为 5～20Mu/L，口服 75g 无水葡萄糖后，血浆胰岛素在 30～60 分钟达到最高值，峰值是基础值的 5～10 倍，3～4 小时恢复到基础水平。1 型糖尿病呈无峰值的低平曲线，2 型可呈高、正常及低的变化。

C 肽也反映基础和葡萄糖介导的胰岛素释放功能，且不受外源性胰岛素及其抗体的影响。高峰时间同上，峰值为基础值 5～6 倍。

6. 自身抗体测定 IAA、GAD65、ICA 等抗体的检测，1 型糖尿病患者发现血糖升高时，其中一种或多种抗体阳性。

7. 并发症检查 糖尿病患者根据病情需要应进行血脂、肝功、肾功等检查。急性代谢紊乱时应进行酮体、电解质、酸碱平衡、血气分析等检测。心、肝、肾、眼及神经系统等各项的辅助检查。

【诊断与鉴别诊断】

一、诊 断 标 准

1. 临床症状 具备多饮、多尿、多食、消瘦等典型"三多一少"症状者。

2. 实验室诊断标准 诊断标准：采用 WHO（1999）糖尿病诊断标准，

2007 年《中国 2 型糖尿病防治指南》亦采用此标准，见下表：

糖代谢分类（WHO 1999）

糖代谢分类	FBG（mmol/L）	2hPBG（mmol/L）
正常血糖（NGR）	＜6.1	＜7.8
空腹血糖受损（IFG）	6.1～＜7.0	＜7.8
糖耐量减低（IGT）	＜6.1	7.8～＜11.1
糖尿病（DM）	≥7.0	≥11.1

糖尿病的诊断标准

糖 尿 病	静脉血浆葡萄糖水平 （mmol/L）（mg/dl）
1. 糖尿病症状（典型症状包括多饮、多尿和不明原因的体重下降）加：	
（1）随机血糖：（指不考虑上次用餐时间，一天中任意时间的血糖）	≥11.1（200）
或	
（2）空腹血糖（空腹状态指至少 8 小时没有进食热量）	≥7.0（128）
或	
（3）葡萄糖负荷后 2 小时血糖	≥11.1（200）
2. 无糖尿病症状者，需另日重复测定血糖明确诊断	

二、糖尿病分型

1. 1 型糖尿病　β 细胞破坏，通常造成胰岛素的绝对缺乏。

2. 2 型糖尿病　可从胰岛素抵抗为主伴相对胰岛素缺乏，到胰岛素分泌缺陷为主或者不伴胰岛素抵抗。

3. 其他特殊类型　包括 β 细胞功能遗传性缺陷、胰岛素作用遗传性缺陷、胰腺外分泌疾病、内分泌疾病、药物或化学品所致、感染、不常见的免疫介导糖尿病及其他遗传综合征有时伴发的糖尿病等。

4. 妊娠糖尿病。

三、鉴 别 诊 断

1. 西医本病应与肾性糖尿、继发性糖尿病、药物引起高血糖及甲状腺功能亢进症、胃空肠吻合术后等鉴别。

2. 中医本病应与口渴症及瘿病相鉴别。

【治疗】

一、基础治疗

1. 糖尿病健康教育　使患者对糖尿病有充分的认识，提高患者的自我保健能力和自我护理，让其树立正确的抗病态度和信心。积极检测血糖。

2. 饮食治疗　严格控制饮食，控制每天摄入的总热量、合理搭配营养成分，定量定时进餐，以控制血糖、血脂和体重。

3. 运动治疗　糖尿病患者应进行有规律的合适运动。

二、辨证论治

1. 燥热伤津

主症：多食易饥，口渴多饮，形体消瘦，大便干结，苔黄，脉滑实有力。

治法：清热生津。

方药：白虎加人参汤加减。石膏30g，知母、生地、麦冬、人参各15g，黄连、栀子、粳米各10g，甘草5g。方中石膏、知母清肺胃二经气分实热而除烦止渴，两药合用，清胃火，滋阴液，共为主药。生地、麦冬养阴润肺，又有清热之功。黄连苦寒，直泄胃腑之火，栀子苦寒，通泄三焦之火，两药共治其胃火炽盛；人参、粳米、甘草甘温，既护卫脾胃之气，又滋养胃阴。消谷善饥重用生熟地、黄精；大便干加白芍、玄参、芒硝等润燥通便；口渴重加芦根、花粉。

2. 气阴两虚

主症：口渴多饮，口干舌燥，少气无力，纳差腹胀，汗多，尿频量多，舌质淡红，苔白，脉弱或结代。

治法：益气养阴。

方药：生脉散合六味地黄丸加减。人参20g，麦冬、五味子各15g，熟地黄20g，山萸肉、山药各15g，丹皮、茯苓、泽泻各10g。人参甘温，大补元气，可补五脏之气，尤擅补肺气；麦冬甘寒质润，养阴以润肺，清热以生津；五味子酸温，酸能收敛，既能益气固表止汗，又能滋阴生津敛汗，性温而润，滋补肾水，且甘以益气，酸能生津，有良好的益气生津止渴功效。三药合用，以益气养阴，生津止渴。六味地黄丸滋补肾阴。阴虚火旺明显者，加知母、黄柏；脾气亏虚明显者加黄芪、白术等。

3. 阴阳两虚

主症：小便频数，浑浊如凝膏，甚则饮一溲一，面容憔悴，耳轮干枯，腰膝酸软，畏寒肢冷，男子阳痿或女子月经不调，舌淡苔白而干，脉沉细无力。

治法：滋阴温阳补肾。

方药：金匮肾气丸加减。附子（炮）、覆盆子、山茱萸、山药、茯苓各15g，桑螵蛸、金樱子、泽泻、牡丹皮各10g，肉桂（后下）5g，鹿茸（研磨嚼服）1g。方中附子温补一身之阳气，尤擅于温补脾肾之阳；肉桂温补肝肾，补火助阳，且能引火归原，益阳消阴；鹿茸补肾阳，益精血，助全身阳气之气化。三药合用，补壮肾中之阳。桑螵蛸、覆盆子、金樱子，三药均既壮补元阳，又可收敛阴精，防止精微物质下泄。六味地黄丸滋补肾阴，配合以上补阳药以阴中求阳，取其"擅补阳者，必于阴中求阳，则阳得阴助而生化无穷"之意，使阴阳互生。若肾气不足，摄纳无权而出现肾不纳气之虚喘时，可酌加蛤蚧、胡桃肉等；阳痿加锁阳、阳起石；耳聋失聪加灵磁石、桑寄生等。

4. 瘀血阻滞

主症：口渴多饮，消瘦，面色黧黑，肢体麻木，刺痛不移，唇舌紫黯，或有瘀斑，舌下青筋显露为主症，伴手足发紫发冷，苔薄白或薄黄，脉沉细或脉涩不利。

治法：活血化瘀。

方药：桃红四物汤加减。桃仁、红花、川芎、熟地黄、桂枝、柴胡10g，当归、白芍各15g，甘草5g。方中桃仁具活血祛瘀生新之功；红花活血祛瘀，消肿止痛；川芎辛散温通，主以活血，兼以行气，为血中之气药；三药合用，共起活血化瘀功效。柴胡芳香疏散，条达肝气，疏肝解郁；桂枝辛散温通，入心经走血分，流畅血脉而行滞。两药合用，以其辛香疏通之性，促进血液运行，使其瘀血化尽。当归甘辛温，辛温以活血化瘀，既补血又活血；熟地甘温，养血滋阴；白芍酸甘，甘以补血养肝体，酸以敛阴生津；甘草一则配合白芍以酸甘化阴，二则缓和药性。

以上方药，水煎服，每日一剂。

三、特色专方

1. 益气养阴汤　由党参50g，生熟地各25g，地骨皮、泽泻、丹参、枸杞子各20g组成，功效为益气养阴。水煎3次，分3次口服，每日早、午、晚饭前半小时服1次。滕岳明等运用益气养阴汤加减并配合饮食控制治疗非胰岛素依赖型糖尿病 50 例，结果治疗 2 个月后，显效 12 例，有效 29 例，无效 9 例，总有效率 82%。

2. 益气养阴活血方　益气养阴活血方是著名老中医祝谌予教授在继承名医施今墨先生治疗糖尿病经验的基础上，根据气血相关理论、标本同治原则，结合临床实践总结出的有效方剂，由生黄芪 30g，生地 30g，山药 10g，苍术 10g，元参 20g，丹参 30g，葛根 15g，木香 10g，当归 10g，赤芍 10g，川芎 10g，益母草 30g 共 12 味药组成。每日一剂，分两次服。结果表明，本方可以改善糖尿病患者的血液流变性，舌黯等血瘀临床见证也随之消除；改善糖尿病合并下肢血管病变患者的下肢血流量；改善糖尿病患者临床症状，降低血糖、尿糖。

3. 加味桃核承气汤　广州中医药大学熊曼琪教授认为糖尿病患者多属气阴两虚，瘀血燥结症，治宜益气养阴、活血通腑，用加味桃核承气汤（大黄 6～12g，桃仁 9～12g，桂枝 6～12g，玄明粉 3～6g，甘草 3～6g，玄参 12～15g，生地黄 12～15g，麦冬 12g，黄芪 30～45g。）日一剂分二次服，治疗 2 型糖尿病总有效率达 80.6%，治疗后血糖、血脂明显下降，血液流变学指标显著改善，生活质量大为提高。实验研究进一步表明，该方法能促进 β 细胞胰岛素分泌，刺激肝糖原合成，增加胰岛素受体数目并提高其亲和力等作用，从而达到控制血糖、尿糖、改善症状、防止并发症的作用。

4. 活血降糖饮　由黄芪、太子参各 30g，生地、丹参各 20g，桃仁、红花各 10g，大黄 5g，田七 10g 等组成，日一剂水煎服，2 月为一疗程，作用为益气养阴，活血通络，适用于气虚血瘀证的糖尿病患者。深圳市中医院李惠林主任医师等用该方治疗 2 型糖尿病 56 例，总有效率 80.4%，显效率 25%。

5. 消渴五虫方　蚕蛹、僵蚕、蜈蚣、水蛭、全蝎、乌梢蛇等研粉合蚕茧壳煎汤送服，上海同仁医院治疗 156 例 2 型糖尿病，显效 81 例（51.9%），有效 58 例（37.2%），并对并发高血压、冠心病、周围神经病变及视网膜病变有明显疗效。

6. 加味增液白虎汤　由生石膏、知母、生地、玄参、麦冬、山药各 10g，天花粉 15g，地骨皮、太子参、黄精、丹参、赤芍、桑白皮各 12g，黄连 9g 组成，水煎内服，日一剂，有益气养阴、清热通脉和营作用。

7. 活血化瘀方　丹参 30g，水蛭 10g，泽泻、川芎、赤芍、地骨皮各 15g，鬼羽箭、花粉、生地、黄芪各 20g，水煎服，日一剂。眭书魁等治疗 57 例 2 型糖尿病，3 个月为一疗程，显效 52.6%，好转 33.3%，无效 14%，总有效率 86%。

8. 健脾降糖饮　孙丰雷应用程益春教授的验方"健脾降糖饮（黄芪、

黄精、炒白术、山药、葛根、黄连、花粉、生地、麦冬、丹参、枸杞子、茯苓、人参、玄参、内金)"对 35 例 2 型糖尿病患者进行了治疗，并同单纯应用西药治疗的 30 例患者进行了对照，结果：对糖尿病的疗效，治疗组空腹血糖由治疗前（11.92±3.26）mmol/L 下降至治疗后（7.35±0.97）mmol/L，显效 15 例，有效 18 例，无效 2 例；对照组空腹血糖由治疗前（11.78±3.35）mmol/L 下降至治疗后（7.36±1.39）mmol/L，显效 7 例，有效 19 例，无效 4 例。在血脂、血液流变学方面，治疗后治疗组胆固醇、甘油三酯均明显下降（$P<0.05$，$P<0.01$）；而对照组血脂变化不明显（P 均 >0.05）；治疗后治疗组甘油三酯、全血低切黏度、血浆比黏度和纤维蛋白原较对照组明显为低（$P<0.01$，$P<0.01$，$P<0.05$，$P<0.05$），说明健脾降糖饮对糖尿病时的脾气虚证具有良好的治疗作用，可有效改善临床症状，提高患者生活质量，有效降低血糖、血脂和改善血液流变学变化，对餐后高血糖状态具有良好的改善作用。

四、中药成药

1. 消渴丸　由北芪、生地、花粉、格列苯脲组成。每次 5～20 粒，每日 2～3 次，饭前 30 分钟服用。滋肾养阴、益气生津。主治 2 型糖尿病。

2. 降糖舒　由人参、生地、熟地、黄芪、黄精、刺五加、荔枝核、丹参等 22 种中药组成。每次 6 片，每日 3～4 次。益气养阴、生津止渴。主治 2 型糖尿病无严重并发症者。

3. 降糖甲片　含生黄芪、黄精、太子参、生地、花粉。每次 6 片，每日 3 次。益气养阴，生津止渴。主治 2 型糖尿病。

4. 甘露消渴胶囊　由熟地、生地、党参、菟丝子、黄芪、麦冬、天冬、元参、山萸肉、当归、茯苓、泽泻等组成。制成胶囊。每次 1.8g，每日 3 次。滋阴补肾、益气生津。主治 2 型糖尿病。

5. 参芪降糖片　主要成分是人参皂苷、五味子、山药、生地、麦冬等。每次 8 片，一日 3 次。益气养阴、滋脾补肾。主治 2 型糖尿病。

6. 珍芪降糖胶囊　由黄芪、黄精、珍珠等多种名贵中药精心提炼而成。日服 3 次，每次 4 粒，饭后 10 分钟服用。滋阴补肾，生津止渴。治疗成人各类型糖尿病、老年型糖尿病、幼年稳定型糖尿病。预防糖尿病并发症。

7. 糖脉康颗粒　黄芪、生地黄、赤芍、丹参、牛膝、麦冬、黄精。每次 1 包，每日 3 次。益气养阴，活血化瘀，主治非胰岛素依赖型糖尿病，对防治糖尿病并发症也有一定作用。

8. 消渴灵片　由地黄、五味子、麦冬、牡丹皮、黄芪、黄连、茯苓、红参、天花粉、石膏、枸杞子组成。一次 8 片，一日 3 次。滋补肾阴、生津止渴、益气降糖。用于成年非胰岛素依赖性轻型、中型糖尿病。

9. 消渴平片 含五味子、沙苑子、枸杞子、五倍子、天冬、知母、丹参、黄芪、黄连、人参、天花粉、葛根。每日 3 次，每次 3 片。益气养阴，健脾补肾，生津止渴。治疗糖尿病气阴两虚型。

五、拔 罐 疗 法

1. 方法一

（1）取穴：①膀胱经：三焦俞、肾俞；②任脉：石门；③经外奇穴：华佗夹脊；④脾经：三阴交。

（2）治疗方法：①留罐法：以上穴位于拔罐后各留罐 10～20 分钟；②排罐法：于腰椎两旁行密排罐法并留罐；③针罐法：先用毫针针刺上穴得气后再行留罐。

2. 方法二

（1）拔罐部位：选穴：肺俞、脾俞、三焦俞、肾俞、足三里、三阴交、太溪穴。

（2）方法：取上穴，采用单纯火罐法吸拔穴位，留 10 分钟，每日 1 次。或采用背部腧穴走罐，先在肺俞至肾俞段涂抹润滑剂，然后走罐至皮肤潮红或皮肤出现瘀点为止，隔日 1 次。

六、气 功 疗 法

气功是通过有意识地自我调节心身活动，达到防病却疾的锻炼方法。具有调和气血，平衡阴阳，疏通经络，延年益寿的功效，对胃、十二指肠溃疡，高血压，糖尿病，神经衰弱等慢性疾病都有较好的疗效。近年国内外不少报道采用气功治疗糖尿病取得较满意的疗效，尤其老年糖尿病效果更好。临床观察与实验研究都表明气功对内分泌系统有直接或间接的影响，对改善临床症状、降低血糖和尿糖均有一定作用。初学练功时需注意以下几点：

1. 松静自然 做到心情稳定、体位舒适、全身放松后再调整呼吸。

2. 意气相合 指练功时用意念活动去影响呼吸，逐渐使意念的活动与气息的运行相互配合，使呼吸随着意念活动缓慢进行。在松静自然的前提下，逐步地把呼吸锻炼得柔细匀长，如"春蚕吐丝"，绵绵不断。

3. 动静结合 气功偏静，还应配合其他体育疗法如太极拳、健身操等。只有动静相结合，才能相得益彰，从而真正达到平衡阴阳、调和气血、疏通经络的作用。

4. 循序渐进 练功要靠自己努力，只有坚持不懈，持之以恒，才能逐渐达到纯熟的地步。开始练功时间可短些，以后逐渐加长，一般可加到 30~40 分钟，每日 1~2 次。具体练功方法：①松静功：松静功又名放松功，是古代用于修身养性的一种静坐功法，对老年糖尿病患者尤为适宜；②内养功：内养功是气功中静功法的一种。它的特点是通过特定的姿势，呼吸的意念的调练，以实现形体松适、呼吸调和、意念恬静等要求，从而达到静心宁神，平衡阴阳，调和气血，疏经活络，协调脏腑，防病祛病的作用。

以上介绍了两种不同气功的练法，均适用于无严重并发症患者，尤其松静功对糖尿病伴有高血压、冠心病者也较适用，若糖尿病伴冠心病者不宜采用内养功。

吕仁和、程益春、卢方等推荐习练气功十八段锦、内养功、强壮功、服日精月华功、消渴内养功、真气运行五步功等功法治疗糖尿病。沈稚舟等报道用鹤翔庄气功治疗糖尿病患者，具有降低血糖的作用，OGTT 各时相血糖均下降，其机制可能与保护胰岛 β 细胞及促进靶组织对糖的利用有关。谌剑飞认为气功治疗法宜益肺、健脾、固肾，运化功、调神功，鹤翔庄功及生转乾坤等交替练习，早晚各 1 次，每次 0.5~1 小时。

七、按 摩 疗 法

1. 自我按摩　通过自我按摩可达到调整阴阳，调和气血，疏通经络，益肾补虚，清泄三焦燥热，滋阴健脾等功效。糖尿病患者的自我按摩以胸腹部、腰背部、上下肢等部位的经络、穴位为主。一般采用先顺时针按摩 30~40 次，再逆时针按摩 30~40 次的方法进行。左右手交换进行或同时按摩。

(1) 按摩肾区：清晨起床后及临睡前，取坐位，两足下垂，宽衣松带，腰部挺直，以两手掌置于腰部肾俞穴（第二腰椎棘突下旁开 1 寸半），上下加压摩擦肾区各 40 次，再采用顺旋转、逆旋转摩擦各 40 次。以局部感到有温热感为佳。

(2) 按摩腹部：清晨起床后及临睡前，取卧位或坐位，双手叠掌，将掌心置于下腹部，以脐为中心，手掌绕脐顺时针按摩 40 圈，再逆时针按摩 40 圈。按摩的范围由小到大，由内向外可上至肋弓，下至耻骨联合。按摩的力量，由轻到重，以患者能耐受、自我感觉舒适为宜。

(3) 按摩上肢：按摩部位以大肠经、心经为主，手法以直线做上下或来回擦法为主，可在手三里（肘部横纹中点下 2 寸处）、外关（腕背横纹上 2 寸，桡骨与尺骨之间）、内关（腕横纹上 2 寸，掌长肌肌腱与桡侧腕屈肌腱之间）、合谷（手背，第一、二掌骨之间，约平第二掌骨中点处）等穴位上各按压、揉动3分钟。

（4）按摩下肢：按摩部位以脾经、肾经为主，手法以直线做上下或来回擦法为主，可在足三里（外膝眼下3寸，胫骨前嵴外1横指处）、阳陵泉（腓骨小头前下方凹陷中）、阴陵泉（胫骨内侧髁下缘凹陷中）、三阴交（内踝高点上3寸，胫骨内侧面后缘）等穴位上各按压、揉动3分钟。

（5）按摩劳宫穴：该穴定位于第二、三掌骨之间，握拳，中指尖下。按摩手法采用按压、揉擦等方法，左右手交叉进行，每穴各操作10分钟，每天2～3次，不受时间、地点限制。也可借助小木棒、笔套等钝性的物体进行按摩。

（6）按摩涌泉穴：该穴定位于足底（去趾）前1/3处，足趾跖屈时呈凹陷处。按摩手法采用按压、揉擦等方法，左右手交叉进行，每穴各操作10分钟，每天早晚各1次。

2. 吕仁和教授等提出将糖尿病分为三期辨证按摩施治。

Ⅰ期：糖尿病隐匿期。无典型糖尿病症状，但血糖偏高，尿糖高或正常，以阴虚为主，有阴虚肝旺、阴虚阳亢、气阴两虚三种情况，治宜益气养阴、平肝潜阳，常用穴：脾俞、肾俞、足三里、太溪、合谷、劳宫，备用穴：中脘、中极、水泉，方法：根据部位不同，选用点法、按法、揉法、摩法，弱刺激，每日2次，每次按摩15分钟。

Ⅱ期：糖尿病（消渴病）期。"三多一少"症状明显，血糖、尿糖、糖化血红蛋白等均高，以阴虚燥热为特点，治宜滋阴润燥。常用穴：劳宫、脾热、水道、关元、三阴交、合谷、太冲、肾俞、胃俞、中脘、少商，备用穴：期门、涌泉、极泉、百会、大都，方法：可选点、按、摩等法，强刺激，用泻法，日3次，每次15～20分钟。

Ⅲ期：糖尿病（消渴病）并发症期。但严重程度可不尽相同，各并发症均按标准分为早、中、晚三期。早期（虚劳期），虽有并发症但较轻，中医属气阴两虚，经脉不畅，治宜益气养阴，疏通经络。常用穴：肾俞、胃俞、三阴交、血海，备用穴：内关、足三里，方法：补法，弱刺激，每次20分钟，每日3次，多用摩法、揉法。中期（劳损期），并发症加重，功能失代偿，病机多为血脉瘀阻、痰瘀互结、阴损及阳等，治宜活血化瘀、调和阴阳，常用穴：曲池、三阳络、足三里、肾俞，备用穴：三阳交、外关、太溪，方法：补法，弱刺激，每次30分钟，每日2次，多选揉法、摩法。晚期（劳衰期），并发症严重，脏器功能严重衰竭或致残，病机为气血阴阳俱虚，痰瘀郁瘀互结，治宜调补气血阴阳，化瘀祛痰利湿，参照中期（劳损期）的穴位方法加水沟、兑端以温肾助阳，配关冲、太白补气生津。

八、自然因子疗法

1. 矿泉疗法　矿泉水能减轻患者的自觉症状（如口渴、神经性疼痛），降低血糖值。本法与饮食疗法有协同作用，适合饮疗的矿泉有重碳酸钠泉、碳酸泉、氯化钠泉、硫酸镁泉等，每次 150～200ml，每日 3～4 次，4～6 周为一疗程。饮用矿泉水时应禁饮茶，并可与矿泉浴并用。

2. 矿泉浴　目的在于调整自主神经系统功能，促进碳水化合物的代谢，从而改善全身状况。浴温因人而异，以舒适感为宜。研究表明，当患者感到最佳浴温时降糖效果好，适合浴用的矿泉有重碳酸钠泉、碳酸泉、氯化钠泉、硫化氢泉、硫酸钠泉等，每日 1 次，每次 15～20 分钟为宜，12～15 次为一疗程。

九、针灸疗法

1. 针灸在治疗糖尿病的应用和一些常用穴位介绍　在传统的中医理论中，糖尿病属于"消渴"范畴，中医认为其主要病机为阴虚燥热，多为三焦同病。治疗也主要是围绕滋阴降火，活血化瘀等方面入手。依据经脉脏腑相关理论，消渴为三焦同病，而主要又在肺脾肾三脏，中医认为"胃火旺盛，则消谷善饥"、"肾水不足，则虚火上炎；肾气不足，则不能化水涩精，故小便甘而频数"、"肝木不调，克伐脾土"等理论；同时依据临床症状，选用三焦经穴位。选穴多如脾经的太白穴、三阴交穴；胃经的足三里穴、内庭穴；三焦经的阳池穴、外关、天井穴；肝经的太冲穴；肾经的太溪穴、复溜穴；另外背俞穴，如胰俞穴、脾俞穴、胃俞穴、肝俞穴、肾俞穴等。临床治疗糖尿病的不同经脉的常用穴位：

经脉名称	常用穴位
脾经	太白、公孙、三阴交
胃经	足三里★、内庭
肝经	太冲
肾经	太溪、水泉、复溜
三焦经	阳池★、外关
背俞穴（膀胱经）	胰俞、肝俞、脾俞★、胃俞、肾俞★

★ 适用于灸法治疗的穴位，其余穴位多用针法。

2. 具体方法

（1）中国中医药学会消渴病专业委员会制定的消渴病中医分期辨证标

准将其分为 3 期针灸治疗：

Ⅰ期（糖尿病隐匿期）病机特点以阴虚为主，常见阴虚肝旺、阴虚阳亢、气阴两虚三种证候。治则以益阴为主。处方及手法：胰俞、膈俞、肺俞、脾俞、肾俞、足三里、三阴交、地机、尺泽。方中三阴交、地机、尺泽穴均用补法，得气后留针 30 分钟以上；其他各腧穴均用平补平泻法，得气为度，留针 15～30 分钟。

Ⅱ期（糖尿病期）阴虚化热为主。常见胃肠结热、湿热困脾、肝郁化热、燥热伤阴、气阴两虚等五种证候。治则以益阴泄热为主。处方及手法：胰俞、膈俞、肺俞、脾俞、肾俞、足三里、三阴交、地机、尺泽、外关、曲池、太溪、血海。各腧穴均用平补平泻之法，得气为度，留针 15～30 分钟。

Ⅲ期（糖尿病并发症期）由于个体差异，并发症的发生不完全相同，可单一出现，也可两种以上并见。常见的并发症有肢体疼痛或麻木、雀目或白内障、半身不遂、泄泻、阳痿、劳咳等。病机特点：气血阴阳俱虚，痰湿瘀郁互结。治则：益气温阳。处方：胰俞、膈俞、气海、中脘、足三里、照海、列缺、三阴交、关元、命门。诸穴均用平补平泻之法，得气后留针 30 分钟以上。关元、命门用灸法。

（2）以阴虚热盛、气阴两虚、阴阳两虚型辨证取穴治疗糖尿病：

阴虚热盛型：采用阳经穴方即膈俞、脾俞和足三里，均针刺双侧，得气后施泻法。

气阴两虚型：采用阴经穴方即双侧尺泽、地机和三阴交及中脘、气海，针刺施平补平泻法，留针 20 分钟，隔 10 分钟行针 1 次。

阴阳两虚型：采用阴经穴方针刺尺泽、地机、三阴交用补法，中脘、气海隔姜灸各 3 壮。各组均每日治疗 1 次，10 次为 1 个疗程，间隔 3 天进行下一疗程，最多治疗 4 个疗程。治疗后显效 14 例，有效 12 例，总有效率 76.48%，无效 8 例，血糖、尿糖降低，症状明显改善。

（3）主穴加减针刺治疗糖尿病：取穴以脾俞、膈俞、足三里为主，辨证酌加穴位。如多饮、烦渴、口干加肺俞、意舍、承浆；多食、易饥、便结加胃俞、丰隆；多尿、腰痛、耳鸣、心烦、潮热、盗汗加肾俞、关元、复溜；神倦乏力、少气懒言、腹泻头胀、肢体困重加胃俞、三阴交、阴陵泉等。手法平补平泻加指压，以针刺得气为度，待患者对针刺有较强反应时，留针 15 分钟，出针后重复运针一次再指压。每日针刺一次，12 次为 1 个疗程。每疗程间隔 3 天，共治疗 3 个疗程。共治疗 26 例，经针刺治疗后，（血糖降至正常范围，症状、体征基本消失，尿糖持续阴性者）显效 15 例（57.7%）；（血糖较治疗前下降 100mg/dl 以上，症状、体征明显好转，尿糖显著减少）良效者 3 例（11.5%）；（血糖较治疗前下降 50～100mg/dl，症状有所改善，尿糖减少）改善者 3 例（11.5%）；（症状、体征无改善，或有所改善但血糖下降在 50mg/dl 以下，或治疗后血糖又回升到治前水平）无效者 5 例（19.2%），总有效率 80.7%。有降血糖，促进胰岛素分泌，改善口服葡萄糖耐量试验和胰岛素释放试验指标等作用。

（4）按上、中、下三消辨证取穴治疗：①烦渴多饮、口干舌燥、小便频多、舌边尖红、苔薄黄、脉数属上消，治宜清热泻火，生津止渴，取手太阴、手阳明经穴及背俞穴为主，中刺激，选肺俞、少商、鱼际、合谷、膈俞为主，配胃俞、水泉、列缺、内庭穴；②消谷善饥、形体消瘦、大便秘结、舌苔黄燥、脉象滑实有力属中消，宜清胃泻火，取穴以足阳明胃经为主，中刺激，选脾俞、胃俞、足三里、内庭、合谷，配三阴交、中脘、曲池、隐白穴；③小便频数，尿如脂膏或尿甜、口干舌红，脉象沉细而数为下消，宜滋阴固肾，取足少阴经穴为主，弱刺激，以太溪、肾俞、三阴交、关元为主穴，配肝俞、足三里、气海、然谷穴。

（5）艾炷隔姜灸治疗：第一组取穴足三里、中脘。第二组取穴命门、身柱、脾俞。每三组取穴气海、命门。第四组取穴脊中、肾俞。第五组取穴华盖、梁门。第六组取穴大椎、肝俞。第七组取穴行间、中极、腹哀。第八组取穴肺俞、膈俞、肾俞。方法：以上八组穴每次用一组，轮换使用。鲜姜片 3～4 毫米，直径 2 厘米；艾炷直径 1.5 厘米，高 2 厘米，重 0.5 克。每穴灸 10～30 壮，隔日 1 次，50 天为 1 个疗程。治疗 13 例患者，经 2 个疗程治疗后血糖由 9.76 ± 1.5mmol/L 降为 7.27 ± 0.88mmol/L，平均下降 2.49 ± 0.8mmol/L，症状消失或改善。

（6）温和灸：第一组取穴气海、关元、列缺、照海、水道。第二组取穴命门、肾俞、会阴、脊中、委阳。方法：两组穴交换使用，每次每穴灸 15～30 分钟。隔日 1 次，10 次为 1 个疗程。

（7）耳穴治疗：选取耳穴胰、内分泌、肺、渴点、饥点、胃、肾、膀胱等穴，每次选 3～4 个穴点，常规消毒后针刺，中等或轻刺激，留针 20～30 分钟，取针后耳穴贴压王不留行子，隔日 1 次。

十、西药常规治疗

（一）口服药治疗

1. 磺脲类（sulfonylureas，SU）

（1）第一代磺脲类：甲苯磺丁脲、氯磺丙脲目前临床很少使用。

（2）第二代磺脲类：格列本脲（优降糖）：每片 2.5mg，每次 2.5～5mg，每日 1～2 次，饭前 0.5 小时服用，日剂量超过 10mg 时应分 2～3 次服，最高剂量 15mg/日。

格列齐特（甲磺吡脲，达美康）：每片 80mg，40～120mg/次，餐前 0.5 小时服用，最高剂量 240mg/日。

格列吡嗪（吡磺环己脲，美吡达）：每片 5mg，2.5～10mg/次，餐前 1.5 小时服用，每日 1～3 次，最大剂量 30mg/日。现在有一种格列吡嗪缓释片（瑞易宁），5mg/片，每日仅服 5～10mg 一次即可。

格列喹酮（喹磺环己脲，糖适平）：每片 30mg，每次 30～60mg，每日 2～3 次，饭前服，最大剂量 180mg/日。

格列波脲（甲磺二丙脲，克糖利）：每片 25mg，每次 12.5～50mg，每日 1～2 次饭前服。

（3）第三代磺脲类：格列美脲（万苏平，亚莫利）：口服吸收快速，每日一次，常用剂量为 1～6mg，它的特点是剂量小，起效快，与受体结合速度快，解离速度也快，不易出现低血糖，又不增加体重，相反可使体重减轻，已被 FDA 认可作为能与胰岛素合用的最佳磺脲类药，并可作为 2 型糖尿病患者的一线选择用药。

2. 双胍类（biquanides）

苯乙双胍（phenformin，降糖灵，DBI）：每片 25mg，每次 25～50mg，每日 3 次，最大剂量 150mg/日，餐中或餐后服用。

二甲双胍（Metformin，降糖片，美迪康）：每片 250mg，每次 250～500mg，每日 3 次，最大剂量 1500mg/日，餐中或餐后服。多数研究提示二甲双胍可降低脂肪毒性对胰岛细胞的损害，从而改善胰岛素抵抗和增加胰岛素敏感性。

3. 糖苷酶抑制剂

阿卡波糖（Acarbose，拜糖平、拜糖苹）：每片 50mg，每次 50～100mg，每日 3 次，与第一口饭同服并咬碎服下，最大剂量 600mg/日。

伏格列波糖（Voglibose，Basen，倍欣）：每片 0.2mg，每次 0.2mg，每日 3 次，饭前服。

4. 噻唑烷二酮类（thiazolidinediones，TZDs）

罗格列酮：口服达峰时间为 1.3 小时，半衰期为 3～4 小时。每片 4mg，每次 4mg，每日 1 次。

吡格列酮：每片 15mg，每次 15～30mg，每日 1 次。口服达峰时间为 2 小时，食物对本品吸收有延迟作用。

（二）胰岛及胰岛素类似物治疗

1. 超速效（短效）型胰岛素 目前具代表性和进入临床应用的主要有两种，均为胰岛素类似物，即美国礼来公司生产的赖氨酸—脯氨酸胰岛素

（简称 lyspro）和诺和诺德公司生产的 aspart。产品均为 pH 呈中性的澄清溶液。

天门冬氨酸胰岛素（名为诺和锐）。皮下注射较易吸收，5～15 分钟即可吸收，0.5 小时可达最大血浓度，1 小时左右达最大降血糖作用，持续作用时间 3～6 小时，且作用持续时间与注射剂量无关。该胰岛素较适用于以下患者：①依从性差的患者，因可减少餐前等待的时间，可提高其依从性；②对餐后高血糖者，因其达峰时间快，更接近于人的生理，可有效降低餐后血糖高峰；③对易在餐间或餐前出现低血糖的患者，因其持续时间短，可有效减少下一餐前低血糖的发生率；④胰岛素泵持续皮下输注和餐前大剂量追加。

2. 短效胰岛素　正规胰岛素（RI）。皮下注射 0.5～1 小时起效，高峰 2～4 小时，持续 6～8 小时，可皮下、静脉、肌内输注及腹腔输注等。中性短效可溶性人胰岛素（诺和灵 R 或优泌林），皮下注射起效 0.5 小时，最大作用时间 1～3 小时，持续时间 8 小时，可通过皮下、肌内、静脉或腹腔内给药或通过胰岛素泵持续皮下输注。

3. 中效胰岛素　低精蛋白锌人胰岛素（NPH）。白色混悬液。皮下注射起效时间 1.5 小时，最大作用时间 4～12 小时，持续时间 24 小时。可皮下、肌内注射。可与正规胰岛素混合。

4. 长效胰岛素　鱼精蛋白锌胰岛素（PZI）。皮下注射 4～6 小时起效，高峰时间 14～24 小时，持续 36 小时。仅皮下或肌内注射。可与正规胰岛素混合。

甘精胰岛素（来得时，glargine）可模拟生理性基础胰岛素分泌，每天只需注射一次，作用持续时间长达 24 小时，无明显峰值出现。

5. 胰岛素类似物　胰岛素类似物泛指既可模拟正常胰岛素的分泌，同时在结构上与胰岛素也相似的物质。20 世纪 90 年代末，人类在对胰岛素结构和成分的深入研究中发现，对肽链进行修饰均有可能改变胰岛素的理化和生物学特征，从而能研制出较传统人胰岛素更适合人体生理需要的胰岛素类似物（insulin similitude），亦被称为速效胰岛素或餐时胰岛素。目前已用于临床的有门冬胰岛素、地特胰岛素等。其中前者为短效胰岛素类似物，后者为长效胰岛素类似物。尤其需要注意的是，首个预混胰岛素类似物诺和锐 30 的上市更是掀起糖尿病治疗领域的变革。地特胰岛素与口服降糖药联合治疗时，推荐地特胰岛素的初始治疗方案为每日一次给药，起始剂量为 10U 或 0.1～0.2U/kg。门冬胰岛素，短效胰岛素类似物起效更快，持续作用时间更短，由于快速起效，所以一般须紧邻餐前注射。如有必要，可于餐后立即给药。

【研究述评】

目前，糖尿病尚不能根治，西药主要是起到控制血糖的作用。近二十年来，中西医结合治疗糖尿病方面，取得了较为可喜的成绩，这是我国治疗糖尿病的特色和优势，受到全球关注。

糖尿病中医"阴虚燥热"病机主线与"垂体—下丘脑—胰腺轴"、"肠—胰腺轴"功能失调导致胰岛素绝对或相对不足学说阐释了糖尿病中西医结合的病因病机，为中西医治疗糖尿病提供了临床依据。在治疗上以养阴生津，清热润燥为主，常选用白虎加人参汤、六味地黄丸、生脉散、金匮肾气丸等以益气养阴，增加胰岛细胞数目，促进胰岛素的分泌以降糖。

近年来，尽管对糖尿病的中医治疗已进行了大量研究，但到目前为止，无论是中药单体还是复方，都还没有发现降糖效果优于西药降糖药。而西医主要起到控制血糖的作用，但是对于糖尿病出现的症状及并发症并没有特效方法，而中医药在这一方面正弥补了西医的不足。因而中西医结合，能够起到降糖、改善症状、减轻和预防并发症的发生发现，对于治疗糖尿病，可以增强疗效，减少西药剂量及毒副作用，提高患者的生存质量。这也是我们今后的研究重点和目的。但不能否认中西医结合难度比较大，一方面是因为中西医技术力量悬殊，缺乏中西医"贯通"人才；一方面是中医西医的医学模式不同，中医药最大的问题是没有标准、没有规范，与现代循证医学相比差别较大，中西医结合较难形成一个统一模式，西医不易掌握；此外糖尿病本身为一大医学难题，无论中医、西医对其病因病理都未完全阐明。

为了更大限度地发挥中西医的作用，应当正确认识及合理利用中医药，走中西医结合之路提高糖尿病防治水平。首先要加强中、西医之间相互学习与交流，鼓励"西学中"培养一批中西医结合的"全科医"。再者还要消除错误认识或误区，使得中西医结合能够造福人类，健康发展。此外，将中医的辨证与西医的一系列客观指标相结合，以其微观的形式参与宏观之中，使辨病辨证相结合的科学性向前跨越一步，无疑对"施治"的指导也更加确切，疗效必然提高。

在治疗糖尿病方面，我们应当发挥中西医结合的优势，发挥其对糖尿病多层次、多靶点干预作用，发挥"治未病"特色，关注糖尿病前期情况、诊疗方案的优化、慢性并发症的防治及本专科与多学科协作管理等问题。

【主要参考文献】

1. 李惠林，汪栋材，赵恒侠. 糖尿病：中西医治疗糖尿病最新研究进展 [M]. 北京：中国医药科技出版社，2007.

2. 熊曼琪，朱章志. 糖尿病中医疗法 [M]. 广州：华南理工大学出版社，2004.

3. 林兰，倪青. 对糖尿病中西医结合研究的几点看法 [J]. 中国中西医结合杂志，2003，23 (11)：855-857.

4. 张效科，聂亚飞，孟凡冰. 中医药防治糖尿病研究中存在的问题和对策 [J]. 陕西中医学院学报，2007，30 (6)：1-2.

5. 魏军平，林兰. 中西医结合治疗糖尿病研究进展 [J]. 医学研究杂志，2007，36 (4)：16-18.

6. 陈翔飞. 糖尿病中西医结合诊疗之我见 [J]. 中医临床研究，2013，5 (1)：22-24.

第二章 糖尿病肾病

糖尿病肾病（diabetic nephropathy）是糖尿病的主要并发症之一。临床表现一般在发现糖尿病 4～5 年后就会发生，最初往往只出现微量蛋白尿，病程进展可表现为大量蛋白尿并伴肾小球滤过率降低、血肌酐进行性升高及血压增高，最终发展为终末期肾病（end-stage renal disease，ESRD）。

根据我国中华医学会糖尿病学分会在 2007 年至 2008 年全国糖尿病的流行病学调查估计我国 20 岁以上的成年人糖尿病患病率为 9.7%，成人糖尿病患者总数达 9240 万。我国可能已成为糖尿病患者数最多的国家。中华医学会在 2010 及 2011 年分别发表了 2 型与 1 型糖尿病最新防治指南指出，在我国患者群中，以 2 型糖尿病为主，2 型糖尿病占 90.0% 以上，1 型糖尿病约占 5.0%，其他类型糖尿病仅占 0.7%；城市妊娠糖尿病的患病率接近 5.0%。其中还提到 2001 年我国住院患者的回顾性分析显示，2 型糖尿病并发肾病的患病率为 34.7%，而 1 型糖尿病 20 年以上患者中超过 20%～30% 可发生糖尿病肾病。糖尿病肾病是终末期肾病患者致死的最主要病因之一。

糖尿病肾病是现代医学名词，古代医籍之中并无记载，根据糖尿病的一些临床症状，医家常常将消渴病与糖尿病相对应，如"以饮一斗，小便一斗"（《金匮要略》）、"小便浊淋如膏之状，面黑而瘦"（《丹溪心法》）等。中医对于糖尿病肾病的认识，一方面需要对消渴病加以借鉴，另一方面又必须根据不同病变阶段和临床表现综合考虑，糖尿病肾病属于中医学"消渴"、"肾消"、"水肿"、"眩晕"、"虚劳"、"关格"等范畴。

【病因病机】

一、中 医

糖尿病肾病是由糖尿病迁延不愈或调理不当逐渐发展而成，其病因病机与消渴病有一定的联系。中医对消渴的病因病机认识较早，早在《黄帝内经》就已经提出"消渴"、"消瘅"、"肺消"、"鬲消"、"肾热病"、"漏风"、"风消"、"消中"、"食亦"等多个名称。汉代张仲景在《金匮要略·消渴小便不利淋病脉证并治》首次提到了对消渴治法方药,尤其提出了消渴与肾气虚衰有关,如"男子消渴,小便反多,以饮一斗,小便一斗,肾气丸主之"。至隋代《诸病源候论》提出消渴的证候分类及其并发症候,如"大渴后虚乏候"、"渴利后损候"、"渴利后发疮候"等,并在消渴诸候中指出:"其久病变,多发痈疽,或成水疾"。宋代《圣济总录·消渴统论》明确提出消渴病中属下消之"肾消"之名,"一曰消渴,以渴而不利,引饮过甚言之;二曰消中,以不渴而利,热气内消言之;三曰肾消,以渴而复利,肾燥不能制约言之。"并指出其水肿并发症的病机:"消渴病久,肾气受伤,肾主水,肾气虚衰,气化失常,开阖不利",水液聚于体内而出现水肿。金代刘完素《素问病机气宜保命集·消渴论》:"消渴之疾,三焦受病也,有上消中消肾消。上消者,上焦受病。又谓之膈消病也,多饮水而少食,大便如常,或小便清利,知其燥在上焦也,治宜流湿润燥。中消者胃也,渴而饮食多,小便黄。经曰,热能消谷,知热在中。法云,宜下之,至不欲饮食则愈。肾消者,病在下焦,初发为膏淋,下如膏油之状,至病成而面色黧黑,形瘦而耳焦,小便浊而有脂。治法宜养血。以整肃分其清浊而自愈也。"元代朱丹溪在《丹溪心法》中正式提出了上消、中消、下消之名,"上消者,肺也,多饮水而少食,大小便如常;中消者,胃也,多饮水而小便赤黄;下消者,肾也,小便浊淋如膏之状,面黑而瘦"。明代《证治要诀》亦曰:"下有消肾,肾衰不能摄水,故小便虽多而不渴。"随着历代医家的不断实践,对于消渴及其并发症的认识日渐成熟,形成较为完善的理论体系。到近代以后,随着糖尿病肾病医学名词的提出,近现代医家又从前人认识的基础上对糖尿病肾病的病因病机加以深入阐述。时振声认为糖尿病肾病的病因是五脏虚损,尤以肾虚为主,其中主因是饮食不节,劳倦内伤;诱因是感受外邪,情志不遂。韩乐兵认为糖尿病肾病的早中期与消渴病之下消或肾消类似,后期则属水肿、虚劳、关格等病范畴,病位与五脏均有关,但主要与肺、脾、肾相关,尤其以肾为主要病变脏腑,涉及气、血、水、痰、瘀五者。陈以平教授认为糖尿病肾病病因病机主要是先天禀赋不足,五脏柔弱,加之后天饮食不当,损伤脾肾,发为脾肾亏虚、气虚血瘀之证;精微外泄而水湿停滞,肾体劳衰,浊毒内停,脉络瘀阻,发为瘀浊内蕴、水湿泛溢之证。

1. 脏腑亏虚 《内经》认为五脏虚衰均可导致消渴,如《灵枢·五变》曰:"五脏皆柔弱者善病消瘅"。《灵枢·本脏》又云:"心脆则善病消瘅热中……肺脆则苦病消瘅易伤……肝脆则善病消瘅易伤……脾脆则善病消瘅易伤……肾脆则善病消瘅易伤"。《圣济总录·消渴统论》明确提出"消渴病久，肾气受伤，肾主水，肾气虚衰，气化无常，开阖不利，水液聚于体内而出现水肿。"《太平圣惠方》云："三消者，本起肾病。"并指出脏腑亏虚，尤其是肾脏亏虚，气化不利是造成糖尿病肾病的主要因素。

糖尿病肾病病位在肾，多与脾肾有关，糖尿病发病日久，脾肾受损，脾不能布散津液，升清泌浊，肾气不能固摄，而导致精微物质下泻，故消瘦，乏力，小便如膏。脾失运化，湿浊内阻，肾气不能化水，使其水气内盛，水湿泛滥，故发为水肿，按之如泥，凹陷不起。因此脏腑功能衰竭，水液精微的代谢紊乱是糖尿病肾病发病的主要病因病机。

2. 饮食不节　《内经》提出消渴病与饮食不节有关，如《素问·奇病论》曰："此人必数食甘美而多肥也，肥者令人内热，甘者令人中满，故其气上溢，转为消渴。"《外台秘要·消渴方》篇云："饮啖无度，咀嚼鲊酱，不择酸咸，积年长夜，酣兴不懈，遂使三焦猛热，五脏干燥，木石犹且干枯，在人何能不渴？"脾为"后天之本"，有行津液，布精微，化生气血作用。长期饮食不节，嗜食肥甘厚味，烟酒辛燥之物，消灼脾胃，致使水谷精微不能濡养全身，脾气虚弱，则运化失司，湿浊水气停留。加之肾气亏虚，气化失司，则会出现颜面，四肢浮肿，小便不利，水肿湿泛。

3. 情志不调　同时还指出消渴与七情不调、任情纵欲有关，如《素问·五变》曰："怒则气上逆，胸中蓄积，血气遂留，髋皮充肌，血脉不行，转而为热，热则消肌肤，故为消瘅。"《外台秘要》曰："消渴患者，悲哀憔悴，伤也。"刘河间在《三消论》中指出："消渴者……耗乱精神，过违其度，而燥热郁盛之所成也。此乃五志过极，皆从火化，热盛伤阴，致令消渴。"肝气失于畅达，导致气血阻滞而生内热，五志过及化火灼烧阴液，或者哀恸太过，导致肺阴虚耗而导致消渴。或者任情纵欲，导致肾水亏虚而发，如明龚廷贤《寿世保元》："夫消渴者，由壮盛之时，不自保养，任情纵欲，……遂使肾水枯竭，心火燔炽，三焦猛烈，五脏干燥，由是渴利生焉。"

4. 气血痰瘀互结　发病日久，由于脏腑虚衰，饮食不节，情志失调，气血运行不畅，水液输布失常，造成痰、瘀、水停留，这些病理产物的产生又作为新的致病因子而使病情加重，临床表现为本虚标实，阴阳离决之症。唐容川在《血证论》曰："瘀血在里则口渴，所以然者，血与气本不相离，内有瘀血，故气不得通，不能载水津以上行，是以为渴，瘀血去则不渴也"。祝谌予认为糖尿病肾病之尿毒症乃"久病累积脾肾，气血均虚，气化运化失司，病邪久滞，湿热毒邪不能外泄，阻遏三焦，升降失常而成。"

二、西 医

糖尿病肾病发病的病理机制十分复杂，简单说来是由于糖代谢障碍导致血糖过高，在一定遗传背景及相关危险因子参与下，通过启动了多种细胞调控通路，造成肾脏的损伤。

1. 遗传因素　大量的研究表明糖尿病具有一定的遗传性，国外研究发现，某些种族糖尿病肾病的发病率比较，如非洲裔、墨西哥裔及土著美国人比一般美国人高。在 2 型糖尿病患者中，土著及非洲裔美国人比美国白人的终末期肾病的发生率要高，这不同程度说明人种的基因与糖尿病肾病有一定的联系。目前的研究发现了一些与糖尿病肾病有关的基因，Pezzolesi 等分析了 36 万个单核苷酸的多态性（Single Nucleotide Polymorphisms, SNPs）发现 1 型糖尿病患者中出现肾病与糖尿病患者的 FRMD3 及 CARS (Cysteinyl-tRNA synthetase) 基因的 SNPs 有一定相关性。Sandholm 等发现 1 型糖尿病患者中的 Sp3 和 CDCA7 转录因子的基因多态性与终末期肾病存在相关性。Kumar 等发现甲烯四氢叶酸还原酶（methylenetetrahydrofolate reductase, MTHFR）的 SNPs 与 2 型糖尿病肾病有相关性。Freedman 等发现 carnosinase 1（也称 Glutamate carboxypeptidase-like protein 2, CPGL-2）和脂联素蛋白（adiponectin）的单核苷酸多态性与糖尿病肾病直接相关，同时还发现 MnSOD 酶（manganese superoxide dismutase）、血管紧张素 I 转化酶（Angiotensin 1-converting enzyme）和一氧化氮合成酶（nitric oxide synthase）的单核苷酸多态性与肾脏蛋白尿形成有相关性。可见糖尿病肾病的发病与敏感基因有一些关系。

2. 血流动力学改变　糖尿病肾病患者的肾小球高灌注，高压力和高滤过等起关键作用。研究发现有一到二成的早期糖尿病患者的肾小球滤过率（glomerular filtration rate, GFR）增加，主要原因是肾小球入球小动脉阻力降低，而出球小动脉的阻力相对增加，从而使肾小球滤过压增加，出现肾小球内高滤过现象。肾小球高滤过，使得肾小球毛细血管切流压增加，一方面血管内皮细胞长期承受压力，形态功能发生病变，另一方面，长期高压使肾小球毛细血管处于扩张状态，对系膜区产生牵拉刺激，系膜细胞增生，细胞外基质（extracellular matrix, EMC）分泌增加，表现系膜区增宽和肾小球基底膜增厚。同时由于毛细血管扩张，造成附着的肾小球上皮细胞相对不足，由于肾小球上皮细胞不断代偿而出现附着力下降，肾小球上皮细胞凋亡，脱落，逐渐出现蛋白渗漏和肾小球硬化。

3. 氧化应激与糖代谢紊乱　氧化应激（oxdative stress）是指由于过氧化物产生过量或消除减缓，或者抗氧化物防御功能缺陷等，造成活性氧

(reactive oxygen species，ROS) 在细胞内大量集聚，对各类细胞产生毒性作用。目前的研究认为，氧化应激触发细胞内糖代谢异常主要通过 4 个主要途径：多元醇通路的活化 (polyol pathway，PP)、糖基化终末产物 (advanced glycation end-products，AGEs) 的形成、蛋白激酶 C (protein kinase C，PKC) 的活化和己糖胺合成通路 (hexosamine biosynthesis pathway，HBP) 活化。

4. 细胞因子　大量研究表明高糖、高压、AGEs、氧化应激等均可产生多种细胞因子，如转化生长因子 TGF-β，结缔组织生长因子 (CTGF)，肿瘤坏死因子 (TNF-α)，炎症因子单核细胞趋化因子-1 (MCP-1)、细胞间黏附分子-1 (ICAM-1) 等，这些细胞因子进而参与糖尿病肾病的病理过程。在糖尿病肾病的发病机制中，各种因素引起的肾脏炎症与基质增生 (或纤维化) 是糖尿病肾病的主要机制。研究发现高糖、AGEs、CRP 等均可直接引起肾小球系膜细胞及肾小管上皮细胞的 TGF-β/Smad 通路或者是通过 MAPK 旁路交叉引起 TGF-β/Smad 的上调，TGF-β 是糖尿病肾病发生、发展最主要的细胞因子，其作用包括引起细胞外基质增厚及肾小管间质纤维化，调节肾小球细胞增殖、分化、凋亡等；研究也发现高糖、AGEs、CRP 同时还能引起 TNF-α，MCP-1，ICAM-1 等升高，NF-κB 信号通路的活化，逐渐造成肾小球及肾小管间质炎症细胞浸润，纤维化生成，继而向终末期肾病进展。

【临床表现】

糖尿病肾病的临床表现变化极大，早期可毫无临床症状，晚期可出现终末期肾病的严重代谢紊乱甚至危及生命。典型的临床表现有蛋白尿、水肿、高血压、肾功能减退、肾小球滤过率改变、氮质血症等。根据糖尿病肾病不同时期的临床表现，通常根据 Mogensen 或《中国糖尿病防治指南》将糖尿病肾病分为 5 期：

Ⅰ期称为肾小球高滤过期，以肾脏肥大及肾小球高滤过为特征。主要表现为肾小球滤过率升高，肾小球毛细血管血流量增加及毛细血管内压增加。GFR 升高 25% 至 40% 左右，可达 150ml/min，肾脏体积约增加 25% 左右，但没有明显的组织病理改变。

Ⅱ期称为静息期，或正常蛋白尿期。这个时期肾小球出现损伤，基底膜增厚，系膜增生膨大。肾脏继续肥大，GFR 更高，可超过 150ml/min。患者蛋白尿排出率 (UAE) 正常，运动后可出现蛋白尿增高，但休息后可以恢复。Ⅰ、Ⅱ期血压尚正常。

Ⅲ期称为持续性微量白蛋白尿期，或隐性期、早期糖尿病肾病。临床表现为持续微量尿白蛋白排泄增高（30～300mg/24h），在运动激发试验时有较大幅度增加。血压开始正常，GFR增加。后期血压逐步增高，GFR可逐渐恢复至正常水平。

Ⅳ期称为临床蛋白尿期，即临床显性糖尿病肾病期。患者持续性或经常性出现蛋白尿，主要为非选择性蛋白尿，GFR逐渐下降，组织病理变化为基底膜明显增厚，系膜基质增宽，渐进性肾小球硬化，荒废肾小球增加，残余肾小球代偿性增大，随着大量蛋白丢失可出现低蛋白血症和水肿，约30%的糖尿病肾病患者会出现典型的糖尿病肾病"三联征"：大量蛋白尿（>3.0g/24h）、水肿、高血压。这一时期虽然GFR下降，大多数患者的血肌酐水平尚不升高。

Ⅴ期称为终末期肾衰竭期，此期由于肾小球基膜广泛增厚，肾小球毛细血管狭窄和肾小球的大量荒废，肾脏滤过功能下降，造成含氮物如非蛋白氮、肌酐在体内潴留，蛋白尿、水肿、高血压等临床症状逐渐加重，贫血、肾性骨营养不良、代谢性酸中毒、高血钾等，最终出现尿毒症。

【辅助检查】

糖尿病肾病的诊断尚无明确的统一标准，主要是根据临床症状及辅助检查来诊断。

1. 肾活检　早期，一般在光学镜下可见肾小球系膜基质增宽，肾小球基底膜增厚，逐渐出现Kimmelstiel-Wilson结节，周围毛细血管袢受压或呈小血管瘤样扩张等，可见肾小球硬化，灶状肾小管萎缩及间质纤维化等。肾活检对于糖尿病肾病有早期诊断意义，但无法反复操作，患者一般也较难以接受。

2. 尿蛋白测定　微量蛋白尿对早期糖尿病肾病检查有一定意义，通常将微量蛋白尿定义为UAE为20～200μg/min（相对于30～300mg/24h或尿白蛋白/肌酐30～300μg/mg）。一般早期时UAE正常（<20μg/min或<30mg/d），Ⅱ期运动后往往出现UAE偏高，Ⅲ期则持续性出现UAE偏高。因此微量蛋白尿检测对糖尿病肾病早期诊断有一定的意义，但需要排除其他因素引起的微量蛋白尿，如酮症酸中毒、高血压等。

临床诊断显性糖尿病肾病，以常规检查尿蛋白，尿蛋白定量>0.5g/24h，尿中白蛋白排除量>300mg/24h，或者UAE>200μg/min，同时排除其他可能的肾脏疾病。

3. 肾功能检查　同位素测定肾血浆流量、GFR、肌酐清除率、血肌酐（Cr）、尿素氮浓度等。

4. 尿酶检查　国外已经开展尿酶的检测，发现一些尿酶如 N-乙酰-β-氨基葡萄糖酶（NAG），β-D-半乳糖苷酶（GAL）与糖尿病肾病早期肾损伤有一定关系，诊断时可作参考。

【诊断与鉴别诊断】

一、诊 断 标 准

1. 临床症状　具有糖尿病病史并伴有肾脏损伤。

2. 实验室诊断标准与分期　根据中华医学会糖尿病学分会在 2010 与 2011 年制定的《中国 2 型糖尿病防治指南》及《中国 1 型糖尿病诊治指南》标准：

糖尿病肾病分期	诊 断 依 据
Ⅰ期：肾小球高滤过期	肾小球高滤过，肾体积增大
Ⅱ期：间断微量白蛋白尿	患者休息时尿白蛋白排泄率（UAE）正常（$<20\mu g/min$ 或 $<30mg/24h$），病理检查可发现肾小球基底膜轻度增厚及系膜基质轻度增宽
Ⅲ期：早期糖尿病肾病期	持续性微量白蛋白尿为标志，UAE 为 $20\sim200\mu g/min$ 或 $30\sim300mg/24h$，病理检查 GBM 增厚及系膜基质增宽明显，小动脉壁出现玻璃样变
Ⅳ期：临床糖尿病肾病期	显性白蛋白尿，部分可表现为肾病综合征，病理检查肾小球病变更重，部分肾小球硬化，灶状肾小管萎缩及间质纤维化。尿蛋白定量 $>0.5g/24h$，尿中白蛋白排除量 $>300mg/24h$，或者 UAE $>200\mu g/min$
Ⅴ期：肾衰竭期	蛋白尿量减少，尿毒症状明显。GFR $<15ml/(min \cdot 1.73m^2)$

二、鉴 别 诊 断

1. 西医　与其他肾脏疾病鉴别，如高血压肾病，药物性肾损伤等。
2. 中医　本病应与水肿、眩晕、淋证等相鉴别。

【治疗】

一、基 础 治 疗

1. 健康教育　使患者对糖尿病肾病有充分的认识，提高患者的自我保健能力和自我护理，让其树立正确的抗病态度和信心。

2. 控制诱发因素　合理饮食，控制血糖、血压、血脂等诱发因素，减轻对肾脏的损害。

3. 运动治疗　糖尿病患者应进行有规律的合适运动。

二、辨证论治

1. 肝肾气阴亏虚（早期）

主症：神疲乏力，懒言少语，头晕目眩，虚烦不安，两目干涩，口燥咽干，腰膝酸软，尿频量多，面目微肿，舌黯红，苔少，脉细数。

治法：益气养阴，滋阴补肾。

方药：生脉散合六味地黄丸加减。人参20g，麦冬、五味子各15g，熟地黄20g，山萸肉、山药各15g，丹皮、茯苓、泽泻各10g。人参甘温，大补元气，可补五脏之气；麦冬甘寒质润，养阴以润肺，清热以生津；五味子酸温，酸能收敛，既能益气固表止汗，又能滋阴生津，滋补肾水，有良好的益气生津止渴功效。三药合用，以益气养阴，生津止渴。六味地黄丸中熟地黄、山茱萸、山药滋阴补肾，益肝健脾，丹皮泻火除蒸，茯苓、泽泻泻水除热。

阴虚加太子参、天花粉；虚烦加黄连、地骨皮；血瘀加大黄、水蛭。

2. 脾肾阳虚（中期）

主症：神疲乏力，形寒肢冷，腰膝或下腹冷痛，食欲不振，大便溏泄，或面浮身肿，小便不利，甚则腹胀如鼓，舌质淡胖，苔白滑，脉沉细或沉迟无力。

治法：温肾补脾，利水消肿。

方药：五苓散或实脾饮加减。五苓散：猪苓9g，泽泻15g，白术9g，茯苓9g，桂枝6g；实脾饮：白术12g，厚朴6g，木瓜6g，木香3g，草果3g，槟榔6g，茯苓15克，干姜6g，制附子6g，炙甘草3g，生姜3g，大枣3枚。五苓散方用茯苓、猪苓、泽泻，通调水道，泻湿利水；白术健脾燥湿；四药同用具有祛湿利尿的作用。桂枝能温通阳气，增强膀胱的气化功能，使小便通利。全方共奏温补脾阳，利水消肿之功。实脾饮以干姜、附子、草蔻温脾，槟榔、茯苓化湿，木香、厚朴行气运水，木瓜酸温，能于土中泻木，兼能行水，共奏温脾行气利水之功。血瘀加熟大黄、当归、水蛭、益母草、玉米须；气虚加黄芪、人参。

3. 阴阳虚衰（后期）

主症：头晕目眩，恶心呕吐，面色黧黑，心悸怔忡，胸闷憋喘不能平卧，少尿甚至无尿。舌胖，苔黄腻，脉滑。

治法：健脾益肾，降浊化瘀。

方药：金匮肾气丸加减。附子10g，肉桂6g，熟地20g，山药15g，山茱萸15g，泽泻10g，茯苓15g，丹皮10g。方中附子、内桂温肾助阳，熟地、山药、山茱萸滋阴补肾，健脾养肝，泽泻、茯苓泻水，丹皮泻虚火祛瘀。四肢水肿，尿少加车前子、冬瓜皮；腰膝酸软，川牛膝、桑寄生、巴戟天、肉苁蓉；五心烦热者去附子、肉桂加黄柏、知母。

三、特色专方

1. **糖肾宁汤** 黄芪30g，太子参12g，淮山药15g，茯苓15g，熟地黄12g，生地黄20g，黄精12g，金樱子20g，芡实20g，制大黄15g，丹参15g，水蛭6g，当归尾20g，益母草30g。研究表明糖肾宁能明显改善尿蛋白及UAE。

2. **糖安康** 主要由沙参、黄芪、山茱萸、枸杞、海马、蝼蛄、金樱子、猪苓、芡实、丹参、红花等药物组成。

3. **糖肾益汤** 生黄芪30g，桃仁12g，生大黄10g，生地15g，女贞子15g，山药10g，淫羊藿15g，桑螵蛸10g，丹参15g，泽泻12g。加减：阴虚甚者加熟地15g，山茱萸10g；阳虚明显加菟丝子15g，肉桂5g；水肿明显、尿少加车前子12g，益母草30g；伴眼底病变加枸杞12g，菊花9g；伴神经病变加鸡血藤18g，地龙12g。总有效率86.6%。

4. **糖肾康** 生黄芪30g，生地15g，丹皮9g，泽泻9g，山萸肉9g，枸杞子9g，山药9g，桃仁9g，丹参15g，肉桂9g，猪苓15g。

5. **糖肾合剂** 黄芪30g，丹参20g，三七3g，山楂15g，知母10g，益母草10g，大黄4.5g，葛根10g，生地黄15g，能改善糖尿病肾病高凝状态，减轻肾脏自由基代谢紊乱，降低尿蛋白含量。

6. **糖肾气血汤** 黄芪45g，人参12g，白术15g，山萸肉12g，三七粉3g（冲），水蛭10g，大黄10g；阴虚者加生地、知母、麦冬、天花粉等；阳虚者加附子、桂枝、仙灵脾等；兼湿热者加黄柏、赤小豆、薏苡仁等；兼水湿者加茯苓、泽泻、车前子等。将上述药煎煮浓缩，取药液300ml，分2次温服，每日1剂；两组疗程均为2个月。

7. **消渴益肾汤** 人参15g，黄芪50g，葛根25g，茯苓25g，山茱萸15g，何首乌20g，当归25g，丹参25g，生地20g，枸杞子20g，山药20g，泽泻20g，赤芍25g。总有效率92.85%。

8. **丹芪保肾降糖汤** 丹参、黄芪、太子参、芡实、桑螵蛸、金樱子、石决明（先煎）各30g，生大黄（后下）6g，水蛭（研末冲服）3g，山茱萸、泽泻、川芎各10g，淮山药、黄精、淫羊藿各15g，茯苓、白术、肉苁蓉各

12g。加减：伴高血压者加钩藤（后下）15g、天麻10g；伴高血脂者加山楂、何首乌各15g；水肿严重者桑螵蛸、金樱子减至12g，加茯苓皮、五加皮、车前子各15g。每日1剂，水煎分2次服。研究发现该方有改善24h尿白蛋白定量、空腹血糖、血清肌酐及临床症状的作用。

9. 丹芪益肾汤　丹参、黄芪各50g，党参、沙参、石韦各30g，生地、山萸肉、泽泻各15g，水蛭3g（研末吞服）。加减：若伴心烦不寐，面部红赤加竹茹、枳实、山栀各10g；合并高血压眩晕者，加双钩藤15g，天麻6g，磁石30g（先煎）；合并高脂血症者加山楂、茵陈各15g，决明子30g；伴有皮肤感染加银花、紫花地丁各30g，白鲜皮、地肤子各15g。

10. 糖肾消方　生黄芪15g，生地黄10g，山药10g，川芎6g，丹参10g，莪术6g，芡实10g，金樱子10g。本方在改善患者症状、降低24小时尿微量白蛋白、血脂、血β2-微球蛋白及血液流变学指标方面优于对照组。

11. 益元活利汤　生芪60g，川芎30g，车前子15g，车前草15g，半枝莲20g，大黄炭15g。血瘀型加丹参、当归；湿热型加萆薢、黄连；痰湿型陈皮、半夏；肾虚型（以阴虚为主加女贞子、墨旱莲，以阳虚为主加仙茅、淫羊藿）。可明显改善糖尿病肾病患者的临床症状，肌酐、24小时尿蛋白定量及糖化血红蛋白。

12. 降糖益肾汤　黄芪30g，当归15g，水蛭10g，地龙10g，益母草30g，大黄10g，金樱子15g，芡实15g，总有效率86.67%。

13. 滋阴益气活血方　熟地黄、黄芪、山萸肉、菟丝子、丹参、牛膝等。

14. 灌肠剂　生大黄、蒲公英、煅牡蛎、六月雪、生甘草行保留灌肠，每日1次，7～10日为1疗程，平均治疗2～3个疗程，邹云翔教授治疗肾衰方：

生大黄20g，煅牡蛎20g，黄芪30g，丹参15g，白花蛇舌草20g，黄芩15g。每天1剂，水煎150ml，高位灌肠，每天2次，保留30分钟，14天为1个疗程。

四、中 药 成 药

（一）口服中成药

1. 金水宝胶囊　成分为发酵冬虫夏草菌粉，每次3粒，3次/天。4周为1个疗程，口服，连用2个疗程。改善糖尿病肾病尿白蛋白排泄率（UAE）、尿白蛋白/肌酐（UAlb/Cr）。

2. 肾元胶囊　主要成分为水蛭、益母草、瓜子金等，每次3～4粒，3次/天，口服，总有效率为85.42%。明显改善早期糖尿病肾病患者微量蛋

白尿及 α1-微球蛋白。

3. 芪蛭降糖胶囊　主要成分黄芪、水蛭、地黄、黄精等，每次 5 粒，3 次/天，口服，8 周为 1 个疗程。显著改善微量蛋白尿，β2- 微球蛋白，血清总胆固醇及甘油三酯。

4. 糖脉康　主要成分为黄芪、生地黄、丹参、牛膝、麦冬、黄精等，每袋 5g，每次 1 袋，3 次/天，服用 6 个月。对改善尿白蛋白排泄率、β2- 微球蛋白、血糖、糖化血红蛋白均有明显疗效。

5. 芪药消渴胶囊　主要成分为西洋参、黄芪、生地黄、山药、山萸肉、枸杞子、麦门冬、知母、天花粉、葛根、五味子、五倍子，每次 6 粒 (0.45g)，每日 3 次，连服 3 个月。能明显改善微量蛋白尿。

6. 渴络欣胶囊　主要成分为黄芪、女贞子、水蛭、大黄、太子参、枸杞子等。用法：一次 4 粒，一日 3 次，疗程 8 周。功效：益气养阴、活血化瘀。用于治疗糖尿病肾病属气阴两虚兼夹血瘀证患者。

7. 糖肾康胶囊　主要成分冬虫夏草 5g，川芎 12g，砂仁 9g，熟地黄 24g，生黄芪 40g，生山药 30g，山茱萸 15g，茯苓 15g，知母 10g，芡实 12g，金樱子 12g，牡丹皮 9g，五味子 10g，丹参 15g，泽泻 9g，女贞子 12g，桑螵蛸 12g，怀牛膝 15g，枸杞子 15g，制大黄 10g，炒陈皮 15，按比例粉碎研末装胶囊，每粒 0.25g，每次 0.75g，每日 3 次，疗程 5 个月。能明显改善 UAE，血肌酐（Scr），血尿素氮（BUN）。

8. 益肾胶囊　主要成分黄芪 15g，当归 10g，芡实 15g，泽泻 10g，红景天 5g 等，每次 4 粒，每日 3 次，连服 6 个月。能明显改善 β2-微球蛋白、血浆内皮素（ET-1）、血清肿瘤坏死因子 α（TNF-α）。

9. 邹氏（邹云翔）保肾甲丸　主要成分黄芪、党参、巴戟天、鹿角片、地黄、枸杞子、紫丹参、六月雪等，用于脾肾阳虚证，每次 5g，每日 3 次。有较好的降低蛋白尿、改善肾功能作用。

10. 邹氏（邹云翔）保肾乙丸　主要成分太子参、生黄芪、地黄、山萸肉、何首乌、枸杞子、杜仲、怀牛膝、桃仁、红花、泽泻等，用以气阴两虚、肝肾阴虚证，每次 5g，每日 3 次。有较好的降低蛋白尿、改善肾功能作用。

（二）注射剂

1. 黄芪注射液　可改善早期糖尿病肾病患者 24 小时尿蛋白排泄率，血栓素 TXB2 和血浆内皮素水平，抑制 TGF-β1、Ⅳ型胶原的生成。

2. 复方丹参注射液　研究发现本方能降低尿微白蛋白、球结膜微循环及超氧化物歧化酶，缓解糖尿病肾病患者的高凝状态。

五、足浴疗法

张睿等采用中药足浴法治疗糖尿病Ⅲ期肾病取得了较好效果，药物组成：制附片 9g，白术、生黄芪、山药、菟丝子、当归、丹参、茯苓等各 20g，川芎 15g，将上药用纱布袋封好，以热水浸泡，待水温至 40℃，嘱患者将双下肢浸入水中，可不断加入热水维持水温，至患者汗出为度。治疗时间为 40 分钟，汗后应静卧。每日 1 次。总有效率为 92.0%。

熊莉华等采用基础治疗、中药治疗的基础上，加用中药沐足按摩疗法治疗早期糖尿病肾病总有效率为 100%。沐足处方：透骨草、毛冬青各 20g，赤芍、桃仁、桂枝、路路通各 15g，红花 6g，每天 1 剂，加水煎取 2000ml 左右，取汁倒入沐足按摩器内，浸泡温度为 41℃ 左右，时间 30 分钟，每天 1 次，共治疗 3 个月。

六、针灸疗法

吉学群等以补肾活血针刺法治疗糖尿病肾病取得较好的疗效。临床选用中脘、足三里、血海、地机、天枢、支沟、太溪、白环俞、肾俞、膏肓俞、阴陵泉、中极等穴治疗糖尿病肾病，以太溪、肾俞补益肾之阴阳，中脘、足三里、阴陵泉调理脾胃，补后天以养先天，血海、地机养血活血而化瘀，七穴为君补肾活血治其本；以天枢、支沟、白环俞、膏肓、中极等穴为臣，使毒由大便而出，湿由小便而去，使浊毒分利、引邪外出治其标，此扶正而无闭门留寇之嫌，活血祛瘀而不伤血，分利浊毒而不伤正，从而达到扶正祛邪、标本兼治的目的。

张智龙等以调理脾胃针法治疗糖尿病肾病取得较好的肾脏保护作用。临床选取曲池、支沟、合谷、血海、足三里、阴陵泉、丰隆、地机、三阴交、太冲、天枢、膏肓、肾俞、白环俞及中脘、中极。穴位处常规皮肤消毒，采用 0.3mm×50～60mm 毫针垂直刺入，进针深浅以得气为度，得气后施以平补平泻法，留针 30 分钟。每日 2 次，7 天为一疗程，6 个疗程。研究结果发现调理脾胃针法不仅能改善患者的症状体征，而且对患者的糖、脂代谢和肾小球滤过率、肾血流、尿白蛋白水平都有良性的调节作用。

何泽等在《糖尿病肾病中医规范化治疗方案研究》中提出糖尿病肾病体针治疗：若脾肾两虚取穴脾俞、肾俞、中脘、足三里、三阴交；肝肾阴虚取穴风池、太冲、阳陵泉、曲池、侠溪、三阴交。耳针：肾病综合征取穴肾、膀胱、交感、神门、腹水；肾性高血压取穴：肾、神门、皮质下。也可用王不留行籽在上述穴位按压。

七、西药常规治疗

1. 改变生活方式　如合理控制体重、糖尿病饮食、戒烟及适当运动等。

2. 低蛋白饮食　临床糖尿病肾病期时应实施低蛋白饮食治疗，肾功能正常的患者饮食蛋白摄入量为 0.8g/(kg·d)；在 GFR 下降后，饮食蛋白摄入量为 0.6～0.8g/(kg·d)，蛋白质来源应以优质动物蛋白为主。如蛋白摄入量≤0.6g/(kg·d)，应适当补充复方 α-酮酸制剂。

3. 控制血糖　肾功能不全的患者可以优先选择从肾排泄较少的降糖药，严重肾功能不全患者应采用胰岛素治疗，宜选用短效胰岛素，以减少低血糖的发生。

4. 控制血压　大于 18 岁的非妊娠患者血压应控制在 130/80mmHg 以下。降压药首选 ACEI 或 ARB，血压控制不佳者可加用其他降压药物。1 型糖尿病需强化降糖至正常水平，可延缓糖尿病肾病进程。在高血压发生之前，至少应每年测量血压一次。血压的控制目标为小于 130/80mmHg。自肾脏病变早期阶段（微量白蛋白尿期），不论有无高血压，首选血管紧张素转换酶抑制剂（ACEI）或血管紧张素受体阻断剂（ARB）。其中 ACEI 能减少微量白蛋白尿进展为大量白蛋白尿并增加微量白蛋白尿转阴的机会。但由于该类药物可导致短期肾小球滤过率下降，在开始使用这些药物的前 1～2 周内应检测血清肌酐和血钾浓度。不推荐在血肌酐＞3mg/dl 的肾病患者应用 ACEI 或 ARB。如 24 小时尿蛋白≥1g/d，则血压控制标准为小于 125/75mmHg。

5. 纠正血脂紊乱　在进行调脂治疗时，应将降低低密度脂蛋白（LDL-C）作为首要目标。如无他汀药物的禁忌证，所有已罹患心血管疾病的糖尿病患者都应使用他汀类调脂药，以使 LDL-C 降至 2.07mmol/L（80mg/dl）以下或较基线状态降低 30%～40%。对于没有心血管疾病且年龄在 40 岁以上者，如果 LDL-C 在 2.5mmol/L 以上或总胆固醇（TC）在 4.5mmol/L 以上者，应使用他汀类调脂药；年龄在 40 岁以下者，如同时存在其他心血管疾病危险因素（高血压、吸烟、微量白蛋白尿、早发性心血管疾病的家族史及估计的心血管疾病整体危险性增加）时亦应开始使用他汀类药物。如果甘油三酯浓度超过 4.5mmol/L（400mg/dl），可以先用降低甘油三酯贝特类药物治疗，以减少发生急性胰腺炎的危险性。当他汀类药物治疗后 LDL-C 已达标，但甘油三酯＞2.3mmol/L，HDL-C＜1.0mmol/L 时可考虑加用贝特类药物。

6. 控制蛋白尿　自肾病早期阶段（微量白蛋白尿期），不论有无高血压，首选肾素-血管紧张素系统（renin-angiotensin system，RAS）抑制剂

（ACEI 或 ARB 类药物）减少尿白蛋白。因该类药物可导致短期 GFR 下降，在开始使用这些药物的前 1～2 周内应检测血清肌酐和血钾浓度。不推荐在血肌酐＞3mg/dl 的肾病患者应用 RAS 抑制剂。

7. 透析治疗和移植　对糖尿病肾病肾衰竭者需透析或移植治疗，并且糖尿病肾病开始透析要早。一般 GFR 降至 15～20ml/min 或血清肌酐水平超过 442μmol/L 时应积极准备透析治疗，透析方式包括腹膜透析和血液透析。有条件的糖尿病患者可行肾移植或胰-肾联合移植。

【研究述评】

1. 病机多变，治在脾肾，兼顾缓急标本　糖尿病肾病一证，临床症状变化较多。大多数专家的观点都认为糖尿病肾病最主要以脾肾两脏受累，早期多以气阴亏虚、肝肾阴虚为主，发病日久，中后期逐渐阴损及阳，而至脾肾气虚、脾肾阳虚，末期阴阳俱损。治疗上中期、后期、末期往往都注重"先天之肾"与"后天之脾"。同时糖尿病肾病还有多种常见并发症状，如水肿、高血压、蛋白尿、痈疽，甚至是末期肾衰等，治疗的时候应循证求因，在注重脾肾之时，加以利水、潜阳、活血等。但用药上应注意标本缓急，多以平缓之法，切勿急投峻剂，加重脾肾负荷。以下选用肾病名家在对于糖尿病肾病的见解与治法。

时振声教授认为，糖尿病肾病要兼顾糖尿病和肾病二者的基本病机。糖尿病的基本病机是肺、胃、肾三脏灼热伤阴，日久阴损及气，故临床上气阴两虚多见。糖尿病肾病的中医辨证亦以气阴两虚为主，因此，本虚标实、气阴两虚是糖尿病肾病的基本病机。但在临床上应注意气虚和阴虚的主次，气阴两虚偏气虚者可以转化为脾肾气虚，甚至脾肾阳虚；气阴两虚偏阴虚者可转化为肝肾阴虚，甚至阴虚阳亢；气阴两虚本身也可转化为阴阳两虚。相反，原来的脾肾气虚和肝肾阴虚亦都可转化为气阴两虚。总之，辨证论治不可僵化，应注意疾病的动态变化规律。时老常用的治法为益气养阴、健脾固肾、温补脾肾、滋补肝肾、养阴平肝、阴阳双补、祛邪治标。

陈以平教授认为糖尿病肾病的病因病机主要是长期过食肥甘厚味，恣食醇酒，损伤脾胃，脾失健运，胃失和降，中焦积热，消谷耗津而为消渴；消渴日久，阴津亏耗，日久耗气而致气阴两虚；先天禀赋不足，五脏虚弱，加之后天饮食不当，脾胃受损，积热伤津，津液不足，脏腑经络失于濡养，肾脏受累，发为脾肾亏虚、气虚血瘀之证；阴损及阳，阴虚则阳亦伤，阴阳两伤，精微外泄而水湿停滞，肾体劳衰，浊毒内停，脉络瘀阻，发为瘀浊内蕴、水湿泛溢之证。因此，糖尿病肾病病机主要是阴津亏耗，肾阴不足，日久气阴两伤，阴损及阳，阴阳两虚，脾肾两亏，加之痰浊、瘀血阻滞而成，为虚实夹杂之证。常用的治法对于气阴两虚者以益气养阴、活血通络；脾肾亏虚，气虚血瘀者以健脾补肾、益气活血；瘀浊内蕴、水湿泛溢者以温肾利水、化瘀泄浊。

邹云翔教授认为慢性肾衰是由于肾的气化功能受损，发展至肾阴肾阳俱衰并波及全身多脏器功能损害。治疗原则当维护肾元，治病求本。将邹氏保肾元经验方保肾甲、乙丸（方见专方专药）应用于治疗始终，临证的辨证方药一般在病情稳定时，以扶正维护肾元为主，佐以和络泄浊祛邪，标急危重时，以祛邪为主略加扶正，通过治标祛邪，清除可逆因素，为治本创造更为有利的条件。

2. 针对普遍病机，病证结合，善用专方专药，对症治疗 很多中医名家在治疗糖尿病肾病的过程中，根据其发病的普遍病机，也发现了针对糖尿病肾病的证候或症状的专方专药，在临床上可以结合症状，随症使用。如邹云翔教授治疗糖尿病肾病等引起肾衰治疗以保肾气为原则，分清虚实标本的主次缓急。正虚诸证：脾肾气虚证，治以补气健脾益肾，药用党参、黄芪、苍术、白术、茯苓皮、泽泻、陈皮、姜半夏、桑寄生、菟丝子、车前子、益母草；气阴两虚证，治以益气养阴，药用太子参、生黄芪、山药、生地、制首乌、杞子、石斛、南沙参、桑寄生、怀牛膝、紫河车、六月雪；肝肾阴虚证，治以养肝益肾，药用制首乌、枸杞子、生熟地、潼白蒺藜、茺草、寄生、杜仲、怀牛膝、桃仁、红花、灵磁石；阴阳两虚证，治以阴阳并补，药用冬虫夏草、鹿角片、巴戟天、紫河车、仙灵脾、淡苁蓉、炒熟地、山萸肉、枸杞子、怀牛膝、当归、陈皮。时振声教授认为如口渴明显的，可加花粉、石斛、麦冬、五味子之类；饥饿感明显者加黄连、生地、知母、生石膏之类；有痈疽可加银花、公英、野菊花、天葵之类；尿多者可合玉锁丹（生龙骨、茯苓、五倍子）或加覆盆子、金樱子；尿有酮体可加黄芩、黄连、黄柏之类。陈以平教授认为糖尿病肾病治疗的过程中应重视活血化瘀，治疗大量蛋白尿时以活血化瘀为主，同时重用生黄芪，用量可达 45～60g，同时根据临床观察还发现牛蒡子、山药、苍术、白术、白僵蚕等均有消除蛋白尿的作用。程益春教授临床以健脾益气、补肾活血、利水泻浊为治疗大法。早期仅见微量蛋白尿或少量蛋白尿时，以益气健脾、补肝养肾、滋阴活血为主；临床大量蛋白尿及水肿，当以健脾补肾、活血利水为主；后期权衡缓急，或健脾补肾扶本为主，或泻浊利水治标为主。固摄蛋白尿常重用黄芪、山萸，另加芡实、金樱子；利水常用桑白皮、冬葵子、车前子；通便常用熟大黄、桃仁、肉苁蓉；泻浊常用佩兰、泽兰、茵陈、熟大黄；贫血者可用参芪四物汤；浊毒上攻，呕恶苔腻者加黄连温胆汤。叶景华教授认为糖尿病肾病的发病及其病理机转的内在原因是脾肾亏虚，同时由于病程长而迁延不愈，导致瘀血内阻。用药经验：平补优于峻补，缓泻优于峻泻，药用何首乌、菟丝子、胡芦巴等；活血化瘀贯穿治疗始终，热证药用牡丹皮、赤芍、紫草、茜草根、生蒲黄、泽兰、丹参，寒证用川芎、桃仁、红花、当归、山楂，气郁药用郁金、延胡索、降香，气虚药用三七、王不留行，瘀血持久不化选用水蛭；重用活血不忘健脾，常以党参、黄芪、白术、甘草之类建中，再配半夏、干姜、黄芩、黄连辛开苦降，共奏补脾和胃，滋养化源之功。邹燕勤教授在治疗糖尿病肾病发现特效的药对，如降低血糖，选用鬼箭羽、地骨皮；滋养胃阴，选用天花粉、石斛；利湿排浊，选用玉米须、丝瓜络；调节血脂，选用荷叶、决明子；活血化瘀，选用丹参、川芎。

　　总之，糖尿病肾病的症状多样，病机多变，治疗时应注意辨证论治，随证治之，同时也应借鉴和运用诸多专家在长期临床实践中发现的糖尿病肾病普遍病机，以及他们所提出的方药。

【主要参考文献】

1. 中华医学会糖尿病学分会．中国 2 型糖尿病防治指南（2010 年版）［M］．北京：北京大学医学出版社，2011.

2. 中华医学会糖尿病学分会．中国 1 型糖尿病诊治指南［M］．北京：人民卫生出版社，2013.

3. 李惠林，汪栋材，赵恒侠．常见病中西医最新诊疗丛书·糖尿病［M］．北京：中国医药科技出版社，2010：274-304.

4. 张海燕．《黄帝内经》对消渴病的认识［J］．中华中医药学刊，2007，25（6）：1239-1241.

5. 张芳，闫镛．古代文献有关消渴病理论探讨［J］．长春中医药大学学报，2012，28（6）：1124-1126.

6. 李平，谢院生．糖尿病肾病中西医结合研究基础与临床［M］．上海：上海科学技术出版社，2009：332-355.

7. 张先闻，陈以平．陈以平辨治糖尿病肾病经验撷要［J］．上海中医药杂志，2008，42（6）：6-7.

8. Pezzolesi M. G.，Poznik G. D.，Mychaleckyj J. C.．Genome-wide association scan for diabetic nephropathy susceptibility genes in type 1 diabetes［J］．Diabetes，2009，58（6）：1403-1410.

9. Sandholm N.，McKnight A. J.，Salem R. M.，et al. Chromosome 2q31. 1 Associates with ESRD in Women with Type 1 Diabetes［J］．J Am Soc Nephrol，2013，24（10）：1537-1543.

10. Kumar R.，Sharma R. K.，Agarwal S. Genetic Predisposition for Development of Nephropathy in Type 2 Diabetes Mellitus ［J］. Biochem Genet，2013.

11. Freedman B. I.，Bostrom M.，Daeihagh P.，et al. Genetic factors in diabetic nephropathy ［J］.. Clin J Am Soc Nephrol，2007，2（6）：1306-1316.

12. 黎磊石，刘志红. 中国肾脏病学 ［M］. 北京：人民军医出版社，2008：626-654.

13. Brownlee M. Biochemistry and molecular cell biology of diabetic complications［J］. Nature，2001，414（6865）：813-820.

14. Chen H. Y.，Huang X. R.，Wang W.，et al. The protective role of Smad7 in diabetic kidney disease：mechanism and therapeutic potential ［J］. Diabetes，2011，60（2）：590-601.

15. Liu F.，Chen H. Y.，Huang X. R.，et al. C-reactive protein promotes diabetic kidney disease in a mouse model of type 1 diabetes ［J］. Diabetologia，2011，54（10）：2713-2723.

16. Kantharidis P.，Wang B.，Carew R. M.，et al. Diabetes complications：the microRNA perspective ［J］. Diabetes，2011，60（7）：1832-1837.

17. Mogensen C. E.，Christensen C. K.，Vittinghus E. The stages in diabetic renal disease. With emphasis on the stage of incipient diabetic nephropathy ［J］. Diabetes，1983，32 Suppl 2：64-78.

18. 朱禧星. 现代糖尿病学 ［M］. 上海：上海医科大学出版社，2000：311-327.

19. 胡绍文，郭瑞林，童光焕. 实用糖尿病学 ［M］. 北京：人民军医出版社，2003：259-267.

20. 张丽萍，徐洪波. 糖肾宁汤治疗临床期糖尿病肾病的临床观察 ［J］. 中国中西医结合肾病杂志，2005，6（7）：409-411.

21. 李青，张国娟，冯蓉，等. 糖安康治疗糖尿病肾病临床研究 附：96 例病例报告［J］. 成都中医药大学学报，1999，22（1）：23-25.

22. 周跃华，吕康模. 糖肾益汤对显性糖尿病肾病的临床疗效观察 ［J］. 四川中医，1994，10：27-28.

23. 程益春，赵泉霖，尹义辉. 糖肾康治疗糖尿病肾病的临床研究 ［J］. 山东中医杂志，1996，15（5）：202-202.

24. 余宗阳，庄永泽，戴西湖，等. 糖肾合剂治疗糖尿病肾病的临床观察 ［J］. 中国中西医结合杂志，1999，19（9）：524-526.

25. 贾在金，孙静，张维霞，等. 糖肾气血汤辅助治疗临床期糖尿病肾病患者 60 例［J］. 2003，23（7）：542-543.

26. 张万祥，秦建国，张莹，等. 消渴益肾汤治疗糖尿病肾病临床观察 ［J］. 辽宁中医药大学学报，2007，2：82-83.

27. 周凤伟，方诺，李亚秋. 芪丹益肾降糖丸治疗糖尿病肾病的临床研究 ［J］. 河北中医，2009，31（4）：497-499.

28. 胡建萍. 丹芪益肾汤治疗糖尿病肾病蛋白尿 48 例 ［J］. 上海中医药杂志，2001，8：

24-25.

29. 唐咸玉，范冠杰，唐爱华．糖肾消方治疗早期糖尿病肾病临床疗效观察［J］．广西中医药，2004，27（6）：17-18.

30. 张兴坤，张丽，刘亚粲，等．益元活利汤治疗糖尿病肾病的临床研究［J］．辽宁中医杂志，2010，（2）：302-303.

31. 王钢，孔薇，周迎晨，等．运用邹云翔经验治疗慢性肾衰 148 例临床观察［J］．江苏中医，1997，18（12）：42-44.

32. 吕芳．金水宝胶囊治疗早期糖尿病肾病的疗效观察［J］．中医临床研究，2012，4（13）：23-24.

33. 董安民，金玉龙，焦树平．肾元胶囊对早期糖尿病肾病治疗作用的临床观察［J］．中国中西医结合肾病杂志，2007，8（9）：548-549.

34. 饶祖华，余颖，李小青，等．芪蛭降糖胶囊治疗早期糖尿病肾病 34 例临床观察［J］．浙江临床医学，2008，10（7）：909-910.

35. 张奕，刘海霞，程丽霞，等．糖脉康治疗早期糖尿病肾病的临床观察［J］．Asia-Pacific Traditional Medicine，2009，5（9）．

36. 安玲，董军梅，牛振霞．糖肾康胶囊治疗早期糖尿病肾病 35 例［J］．世界中医药，2009.

37. 方敬爱，邓安国，刘建社．益肾胶囊治疗早期糖尿病肾病的临床研究［J］．中国中西医结合肾病杂志，2005，6（8）：457-459.

38. 刘志强，李全志，秦贵军．黄芪注射液对早期糖尿病肾病患者血小板功能和血浆内皮素的影响［J］．中国中西医结合杂志，2001，21（4）：274-276.

39. 陶少平，陈学峰，孙艳，等．黄芪注射液对糖尿病肾病患者血转化生长因子-β1 及 Ⅳ 型胶原水平的影响及其意义［J］．中国中西医结合肾病杂志，2006，7（3）：156-157.

40. 文丹，张金早，柯红，等．黄芪注射液治疗糖尿病肾病临床观察［J］．中国中医急症，2004，13（6）：369-370.

41. 阎素英，徐晓雷．复方丹参注射液治疗老年糖尿病性肾病的研究［J］．天津医科大学学报，1997，3（2）：38-40.

42. 马荣英，任江平．复方丹参注射液治疗糖尿病肾病 34 例的临床观察［J］．光明中医，2008，23（1）：54-55.

43. 张明科，赵军虎．复方丹参注射液佐治糖尿病肾病的疗效观察［J］．山西医药杂志，2005，34（8）：665-665.

44. 张睿，田谧，史耀勋．中药足浴法治疗糖尿病肾病（Ⅲ 期）的临床观察［J］．中国中医药现代远程教育，2012，10（10）：121-122.

45. 熊莉华，刘振杰，范冠杰．中西医结合综合治疗早期糖尿病肾病 97 例疗效观察［J］．新中医，2007，39（8）：90-92.

46. 吉学群，薛莉，于颂华，等．补肾活血针刺法在糖尿病肾病中的应用［J］．针灸临床杂志，2005，21（1）：43-44.

47. 张智龙，吉学群，张萍，等．调理脾胃针法对糖尿病肾病早期干预及对肾脏保护机制，随机对照研究［J］．中国针灸，2007，27（12）：875-880.

48. 何泽，南征，朴春丽，等．糖尿病肾病中医规范化治疗方案研究［J］．长春中医药大学学报，2010，26（003）：367-368.

49. 肖相如．著名肾病学家时振声教授系列经验之八 糖尿病肾病的证治经验［J］．辽宁中医杂志，1998，25（8）：346-346.

50. 范冠杰，专科专病名医临证经验丛书·糖尿病［M］．北京：人民卫生出版社，2002.

51. 陈冰，谭基明．现代名中医治疗肾病的奇方妙法［M］．北京：科学技术文献出版社，2005：353-357.

52. 任建素．邹燕勤治疗糖尿病肾病对药应用经验拾萃［J］．上海中医药杂志，2008，42（6）：8-9.

53. 董彦敏，李惠林，倪青．益气活血法治疗糖尿病早期肾病 34 例临床观察［J］．新中医，2007，39（6）：76-78.

54. 熊曼琪，李惠林．脾虚是消渴病的重要病机［J］．广州中医药大学学报，1991，1：1-4.

55. 李惠林，刘玲．肝失疏泄，气机失调在消渴发病中的作用［J］．中国中医药信息杂志，2010，17（012）：98-99.

第三章　糖尿病周围神经病变

糖尿病周围神经病变（diabetic peripheral neuropathy，DPN），是糖尿病所致神经病变中最常见的一种，发病率在 30%～90%，其主要临床特征为四肢远端感觉、运动障碍，表现为肢体麻木、挛急疼痛，肌肉无力和萎缩、腱反射减弱或消失等。按其临床表现分为双侧对称性多发神经病变及单侧非对称性多发神经病变。该病早期呈相对可逆性，后期发展为顽固性难治性神经损伤。发病机制目前尚未完全清楚，普遍认为其发生与血管病变、代谢紊乱、神经生长因子减少、遗传因素、自身免疫功能及血液流变性改变等多种因素相互作用有关。本病患者性别差异不明显，男女几乎相当，患病年龄 70～80 岁不等，随年龄的增长患病率上升，高峰见于 50～60 岁。患病率与病程关系不明显，2 型糖尿病患者中约有 20% 的神经病变先于糖尿病症状的出现，患病率与糖尿病病情严重程度无明显关系，但糖尿病高血糖状态控制不良者患病率明显高。

在既往的文献中，中医将本病归属"麻木"、"血痹""痛证"、"痹证"、"痿证"等范畴。2010 年国家中医药管理局颁布的《22 个专业 95 个病种中医诊疗方案》中将本病中医病名正式确定为"消渴病痹证"。中医古籍中虽无相应的病名，但对其临床表现早有论述。如《中藏经》概括云："痹者闭也，五脏六腑感于邪气，乱于真气，闭而不仁，故曰痹病。或痛、或痒、或急、或缓而不能收持，或举而不能舒张，或行立艰难……或上不通于下，或下不通于上，或六腑闭塞，或左右疼痛……种种诸证，皆出于痹也。"《王旭高医案》记载一消渴患者"十余年来，常服滋阴降火……近加手足麻木，气血不能灌溉四末，暗藏类中之机。"宋代《卫生家宝》载肾消"腰脚细瘦，遗沥散尽，手足久如竹形，其疾已牢矣"。金代李杲《兰室秘藏》记载消渴患者有时"上下齿皆麻，舌根强硬，肿疼，四肢痿弱，前阴如冰"。《王旭高医案》中记载消渴日久，但见"手足麻木"、"肢凉如冰"。明·《普济方》载："肾消口干，眼涩阴痿，手足烦疼"等。明·戴元礼《证治要诀·三消》谓："三消得之气之实，血之虚也，久久不治，气尽虚，则无能为力矣"。可见，DPN乃消渴日久不治所致。

一、中 医

本病是因消渴日久，耗伤气阴，阴阳气血亏虚，血行瘀滞，脉络痹阻所致，属本虚标实证。病位在肌肤脉络，内及肝、肾、脾等脏腑，以阴阳气血亏虚为本，瘀血阻络为标。

DPN的病机有虚有实、虚实错杂。虚有本与变之不同。虚之本在于阴津不足，虚之变在于气虚、阳损。虚之本与变，既可单独在糖尿病性神经病变的发生发展中起作用，也可相互转化，互为因果；既可先本后变，也可同时存在。实为痰与瘀，既可单独致病，也可互结为果。就临床实际情况来看，患者既可纯虚为病，所谓"气不至则麻"、"血不荣则木"、"气血失充则痿"，又可虚实夹杂，但一般不存在纯实无虚之证。虚实夹杂者，在虚实之间，又多存在因果标本关系。常以虚为本，阴虚为本中之本，气虚、阳损为本中之变；而以实为标，痰浊瘀血，阻滞经络。

DPN病机是动态演变的过程，基本上随着糖尿病的发展按照气虚夹瘀或阴虚夹瘀→气阴两虚夹瘀→阴阳两虚夹瘀的规律而演变，阴亏是发生DPN的关键；气虚是迁延不愈的症结；阳虚是发展的必然趋势；血瘀是造成本病的主要原因。本病大致可以分为四个阶段：

1. 麻木为主期　多由于肺燥津伤，或胃热伤阴耗气，气阴两虚，血行瘀滞；或气虚血瘀，或阴虚血瘀；或气阴两虚致瘀，脉络瘀滞，肢体失荣。临床可见手足麻木时作、或如蚁行、步如踩棉、感觉减退等。

2. 疼痛为主期　气虚血瘀、阴虚血瘀，迁延不愈；或由气损及阳，或阴损及阳，阳虚失煦，阴寒凝滞，血瘀为甚；或复因气不布津，阳不化气，痰浊内生，痰瘀互结，痹阻脉络，不通则痛。临床上常呈刺痛、钻凿痛或痛剧如截肢，夜间加重，甚者彻夜不眠等。

3. 肌肉萎缩为主期　多由于上述两期迁延所致。由于久病气血亏虚，阴阳俱虚；或因麻木而肢体活动长期受限，血行缓慢，脉络瘀滞，肢体、肌肉、筋脉失于充养，则肌肉日渐萎缩、肢体软弱无力。常伴有不同程度的麻木、疼痛等表现。

4. 与糖尿病足并存期　由于DPN常与糖尿病微血管病变、大血管病变互为因果，因此，DPN后期往往与DF同时存在。一旦病至此期，则病情更为复杂，治疗当与糖尿病足的治疗互参互用，择优而治。

DPN病位主要在肌肤、筋肉、脉络，以气虚、阴虚或气阴两虚为本，或由此导致肢体脉络失荣而表现为以虚为主的证候，或由此导致的脏腑代谢紊乱产生的病理产物瘀血、痰浊相互交阻，留滞于肌肤、筋肉、脉络，表现为本虚标实之候。但无论是以虚为主还是本虚标实，瘀血均贯穿DPN始终。

二、西　　医

高血糖是导致糖尿病周围神经病变发生的主要原因。DPN确切发病机制尚不完全清楚，是多因素共同作用的结果，包括：

1. 血管病变　主要是糖尿病微血管病变，导致神经缺血、缺氧。

2. 代谢紊乱　高血糖所致的代谢紊乱干扰了神经组织的能量代谢，使其结构和功能发生改变。主要包括：①多元醇代谢通路活性增高，长期高血糖使山梨醇在细胞内大量积聚，造成神经组织对肌醇摄取减少，最终使 Na^+-K^+-ATP酶活性下降，神经细胞肿胀、变性、生理功能降低，传导速度减慢，节段性脱髓鞘和轴突消失，感觉神经损伤先于运动神经；②蛋白质糖基化使神经细胞结构和功能受损；③脂代谢异常，早期可使逆行传导减慢，随后可形成永久性病理变化；④血浆β-内啡肽样免疫活性物质（其下降与神经传导速度减慢呈正相关，故血浆β-内啡肽在某种程度上可代表周围神经病变的程度）下降。

3. 神经生长因子（是维持感觉神经元和交感神经元正常功能所必需的）减少。

4. 还与遗传因素、自身免疫功能及血液流变性改变有关。

【临床表现】

一、症　　状

肢体常见对称性疼痛或（和）感觉异常。呈刺痛、灼痛、钻凿痛，位于深处，似在骨髓深部，或剧痛如截肢，或痛觉过敏，不得覆被，疼痛每于夜间就寝后数小时加重，白天或行走后减轻；感觉异常有麻木、蚁走、虫爬、发热、触电样感觉，往往从远端脚趾上行可达膝以上，分布如袜套或手套样，感觉常减退。当累及运动神经时，肌力常有不同程度的减退，晚期有营养不良性肌萎缩，也可伴发神经关节病、夏科氏关节病及腱反射障碍。

二、体　征

四肢远端手套、袜套样痛觉、温度觉减退，跟腱反射、膝反射常减弱或消失；上肢肌腱反射消失为多见而严重；振动觉、位置觉消失或减低，尤以深感觉减退较明显；另有皮肤菲薄、干燥、脱屑，指趾甲增厚失去光泽等表现。

【辅助检查】

主要包括物理学检查、感觉定量试验（QST）和神经传导速度（NCS）等。

1. 腱反射及震动觉的检查　DPN 的患者早期出现腱反射尤其是下肢远端反射（踝反射）的消失。震动觉检查常用 128Hz 音叉进行检查。将振动的音叉末端置于双足踇趾背面的骨隆突处各测试 3 次，在患者闭眼的状况下，询问能否感觉到音叉的振动。3 次中 2 次以上回答错误则判为震动觉缺失，3 次中 2 次以上回答正确则判为震动觉存在。

踝反射检查时根据踝反射情况分为反射亢进、减弱及正常，反映下肢深感觉的功能情况。国外提倡将这两项检查作为检测指标，但正常老年人也可以出现对称性下肢远端震动觉的消失，缺乏特异性。

2. 痛觉及温度觉检查　痛觉检查是通过测定足部对针刺疼痛的不同反应，初步评估末梢感觉神经的功能情况。温度觉是通过特定的仪器测定足部对温度变化感觉的敏感性。

3. S-M 单丝触觉试验　用 S-M 单丝轻触其皮肤并使其弯曲，则皮肤表面所承受的压力为 10g。检查时在患者双足背皮肤无甲处各触碰 4 次，记录未能感知的次数，≥5 次者很可能患有 DPN。

4. 神经传导速度　感觉神经传导速度减慢最为敏感，下肢重于上肢，远端重于近端。神经电生理检查适用于经检查后高度怀疑 DPN 的患者，可评估周围有髓鞘的粗纤维神经传导电信号的能力。若神经髓鞘、郎飞结节及轴索病变，则检查结果异常。通常检测正中神经、尺神经、腓总神经、胫神经及腓肠神经等。运动神经传导速度减慢出现较晚，诊断意义较大。

5. 形态学检查　皮肤活检：取直径 3mm 的皮肤，观察表皮内神经纤维密度及平均神经分支长度。主要评估细神经纤维病变。神经活检：外踝后方的腓肠神经是常用的活检部位。此检查只反映某一时刻、某一根神经的某一个位点上的信息，而不能反映完整的神经反应环的功能。

6. 其他检查方法　体感诱发电位的改变可以反映轴突、Schwann 细胞受损情况，以及中枢传导通路上的损害，是检测周围神经病变的一项敏感指标。

【诊断与鉴别诊断】

一、诊断标准

1. 明确的糖尿病病史。

2. 在诊断糖尿病时或之后出现的神经病变。

3. 临床症状和体征与 DPN 的表现相符。以下 5 项检查中如果有 2 项或 2 项以上异常则诊断为 DPN：温度觉异常；尼龙丝检查；足部感觉减退或消失；振动觉异常；踝反射消失；神经传导速度有 2 项或 2 项以上减慢。

4. 排除其他病变如颈腰椎病变（神经根压迫、椎管狭窄、颈腰椎退行性病变）、脑梗死、吉兰-巴雷综合征、严重动静脉血管病变（静脉栓塞、淋巴管炎）等，尚需鉴别药物尤其是化疗药物引起的神经毒性作用以及肾功能不全引起的代谢毒物对神经的损伤。

为了给临床治疗和随访提供定量判断的依据，近年来国外学者先后提出多个评分系统，较为简便和广泛使用的是 Toronto 临床评分系统。

Toronto 临床评分系统

症 状 分	反 射 分	感觉试验分
足部疼痛	膝反射	针刺觉
发麻	踝反射	温度觉
针刺感		轻触觉
无力		震动觉
共济失调		位置觉
上肢症状		

注：症状分：出现一项记 1 分，无为 0 分。反射分：每一侧反射消失 2 分，减退 1 分，正常 0 分，最高分 4 分。感觉试验分：每出现一次异常记 1 分，无异常 0 分。得分越高，神经功能受损越严重。总分最高 19 分。

二、鉴别诊断

1. 西医　应与其他原因引起的多发性神经炎如中毒性末梢神经炎、感染性多发性神经根神经炎、结节性多动脉炎、脊髓空洞症相鉴别。

2. 中医　主要是与痹证、痿证、颤证等疾病相鉴别。

【治疗】

一、基 础 治 疗

1. 情志疗法　关心开导患者，使患者对自己的病情有一个正确的认识，解除不必要的恐惧、焦躁和消极悲观情绪，鼓励患者树立战胜疾病的信心。

2. 药膳饮食　气虚血瘀者宜常食黄豆、扁豆、鸡肉、泥鳅、香菇、绞股蓝；气虚血瘀夹湿者宜常食薏苡仁；肝肾亏虚者宜常食瘦猪肉、鸭肉、龟肉；寒凝血瘀者宜常食牛肉、鳝鱼、韭菜、芫荽、蜂胶；痰瘀互结者宜常食银耳、木耳、洋葱、花椰菜、海藻、海带、紫菜、萝卜、金橘。亦可根据患者病情选用食疗方剂。如气虚血瘀者可选用参苓山药二米粥（党参、茯苓、山药、粟米、大米）；阴虚血瘀者可选用黄芪炖鳖汤（黄芪、枸杞子、鳖肉）；寒凝血瘀者可选用姜附炖狗肉汤（熟附片、生姜、狗肉）；肝肾亏虚，肌肉萎缩者可选用二山排骨汤（牛骨髓、山萸萸、山药、猪排骨）或当归生姜羊肉汤（当归、生姜、羊肉）。

3. 运动　DPN 患者的活动内容很多，需要注意的是活动要在饭后进行、运动量适度、因人而异、循序渐进、持之以恒，注意选择舒适透气的鞋子，选择平坦的路面。

4. 血糖控制　中医辨证论治及中成药、外治法的综合运用调节血糖。

二、辨 证 论 治

DPN 以凉、麻、痛、痿四大主症为临床特点。其主要病机是以气虚、阴虚、阳虚失充为本，以瘀血、痰浊阻络为标，血瘀贯穿于 DPN 的始终。临证当首辨证施治，遣方择药前提下，酌情选加化瘀通络之品，取其"以通为补"、"以通为助"之义。本病除口服、注射等常规的方法外，当灵活选用熏、洗、灸、针刺、推拿等外治法，内外同治，以提高疗效，缩短疗程。

1. 气虚血瘀

主症：手足麻木，如有蚁行，肢末时痛，多呈刺痛，下肢为主，入夜痛甚；气短乏力，神疲倦怠，自汗畏风，易于感冒，舌质淡黯，或有瘀点，苔薄白，脉细涩。

治法：补气活血，化瘀通痹。

方药：补阳还五汤加减。生黄芪 30～60g，当归尾 15g，赤芍 10g，川芎 10g，地龙 30g，桃仁 10g，红花 10g，枳壳 10g，川牛膝 30g。气虚明显者可加重黄芪用量，以加强补气之功，取其以补气来行血通络之义；气短自汗明显，加太子参、麦冬以益气敛阴止汗；易于感冒者加白术、防风，取其玉屏风散益气固表之义；病变以上肢为主加桑枝、桂枝尖。以下肢为主加川牛膝、木瓜。

2. 阴虚血瘀

主症：腿足挛急，肢体麻木，酸胀疼痛，或小腿抽搐，夜间为甚；五心烦热，失眠多梦，皮肤干燥，腰膝酸软，头晕耳鸣；口干少饮，多有便秘，舌质嫩红或黯红，苔花剥少津，脉细数或细涩。

治法：滋阴活血，柔筋缓急。

方药：芍药甘草汤（《伤寒论》）合四物汤（《太平惠民和剂局方》）加味。生白芍 15～30g，生甘草 3～6g，干地黄 15～30g，当归 10g，川芎10g，川木瓜 6～15g，怀牛膝 15g，炒枳壳 10g。腿足挛急，时发抽搐者，加全蝎、蜈蚣，取其与芍药甘草汤共奏酸甘化阴，柔筋止痉之义；头晕耳鸣，失眠多梦者加生龙骨、生牡蛎、柏子仁、炒枣仁以平肝重镇，养心安神；五心烦热者加地骨皮、胡黄连以清虚热；大便秘结者加生大黄以通腑泻热。

3. 寒凝血瘀

主症：肢体麻木不仁，四末冷痛，得温痛减，遇寒痛增，下肢为著，入夜更甚；神疲乏力，畏寒怕冷，倦怠懒言，舌质黯淡或有瘀点，苔白滑，脉沉紧。

治法：温经散寒、通络止痛。

方药：当归四逆汤（《伤寒论》）加减。当归 15～30g，赤芍 30g，桂枝6～10g，细辛 3g，通草 6g，干姜 3～6g，制乳香 10g，制没药 10g，甘草3～6g 等。以下肢、尤以足疼痛为甚者，可酌加川断、牛膝、鸡血藤、木瓜等活血祛瘀之品；若加吴茱萸、生姜，又可治本方证内有久寒，兼有水饮呕逆者。

4. 痰瘀阻络

主症：麻木不止，常有定处，足如踩棉，肢体困倦，头重如裹，昏蒙不清，体多肥胖，口黏乏味，胸闷纳呆，腹胀不适，大便黏滞。舌质紫黯，舌体胖大有齿痕，苔白厚腻，脉沉滑或沉涩。

治法：化痰活血、宣痹通络。

方药：指迷茯苓丸（《证治准绳》）合黄芪桂枝五物汤（《金匮要略》）加减。茯苓 20g，姜半夏 10g，枳壳 10g，生薏仁 24g，当归 10g，丹参 15g，制乳香 8g，制没药 8g，苍术 10g，川芎 10g，陈皮 12g，生甘草 4g。胸闷呕恶、口黏加藿香、佩兰，枳壳易枳实以芳香化浊，宽胸理气；肢体麻木如蚁行较重者加独活、防风、僵蚕以加强祛风化痰、胜湿之功；疼痛部位固定不移加白附子、白芥子以温化寒痰湿浊。

5. 肝肾亏虚

主症：肢体痿软无力，肌肉萎缩，甚者痿废不用，腰膝酸软，骨松齿摇，头晕耳鸣，舌质淡，少苔或无苔，脉沉细无力。

治法：滋补肝肾、填髓充肉。

方药：壮骨丸（《丹溪心法》）加减。龟板15～30g，黄柏10g，知母10g，熟地黄15～30g，山萸肉30g，白芍10g，锁阳10g，牛膝15g，当归12g，炒枳壳10g。肾精不足明显加牛骨髓、菟丝子；阴虚明显加枸杞子、女贞子。

三、特色专方

1. 降糖通络片　主要组成为黄芪、生地、当归、川芎、地龙、桂枝、荔枝核、鬼箭羽等。方中黄芪大补脾胃之气、使气旺而助血行，生地滋阴养血共为君药；当归补血活血，祛瘀而不伤正，川芎、地龙活血化瘀，通经活络止痛共为臣药；桂枝以温通络脉，引诸药至肢体病位，荔枝核、鬼箭羽解毒散结，减轻局部肿痛，共为佐药；全方共奏益气养阴，活血祛瘀之功效。据有关资料报道，上述药物分别具有降糖、降血压、降血脂等功效。

内服法是治病之大法，本剂型即根据药品的特性，分别进行熬膏、粉碎、压片，既能充分发挥药效，又有服用携带方便的优点。

2. 糖痛外洗方（庞国明教授经验方）

［组成］　川芎30g，红花20g，赤芍30g，白芍30g，桂枝15g，川椒30g，艾叶20g，川乌30g，草乌30g，苏木50g，透骨草50g，干姜30g，白芥子30g，生甘草30g。

［功用］　温经活血，宣痹通络，缓急止痛。

［主治］　消渴病痹证（DPN）瘀血阻络所致的凉、麻、痛、痿诸症。

［方解］　方中川芎辛散温通，既能活血化瘀，又能行气止痛，为"血中之气药"，具有通达气血的功效，红花、赤芍活血祛瘀止痛，三者共为君药；消渴病痹证日久，阴损及阳，阳虚则寒，寒性凝滞、得温则散，方中桂枝、川椒、艾叶温经通阳以助君药活血通络，宣痹通阳为臣药；川乌、草乌、苏木、透骨草温经通络止痛为佐药；干姜、白芥子辛温走窜通脉达膝，二者相合，既加强全方活血化瘀通络之效，又可引诸药直达病所，白芍、甘草酸甘化阴，既可制君、臣、佐诸药之辛燥，又可助诸药缓急以止痛，四药共为使药。本方既可单独使用，也可与内服药并行，以达内外同

治，殊途同归，异曲同工，事半功倍之效。

　　[用法]　共为粗末，装无纺布袋，每袋200g，每日取药袋1个，溶于3000ml温水中，浸洗双腿、足与双手，温度以40℃为宜，浸泡20～30分钟，早晚各1次，10日为1疗程。

　　[加减]　阴亏灼痛者去辛温诸药，生白芍加至50g，再加生地50g、地骨皮50g。阳虚甚显，入夜痛重，肢冷如冰者加细辛30g，重用川乌、草乌，桂枝易肉桂。

　　[注意事项]　水温不可太高，以42℃以下为宜，以免烫伤皮肤，最好让健康人帮助试水温；本方仅限外洗禁内服。

　　3. 止消宣痹汤（庞国明教授经验方）

　　[组成]　生黄芪30g，干生地30g，全当归10g，川芎片10g，赤白芍各30g，川桂枝6g，水蛭6g，川牛膝30g，生甘草3g，生姜3g。

　　[功用]　益气养阴，养血活血，通络宣痹。

　　[主治]　消渴痹证（DPN）不同阶段所致的手足或四肢凉、麻、痛、痿之四大主症。

　　[用法]　上药首煎加水800ml，浸泡100分钟，武火煮沸后，文火煮30分钟，滤出药汁约250ml，再加水600ml，煎煮30分钟，滤出药汁约250ml，两煎药汁混匀，分早晚两次饭后2小时服。药渣加入白芥子30g、干姜30g、川椒30g入搪瓷盆中煎煮30分钟之后，加52度以上白酒100ml，熏洗手足和双下肢，每次30分钟，每日两次，以达内外合治，殊途同归，协同增效之目的。

　　[方解]　在治痹名方黄芪桂枝五物汤基础上，加入养血活血之四物汤、水蛭、川牛膝，拟成止消宣痹汤。方中，生黄芪补气，生地养阴，共奏益气养血之效，二药共为主药；当归配黄芪，补气生血，当归、赤白芍、川芎配生地既有四物汤补血之功，更有活血养荣之妙，赤芍四物汤共为臣药；桂枝温经活血，水蛭破瘀通络、通痹止痛，助芪、地寓补于动，以防壅滞，共为佐药；川牛膝活血引下，甘草配白芍缓急止痛，生姜和胃调味共为使药。纵观全方，体现了"以通为补"、补中有通，通中有补，使全身气血调达，络通痹宣，则凉、麻、痛、痿渐缓至消。

　　[加减]　若四末冰冷、疼痛剧烈、入夜难眠，舌质淡黯或紫黯，苔薄白而滑、脉弦紧或细涩属阳虚寒凝者，上方加细辛3g、制川草乌各6g（先煎30分钟）、琥珀（冲）6g以加强温通、止痛、安神之效；若手足灼热疼痛、心烦失眠、舌质嫩红、苔少、脉细数等阴亏内热明显者，方中去桂枝加肉桂3g、川连6g，去赤芍改生白芍40g，生甘草加至6g，以酸甘化阴、引火归原、缓急止痛；若伴双下肢沉重如灌铅、行走如踩棉，舌质胖大、

苔白腻等兼有痰湿者,加苍术 10g、生薏仁 30g 以化痰通络,除湿宣痹;若久痹不通、伴双下肢肌肉萎缩者,加苍白术各 10g 以健脾生精,加怀牛膝 30g、山萸肉 30g 以益肝肾。补先天、资后天,以助起痿宣痹之功。

四、中 成 药

根据病情需要选择益气、养阴、活血、通络的中成药。

1. 血府逐瘀胶囊　每次 6 粒,1 日 2 次,凡有瘀血阻络以痛为主者均可选用。

2. 筋骨痛消丸　每次 6g,1 日 3 次,用于阳虚血瘀、痰瘀互结证。

3. 补中益气丸　每次 8 粒,1 日 3 次,适用于脾虚失充以气虚为主者。

4. 归脾丸　每次 8 粒,1 日 3 次,适用于脾虚失充以血虚为主者。

五、中药活血药注射制剂

中药活血药注射剂对改善本病瘀血症状具有起效快,疗效好的优势,已被广泛应用于本病的治疗,但临床选药要根据活血药的不同功能辨证选用。

1. 丹参注射液　主要成分为丹参、降香,每毫升相当于丹参、降香各 1g。使用时,以丹参注射液 20ml 加生理盐水静滴,1 日 1 次,14 日为 1 疗程。适用于本病各型。

2. 当归注射液　25% 当归注射液 250ml 静滴,1 日 1 次,14 日为 1 疗程。适用于气虚血瘀证或脾虚失充证。

3. 脉络宁注射液　主要成分为牛膝、玄参、石斛、金银花。30ml 加入生理盐水静滴,1 日 1 次,14 日为 1 疗程。适用于阴虚血瘀证。

4. 川芎嗪注射液　本品主要成分为盐酸川芎嗪。使用时以 280～320mg 加入生理盐水静滴,不宜与碱性注射剂一起配伍。1 日 1 次,14 日为 1 疗程。适用于阳虚血瘀证。

六、针灸疗法

1. 体针　气虚血瘀证取穴以气海、血海、足三里为主穴,可配合三阴交、曲池、内关。主穴施以平补平泻法,配穴按虚补实泻法操作。每日 1 次,10～15 日为 1 疗程;阴虚血瘀证取穴以肝俞、肾俞、足三里为主穴,可配合三阴交、太溪、曲池、合谷。主穴施以平补平泻法,配穴按虚补实泻法操作。每日 1 次。10～15 日为 1 疗程;阳虚血瘀证取穴以肾俞、命门、腰阳关、关元为主穴。可配合环跳、阳陵泉、悬钟、照海、足临泣,主穴施以平补平泻法,配穴按虚补实泻法操作。主穴加灸。每日 1 次,10～15

日为1疗程；痰瘀阻络证取穴以胃俞、曲池、脾俞、足三里为主穴，可配合三焦俞、三阴交、丰隆、解溪、太冲，施捻转平补平泻，主穴出针后加灸。每日1次，10～15日为1疗程。

2. 梅花针　取穴以脊柱两侧为主，病变在上肢加刺臂内、外侧、手掌及指端点刺放血。病变在下肢加刺小腿内外侧、足背，以及足趾端点刺放血，施以中度或重度刺激。

3. 粗针　取穴为神道透至阳、命门透阳关、中府、足三里、手三里、合谷、环跳、悬钟，其中神道透至阳、命门透阳关用直径0.8mm粗针，留针2小时，余穴强刺激不留针。

4. 耳针　取穴以肝、脾、肾、臀、坐骨神经、膝、神门、交感。每次选2～3穴，施以中强刺激，留针15～30分钟。

5. 电针　取穴为髀关透伏兔、风市透中渎、风市透伏兔、阳陵泉，用26号长针从髀关斜向伏兔穴，进针3～4寸；风市斜向中渎穴，进针3～4寸；从风市斜向伏兔穴进针3～4寸，阳陵泉直刺；并接上脉冲电流，选用疏密波，电流温度以患者能忍受为止，通电15～20分钟。

七、按　　摩

上肢麻痛拿肩井穴、揉捏臂臑、手三里、合谷部肌筋，点肩肩髃、曲池等穴，搓揉肩肌来回数遍。每次按摩时间20～30分钟，每日1～2次；下肢麻痛拿阴廉、承山、昆仑肌筋，揉捏伏兔、承扶、殷门部肌筋，点腰阳关、环跳、足三里、委中、承山、解溪、三阴交、涌泉等穴，搓揉腓肠肌数十遍，手劲刚柔相济，以深度为度。每次按摩时间20～30分钟，每日1～2次。

八、中频离子导入治疗

治疗前准备离子导入治疗机、中药导入液、沙袋、治疗巾、毛巾、配电盘。护士着装整齐，洗手、戴口罩。核对患者姓名、诊断、医嘱、部位。评估局部皮肤状况，协助患者取合适体位，铺治疗巾，遵医嘱选择穴位。连接电源，将中药导入液滴于棉垫上，套在锌片外，放置于备穴，沙袋压覆。打开电源开关，由弱到强逐步调节输出频率，选择强度，并不断询问患者感觉及耐受性，调节完毕，定时30分钟。治疗完毕后，关闭开关、切断电源、毛巾擦干皮肤，再次评估患者局部皮肤及症状。协助患者整理衣着，安排患者舒适体位或回房休息，整理物品，清洗消毒后归位，洗手、记录并签字。做好记录，整理用物并消毒。注意嘱患者一定注意预防灼伤等。治疗期间需专人护理，观察局部皮肤情况，酌情调节频率及强度。有对导入液中药成分过敏者须调整方剂，必要时停止该项治疗。皮肤破溃者禁用。

离子导入液：川乌、草乌、透骨草、白芥子、鸡血藤、赤芍、川牛膝、元胡、红花，水煎浓缩，取药液行中频离子导入治疗。

适应证：适用于各种证型，对气虚血瘀证、阳虚寒凝证疗效尤为显著。

此法融理疗、电疗、蜡疗等叠加疗法，使用药液直达病所，因药物多有辛窜活血之性，易出现皮肤刺激反应，治疗前要与患者进行沟通，并根据皮肤反应的不同给予相应的处理。

九、熏洗（蒸）法

治疗前准备糖痛外洗液、熏洗木桶、消毒液、治疗巾、一次性治疗单及熏洗袋、水温计、熏药支架。然后护士着装整齐，洗手、戴口罩。核对患者姓名、诊断、医嘱、部位。评估患者熏洗部位，如：有无水肿，皮肤有无破溃、感染等。告知患者熏洗目的及方法，并根据熏洗部位安排患者体位，暴露熏洗部位。再次核对后将糖痛外洗液加热（50～70℃），倒入套有一次性袋子的熏洗木桶或足浴器内，放上熏药支架并检查其稳固性。嘱患者将熏洗部位置于支架上，用治疗巾或治疗单覆盖。测量水温38～40℃时将患者双足浸入药液中15～20分钟。注意观察和询问患者有无不适，了解其生理及心理感受。熏洗完毕，擦干皮肤。操作后协助患者整理衣着，安排患者舒适体位或回房休息，整理物品，清洗消毒后归位，洗手、记录并签字。治疗期间注意嘱患者一定注意预防烫伤等。需专人护理，既能达到适宜的温度以助药力又能确保安全，有条件者建议使用恒温桶设定药液温度。有对处方中中药成分过敏者须调整方剂，或停止该项治疗。皮肤破溃者禁用。

中药汤剂因其"良药苦口"，长期服用在一定程度上受到限制，因此活用外治疗法的优势显得尤为重要，糖痛外洗方外洗治疗通过热力和药治的协同作用，可使患者腠理疏通、气血流畅，从而达到缓解症状的作用。糖痛外洗方既可单独使用，也可与内服药并行，以达内外同治，殊途同归，异曲同工，事半功倍之效。

十、西药常规治疗

（一）一般治疗

在运用中医基础治疗的同时，严格控制血糖并保持血糖稳定是预防和治疗 DPN 的基石。DPN 的治疗首先是积极控制血糖，酌情合理选用口服降糖药及皮下注射胰岛素，使血糖控制在正常或接近正常。同时，配合降压、调脂药物。

（二）常规治疗

1. 增加神经营养药物　糖尿病周围神经病变的神经损伤通常伴有节段性脱髓鞘和轴突变性，其修复往往是一个漫长的过程，如修复轴突变性最长需要 18 个月。主要通过增强神经细胞内核酸、蛋白质以及磷脂的合成，刺激轴突再生、促进神经修复。如甲基维生素 B_{12}、神经生长因子。

2. 改善神经血液微循环药物　提高神经细胞的血供及氧供。如前列腺素。

3. 抗氧化药物　通过抑制脂质过氧化，增加神经营养血管的血流量，增加神经 Na^+-K^+-ATP 酶活性，保护血管内皮。如 α-硫辛酸。

4. 其他药物　如醛糖还原酶抑制剂（ARl），抗变态反应药物等。糖化作用抑制剂。

（三）对症治疗

主要是针对疼痛的治疗。

1. 抗抑郁药物　如阿米替林。

2. 抗惊厥药物　如加巴喷丁、卡马西平。神经松绑术、高压氧、激光、光量子氧透射液体疗法、紫外线照射充氧自血回输、循序加压肢体等。它能改善神经的缺血缺氧状态，减轻组织水肿，增加神经的传导速度。

3. 麻醉性镇疼药物　常见有曲马多、可待因、羟考酮、美沙酮等，一般在非阿片类药物治疗失败后才考虑应用阿片类药物或临时应用于间断性剧烈疼痛的 DPN 者。

（四）局部止痛治疗

辣椒辣素、硝酸异山梨酯喷雾剂、硝酸甘油贴膜剂、5％利多卡因贴片。

（五）护理

1. 心理护理　关心开导患者，使患者对自己的病情有一个正确的认识，解除不必要的恐惧、焦躁和消极悲观情绪，树立战胜疾病的信心，积极配合治疗，控制血糖，减少此病的发生及发展。

2. 密切观察病情　糖尿病周围神经病变以对称性远端多发性神经病变较多，观察有无双足疼痛及感觉异常，夜间是否加重及有无肌肉无力和萎缩；四肢远端有无呈手套、袜套样感觉，同时做好体检，检查有无腱反射减弱等。

3. 加强足部护理　足部检查：每天观察双足，注意足部皮肤颜色、温度改变；检查趾间、趾甲、足底皮肤有无水肿、鸡眼、红肿、甲沟炎、溃疡、坏死等；评估足部感觉减退、麻木、刺痛的程度；足背动脉搏动有无减弱、皮肤是否干燥等。促进足部血液循环：冬天注意保暖，避免使用热水袋保暖，谨防烫伤皮肤而引起感染；经常按摩足部；每天进行适度运动，如散步、骑车等，以促进血液循环。选择合适的鞋袜：患者应选轻巧柔软、大小适中的鞋；袜子以弹性好，透气及散热性好的棉毛质地为佳。保持足部清洁，避免感染，勤换鞋袜，每日用中性皂水或温水泡脚，水温不超过37℃，时间20分钟，洗净后用清洁柔软的毛巾轻轻擦干。预防外伤：指导患者不要赤脚或穿拖鞋走路，以防扎伤；足部有疾患，应及时治疗。

【研究述评】

1. 消渴病痹证以麻、凉、痛、痿四大症为主要临床特点，可分为麻木为主期、疼痛为主期、肌肉萎缩为主期、与糖尿病足并存期四个阶段。其病机是动态演变的过程，基本上随着消渴病的发展按照气虚夹瘀或阴虚夹瘀→气阴两虚夹瘀→阴阳两虚夹瘀的规律而演变，阴亏是消渴病痹证发生的关键；气虚是迁延不愈的症结；阳虚是发展的必然结果；血瘀痹阻贯穿于始终。辨证施治，证分五型，贴近临床，切合实用。益气养阴、温经通阳、化瘀通络、宣痹止痛是治疗本病的基本大法，活血化瘀应贯穿治疗全过程。重内服，决不可轻外治，内外合治，殊途同归，异曲同工，事半功倍。

2. 国家中医药管理局"十一五"重点专科（专病）糖尿病周围神经病变协作分组成员单位，通过对消渴病痹证诊疗方案进行验证，确定其方法的临床疗效和安全性，为进一步优化诊疗方案奠定基础。该方案采用非随机、多中心、治疗前后自身对照法，根据患者就诊先后顺序及患者的意愿将其纳入治疗组，治疗组根据辨证采用相应方药和外治法。以2周为一疗程，观察1个疗程，共观察480例，观察其治疗前后临床症状、体征、血糖、血脂、Toronto临床评分及安全指标等，并进行疗效分析及安全性评估。结果：消渴病痹证验证方案能显著改善患者麻、凉、疼、痿症状及体征，改善血糖、血脂、Toronto临床评分，总有效率达95%。结论：消渴病痹证验证方案能够有效地缓解麻、凉、疼、痿症状，改善血糖、血脂、Toronto临床评分降低，是一套疗效可靠、安全便捷的治疗方案，值得临床推广。

从中医分型上看所选480例病例中，气虚血瘀证者192例，占40%；阴虚血瘀证者120例，占25%；痰瘀阻络证者115例，占24%；阳虚血瘀证者32例，占6.7%；肝肾亏虚证者16例，占3.3%。大部分病例都存在着舌质黯或有瘀点的瘀血征象。这也说明气血亏虚是本病发生之根本，阴阳两虚是发展的趋势，血瘀是本病发生的关键，提示我们治疗时要在补气养阴、温阳固肾的基础上，将养血活血，化瘀通络贯穿治疗的始终，把握瘀之源头，瘀之程度，适当遣方，灵活化裁，方能收到事半功倍的效果。

3. 糖尿病周围神经病变为本虚标实之证，本虚为阴虚内热，标实为痰结瘀阻，经络不通。针灸疗法：针灸疗法具有药物难以比拟的优点，针刺治疗不仅能够改善糖尿病周围神经病变患者的临床症状，而且也能显著提高受损神经的传导速度，改善血生化和血流变的相关指标。

4. 糖尿病周围神经病变中出现的顽固性疼痛如：灼痛，刺痛等症状，在临床治疗方面属于难点，中西医治疗均无特效。针对糖尿病周围神经病变出现的顽固性疼痛（灼痛、刺痛、深度的持续性钝疼）等症状，可采用穴位封闭疗法：使用中药制剂如丹参、血塞通针等，选用足三里、三阴交、曲池等相应腧穴注射，每次 2~4ml，各穴位轮流应用，注射时以得气后再注入药液，10 天为一疗程。此法可应用于疼痛明显的患者。目前使用西药封闭者较为普遍，而对此方法的疗效评价，有待于临床进一步验证、实践与提高，得出客观的评估。

5. 早期诊断困难。50％以上患者无临床症状；待临床症状出现，其神经的病理性损害多已不可逆。电生理检查神经传导速度的减慢在临床无症状时就已经存在。仅仅凭借中医传统的四诊合参，必然会出现漏诊。并且传统的神经电生理检查主要反映的是有髓大纤维的远端传导功能，不能反映 DPN 早期小的神经纤维和无髓自主神经纤维的功能变化及中、慢传导速度纤维的传导特征，因此，其临床诊断的阳性率要远低于 DPN 的实际患病率。在临床确诊糖尿病时，就要详查神经系统受累情况，并定期检查神经传导速度、SSR 等神经电生理指标，以获得早期诊断。采用中医辨证与西医辨病相结合，有利于重新认识症状与证型的形成机制，体现中医整体观念，发挥中医治疗优势。

6. 现有的中医特色治疗如中药熏洗、中频离子导入、穴位封闭等外治法缺乏规范流程，同时使用工具仍待改进。中医外治药物如黑膏药对皮肤的刺激、过敏及易污染衣物等临床应用不便，亟待开发新的外用制剂。改进传统黑膏药给药方式：选用热塑性弹性体压敏胶或热熔体的压敏胶等作为制剂敷料，克服药物对皮肤的刺激、过敏等不良反应。

剂型的改变对于临床诊治的各个环节均应进行量化：如中药熏洗法的流程、熏洗时间、温度等，减少不良事件发生；确定针灸治疗方案；制定中频离子导入等治疗手段的流程；对穴位封闭疗法及穴位贴敷疗法有待进一步评估，其所选择的药物须具辛透温通走窜之性，以利于直导病位。穴位选择应形成规范，分型施治。另外，尚需克服药物对皮肤的刺激、过敏等不良反应。

7. 中药在纠正代谢紊乱，改善微循环、改善神经营养和氧化应激等方面有一定疗效，但作用机制还需进一步研究与明确。

8. 中医药综合治疗，多靶点作用。本病为慢性病程，且大多发现时病程已较长，临床表现较为复杂，临证要分清虚实、辨明寒热、或攻或补、或清或温、或攻补兼施、或寒热并用，并考虑患者年龄、体质、疾病程度、病程时间等；临床诊治时采用单一的中医治疗方法往往难以达到理想的效果。因此，将有效的治疗方法进行有机结合形成综合治疗方案，包括中药汤剂、中成药、针灸、推拿、中药熏洗、离子导入等方法，可明显提高疗效，改善患者临床症状及相关指标的改善。

9. 内外合治，协同增效。发挥中医外治优势，补内治之不足，"外治之理即内治之理，外治之药即内治之药"。中药外治，简、便、廉、捷、验，故外治法千载而不衰。治疗中本诊疗方案中提供的方剂为基本处方，可根据具体情况随证加减，并参照相关法规和临床经验确定药物剂量，建议将内服汤剂煎后的药渣再煎后熏洗患处，以期达到内外同治，异曲同工的目的。

【主要参考文献】

1. 中国医师协会内分泌代谢科医师分会，胡仁明，樊东升，等．糖尿病周围神经病变诊疗规范征求意见稿［J］．中国糖尿病杂志，2009，17（8）：638-640.

2. 南征，高彦彬，钱秋海．糖尿病中西医综合治疗［M］．北京：人民卫生出版社，2002：320.

3. 庞国明．糖尿病周围神经病变临床证治研究述要［J］．中华中医药杂志，2009，24（8）：1053-1055.

4. 庞国明，闫镛，朱璞．"消渴病痹症诊疗方案验证方案"临床验证 480 例疗效分析［J］．中华中医药杂志，2011，12（26）：3019-3022.

5. 闫镛．糖痛外洗方治疗糖尿病周围神经病变 60 例［J］．河南大学学报·医学版，2005，24（2）：57-58.

6. 庞国明．内病外治临床心得．中医外治杂志［J］，2002，11（4）：3-4.

7. 梁晓春．糖尿病周围神经病变与消渴兼证"筋痹"及其中医治疗［J］．中国临床医生，2006，34（5）：17-18.

8. 庞国明，糖尿病中医防治指南［M］，北京：中国中医药出版社，2007：25.

9. 丁萍，谌剑飞，马雅玲，等．针刺治疗 2 型糖尿病周围神经病变［J］．中国民间疗法，2004，12（10）：14.

10. 明华，王传梅，卢国华，等．中西医结合治疗糖尿病周围神经病变临床研究［J］．实用中西医结合临床，2004，4（1）：10-11.

11. 赵通州，张建钢，胡守琪，等. 中西医结合治疗糖尿病周围神经病变的临床观察
　　[J]. 宁夏医学杂志，2004，26（9）：580-581.

12. 杜积慧，林勃. 中药洗液治疗糖尿病周围神经病变60例 [J]. 山东中医杂志，
　　2001，20（1）：202.

13. 潘慧. 穴位注射治疗糖尿病性下肢周围神经病变疗效观察 [J]. 社区医学杂志，
　　2005，3（4）：46.

第四章 糖尿病视网膜病变

糖尿病视网膜病变（diabetic retinopathy，DR）是糖尿病性并发症在眼部的表现，也是导致失明的重要原因之一。在糖尿病患者中的发病率为30%～50%，其中约 1/3 存在明显的视力改变，并影响其生存质量。

糖尿病视网膜病变是糖尿病引起的全身微血管病变在眼部视网膜所产生的一系列特异性改变及一组临床表现。生理学上，微血管是指介于微小动脉和微小静脉之间，管腔小于 $100～150\mu m$ 的微小血管及毛细血管网，是组织和血液进行物质交换的重要场所。临床上，糖尿病性微血管病变主要发生在视网膜和肾脏，可导致失明和肾衰竭。

【病因病机】

一、中 医

现代中医学经过不断的临床探索和研究后认为，精血亏损、目失所养是导致本病的主要原因。中医历来重视机体内在因素在疾病的发生发展中的作用，所谓"正气存内，邪不可干；邪之所凑，其气必虚"。糖尿病视网膜病变作为糖尿病的一种并发症，其直接病因当为消渴症，常因消渴症病程绵长，正气亏虚，血糖控制情况不一，致使其病机较为复杂。

糖尿病视网膜病变的主要病理是燥热灼伤目络而引发的一系列视网膜的病变，其病机为本虚标实，虚实夹杂，虚为阴虚、气阴两虚、阴阳两虚，实为血瘀、痰湿、燥热。中医各家对糖尿病视网膜病变的病因病机认识有所差异。倚重阴虚者认为，本病主要是燥热偏盛、阴津亏耗，且阴虚为本、燥热、痰浊为标；另有医家则以为阴虚、气阴两虚为本。凡此诸论，本虚为之共识。本病初期，表现为阴虚阳亢，迁延日久，阴损及阳，而致阴阳俱虚。但其主要在肾，因肾阴亏损，心火独亢，上扰清窍，目受五脏六腑之精滋养，阴虚燥热，灼津伤目，故发本病。初时视物模糊，目涩口干，或黑花泛泛，视物昏暗，后期可有视力骤失，甚或目痛头痛，耳鸣耳聋，终至失明无光，双目尽废。

二、西　医

糖尿病视网膜病变的发病机制较为复杂。一般认为本病是长期暴露于高血糖状态引起的一系列生理生化改变，造成血管内皮损伤所致，是视网膜组织的微循环受代谢、内分泌以及血液循环等因素的影响后而产生的结果。

1. 发病原因　慢性高血糖状态导致毛细血管内皮细胞联合被破坏，毛细血管内皮细胞功能异常。这种微血管病变主要发生在视网膜及肾脏，是致盲、肾衰竭及死亡的主要原因。

（1）毛细血管基底膜增厚：高血糖时，大量葡萄糖分子渗入基底膜，使基底膜增厚，蛋白联结键断裂，基底膜结构紧密度下降，血浆蛋白等物质较易漏出血管壁。另外，由于毛细血管周细胞丧失、内皮细胞损伤和脱落，小血管和毛细血管常易发生闭塞，使组织缺氧。

（2）血液黏度增高：红细胞内的血红蛋白被糖基化后，红细胞的变形能力和通过性降低，不能顺利通过毛细血管腔，加上血浆蛋白成分的改变，引起血液黏度增高。由于毛细血管壁的纤维蛋白溶解能力下降，血液中的纤维蛋白原水平增高，红细胞的凝集作用增强，导致血栓形成而堵塞血管，使血流停滞，组织缺氧。

（3）组织缺氧：高血糖引起红细胞内糖基化血红蛋白含量增加，氧合血红蛋白氧解离能力下降，导致组织缺氧。

（4）其他因素：遗传因素在糖尿病视网膜病变发生中的作用一直受到关注。相关性研究包括①孪生子分析；②系谱分析；③遗传标志物分析等三个方面。

2. 发病机制　发病机制较为复杂，目前尚未阐明，有待进一步探讨。

长期以来，一直认为本病源于视网膜血管，尤其是微血管系统的损害。早期的病理改变为选择性的毛细血管周细胞丧失、微血管瘤和毛细血管基底膜增厚等，以毛细血管周细胞的病理改变最为重要。

本病的基本病理过程可归纳为以下5个方面：视网膜微血管瘤形成；血管渗透性增加；血管闭塞；新生血管和纤维组织增生；纤维血管膜收缩。这些基本的病理过程决定了相应的临床表现。

目前与发病机制相关的研究主要集中在多元醇代谢通路的异常、蛋白质非酶糖基化产物的堆积、蛋白激酶 C 激活、氧化应激反应以及细胞因子的作用等几个方面。但是，这些发病机制之间是密切联系的，并非孤立排他的。

一、症　　状

早期眼部多无自觉症状，病久可有不同程度视力减退，眼前黑影飞舞，或视物变形，晚期可致失明。

1. 早期视力稍减退或正常，目睛干涩，或眼前少许黑花飘舞，可伴神疲乏力，气短懒言，口干咽燥，自汗，便干或稀溏，舌胖嫩、紫黯或有瘀斑，脉沉细无力。

2. 中期视物模糊或变形，目睛干涩，可伴头晕耳鸣，腰膝酸软，肢体麻木，大便干结，舌黯红少苔，脉细涩。

3. 晚期视物模糊或不见，或暴盲，可伴神疲乏力，五心烦热，失眠健忘，腰酸肢冷，手足凉麻，阳痿早泄，下肢浮肿，大便溏结交替，舌淡胖少津或有瘀点，或唇舌紫黯，脉沉细无力。

二、临床分期

2003 年 2 月由美国眼科学会牵头通过新的 DR 和 DME 的国际临床分级标准（表 4-1、表 4-2）。美国"早期治疗糖尿病视网膜病变研究组（ET-DRs）"在修正的 Airlie House 分类法（1966）基础上，根据散瞳下 7 个视野立体像而制订的分类标准，长期以来被公认为"金标准"。目前国际上普遍接受该分类标准。

表 4-1　糖尿病视网膜病变（DR）程度分类法

疾病严重程度	散瞳检查的表现
无明显视网膜病变	无异常
轻度非增殖性 DR	仅见微动脉瘤
中度非增殖性 DR	不仅仅有微动脉瘤，但比重度轻
重度非增殖性 DR	有以下任一但无增殖性 DR 体征"4—2—1"规则：
	（1）4 个象限每个都有＞20 个的视网膜内出血
	（2）确定的静脉串珠状＞ 2 个象限
	（3）明显的 IRMA＞1 个象限
非常严重非增殖性 DR 符合 4—2—1 规则中的 2 条以上。	
增殖性 DR	以下一种或更多
	新生血管，玻璃体/视网膜前出血

表 4-2　糖尿病黄斑水肿（DME）程度分类法

疾病严重程度	散瞳检眼镜下的表现
无明显的 DME	后极部无明显的视网膜增厚或硬性渗出
有明显的 DME	后极部有明显的视网膜增厚或硬性渗出
如果存在 DME 可分为：	
轻度 DME	后极部有视网膜增厚或硬性渗出，但远离黄斑中心
中度 DME	视网膜增厚或硬性渗出接近但没有累及黄斑中心
重度 DME	视网膜增厚或硬性渗出累及黄斑中心

三、体　　征

眼底表现包括微动脉瘤、出血、硬性渗出、棉絮斑、静脉串珠状、IR-MA、黄斑水肿、新生血管、视网膜前出血及玻璃体积血等。

四、并　发　症

糖尿病性视网膜病变的并发症包括两类，一类是指随着病变进展逐渐发生的特有并发症，另一类则是与糖尿病本病有关的眼部的非特有并发症。特有并发症包括玻璃体积血、牵引性视网膜脱离、虹膜红变和新生血管青光眼；非特有并发症包括年龄相关性白内障、青光眼、视网膜中央静脉阻塞、糖尿病性视神经病变、糖尿病性眼肌麻痹、角膜上皮病变等。

【辅助检查】

1. 化验室检查　空腹血糖，尿常规，血脂、血液流变学等。

2. 眼科常规检查　应包括视力、眼底镜及眼底照相等。眼底检查是诊断糖尿病视网膜病变的主要手段。另外，还需要进行一些特殊检查，如眼底荧光血管造影、视网膜电生理检查、视觉对比敏感度、视野检查、超声多普勒等。

3. 眼底荧光血管造影　眼底荧光血管造影可以清楚地了解视网膜微循环的情况，发现糖尿病视网膜病变进展中的各种特殊表现，是早期诊断，选择治疗方案，评价疗效和判断预后的可靠手段。

4. 视网膜电生理检查

（1）多焦视网膜电图（multifocal electroretinogram，mf-ERG）：可以发现糖尿病患者早期视功能的异常，具有客观、准确、定位、定量等优点，对于糖尿病视网膜病变的早期诊断具有重要价值。

（2）视网膜震荡电位（oscillatory potentials，Ops）：Ops 是检测糖尿病患者早期视网膜功能的敏感指征，可客观而敏感反映视网膜内层血液循环状态。甚至病变早期，在眼底镜下尚未发现网膜病变之前就可出现振荡电位选择性地减小或消失。

（3）图形视网膜电图（pattern ERG，PERG）：在糖尿病视网膜病变早期诊断方面具有高度敏感性。随着糖尿病视网膜病变的发展，其变化更加显著。除此以外图形视网膜电图还可以用来监测疗效。

5. 视觉对比敏感度（contrast sensitivity，CS）　能敏感地反映视功能情况。对于糖尿病视网膜病变的诊断、鉴别诊断和指导治疗都具有重要意义。

6. 视野检查　了解视网膜功能受损范围和程度。当病情稳定、好转或恶化时，视野也随之发生改变。

7. 彩色超声多普勒　彩色超声多普勒是评价糖尿病视网膜病变时视网膜中央动脉的血流动力学变化的有效方法。随着病变的发展，视网膜的缺血性改变会逐渐明显，视网膜中央动脉的阻力指数（RI）增高、舒张期血流速度（EDV）降低。

8. 激光扫描眼底镜（SLO）　对瞳孔不能散大或晶状体、玻璃体混浊的患者特别有意义。

【诊断与鉴别诊断】

一、诊　　断

本病诊断并非困难，主要依据明确的糖尿病史和眼底包括血管造影等改变。但应当排除其他常见的视网膜血管性疾病，如高血压眼底改变，视网膜静脉阻塞，年龄相关性黄斑变性，视网膜血管炎等。

二、鉴别诊断

糖尿病视网膜病变应与高血压性视网膜病变、视网膜静脉阻塞等眼底疾病相鉴别。

1. 高血压性视网膜病变　高血压性视网膜病变患者有高血压病史，当血压急剧升高，眼底可见视网膜动脉明显变细，视网膜水肿、出血、棉絮状斑，硬性渗出，在黄斑区呈环形排列。动、静脉交叉压迫现象明显，严重时可见视乳头水肿。但没有糖尿病史，眼底微血管瘤不常见。

2. 视网膜静脉阻塞　视网膜静脉阻塞患者有或无高血压病史，多为单眼发病，眼底出血为浅层、火焰状，沿视网膜静脉分布，后极部多，周边逐渐减少。静脉高度扩张迂曲，呈腊肠状。眼底荧光血管造影易于鉴别。

【治疗】

一、基础治疗

1. 控制血糖 治疗本病的重点必须重视基础疾病的治疗，控制血糖水平至正常或接近正常，是减少糖尿病引起本并发症的根本。虽然糖尿病视网膜病变能否随糖尿病的控制而好转或退行尚存争议，但严重的或血糖控制不好的糖尿病患者，其视网膜病变更为严重却鲜有被怀疑。多数学者认为，血糖和全身病情得到良好控制，对延缓糖尿病视网膜病变的发生、发展和减轻病情是有益的。

控制糖尿病对于防治其视网膜病变的积极意义在于长期持续的积累作用，短期控制血糖对视网膜病变的疗效不明显。若在较短时间内快速降低血糖，反而可加重视网膜病变。糖化血红蛋白（HbAc1）是评价血糖水平长期状况的一个重要指标，有人认为如果从开始就控制 HbAc1 在 7％左右（正常＜6％），不高于 8％，则很少出现糖尿病视网膜病变。

2. 降低血脂 血脂水平的升高具有诱发视网膜渗出的危险。对于血脂偏高和视网膜黄斑区及其周围有环形硬性渗出的糖尿病患者，应摄取低脂饮食，并应用降血脂药物，如阿托伐汀，常用的起始剂量为 10mg，每日一次。辛伐他汀，一般起始剂量为每天 20mg，晚间一次服用。

3. 控制血压 临床研究表明，高血压可加重糖尿病视网膜病变，当高血压得到控制时，血管渗漏显著减轻。有报道称口服血管紧张素转化酶抑制剂，有减轻糖尿病视网膜病变的作用，这可能与其抗高血压作用有关。

二、辨证论治

本病辨证当合久病必虚，久虚生瘀和血热妄行之病理特点。明辨虚、瘀、热，及三者间的关系。结合西医的检查手段，辨析眼底的各种病变以及是否并发青光眼或视网膜脱离等。

通常，若新鲜出血、量多，多属血热。陈旧出血色黯红，常因血瘀。出血反复频繁发作，新旧交织，则由血热所致。新生血管，微血管瘤以及增殖性渗出性病变，可按气滞血瘀处理。

1. 气阴两虚，目窍失荣

主症：视物模糊，眼内干涩，倦怠乏力，气短懒言，口渴喜饮，小便频多，形体消瘦，失眠多梦，舌淡红，苔薄白少津，脉沉细。

治则：益气养阴，补血明目。

方药：八珍汤合生脉汤加减。黄芪 25g，党参 15g，熟地 15g，黄精 15g，当归 20g，白芍 15g，麦冬 25g，玄参 15g，知母 15g，炒白术 10g，茯苓 20g，五味子 10g，枸杞子 15g，丹参 20g，谷精草 15g，菊花 20g，木贼草 10g。水煎服，每日 1 剂，分早晚两次服用。眼底渗出多者，可加牛膝 15g，益母草 15g，泽泻 15g；有出血者则加三七粉 10g，仙鹤草 10g，侧柏炭 10g。

2. 肝肾阴虚，目失濡养

主症：眼内干涩，视物昏蒙，或眼前黑花飞舞，口干咽燥，头晕耳鸣，腰膝酸软，失眠健忘，男子可见遗精，女子则有月经不调或闭经，舌淡红，苔少薄，脉细。眼底可见微血管瘤、点状渗出或出血。

治则：补益肝肾，养精明目。

方药：杞菊地黄丸合驻景丸加减。熟地 20g，生地 20g，山茱萸 15g，枸杞子 15g，菟丝子 25g，五味子 10g，山药 20g，茯神 15g，泽泻 15g，丹皮 10g，菊花 10g，当归 20g，茺蔚子 15g，青葙子 15g，决明子 15g，玄参 15g，麦冬 20g。水煎服。颧赤唇红，五心烦热，口干咽燥重，舌红少津，少苔或无苔，脉细数等，则为肝肾阴虚，阴虚火旺，治则滋阴降火，可用知柏地黄汤和玄参、麦冬、旱莲草、女贞子、当归、菊花、茺蔚子、青葙子、枸杞子、龟板等。

3. 肝火亢盛，灼伤目络

主症：视力骤降，甚或暴盲，常因恼怒而发。可伴有眼球疼痛，头晕头痛，耳鸣耳聋，口苦咽干，渴喜冷饮，大便干结，舌红苔黄，脉弦数。眼底可见视网膜前出血，甚或玻璃体出血，纤维增殖等。

治则：清肝泻火，凉血止血。

方药：龙胆泻肝汤加减。龙胆草 15g，黄芩 15g，山栀子 10g，柴胡 10g，郁金 15g，泽泻 10g，当归 15g，丹皮 10g，赤芍 15g，牛膝 15g，大黄炭 30g，生地炭 15g，白茅根 30g。水煎服。眼底有活动性出血者，去赤芍，加棕榈炭、小蓟炭；大便干结，加大黄、芒硝等。

4. 气滞血瘀，目窍失养

主症：眼前黑花泛泛，视力下降，视物昏蒙，口干咽燥，渴不欲饮，胸闷胁胀，心烦易怒，或闷闷不乐，舌黯红或有瘀斑，脉弦涩。眼底可见微血管瘤，静脉迂曲充盈，出血，渗出等。

治则：疏肝理气，祛瘀止血。

方药：丹栀逍遥散加减。当归 15g，炒白芍 15g，粉丹皮 10g，柴胡 15g，郁金 15g，山栀子 20g，生地 20g，白术 10g，茯苓 15g，炙甘草 5g。

水煎服。若气滞而致血瘀重者，可合血府逐瘀汤。若症见视物昏花，倦怠乏力，气短懒言，自汗纳差者，则属气虚血瘀，治宜健脾益气，活血化瘀，方选补中益气汤加减。

5. 痰热上壅，目络阻塞

主症：视物昏蒙，或视力骤降，形体肥胖，头目眩晕，胸闷恶心，烦躁，纳呆，痰稠，口干口苦，舌体肥大，苔黄腻，脉弦滑。眼底见视神经乳头水肿，微血管瘤，软硬性渗出、出血、新生血管形成，玻璃体出血，甚至视网膜脱离等。

治则：清热化痰，涤浊明目。

方药：清热化痰汤加减。黄芪 15g，黄连 10g，川贝母 10g，炒杏仁 10g，胆南星 10g，石菖蒲 10g，竹茹 15g，枳实 10g，泽泻 15g，制半夏 10g，茯苓 15g，海藻 30g，泽兰 15g，陈皮 10g，菊花 15g，谷精草 10g，车前子 15g。水煎服。如见眼底静脉迂曲充盈，加丹参、葛根、郁金等。

6. 脾肾阳虚，阴邪上犯

主症：视力渐减，甚至失明，周身浮肿，面色苍白或晦涩，形寒肢冷，少气乏力，食少便溏，小便短少，舌淡苔白，脉沉细无力。眼底可见视网膜水肿，静脉迂曲扩张，出血，渗出累及黄斑等多种改变。

治则：健脾益肾，温阳通窍。

方药：补中益气汤渐减。黄芪 30g，人参 10g，炒白术 15g，茯苓 15g，肉桂 10g，熟附子 10g，补骨脂 15g，山茱萸 15g，五味子 10g，猪苓 15g，干姜 10g，当归 15g，柴胡 10g，石菖蒲 10g，陈皮 10g，谷精草 15g，密蒙花 15g，红花 10g。水煎服。水肿重，小便量少者，酌加泽泻、泽兰、冬瓜皮、车前子、玉米须等，或用真武汤和五苓散加减。

三、特色专方

1. 益气养阴通络方　由西洋参、山茱萸、黄芪、山药、三七、地龙、水蛭、当归、白芍、陈皮、川芎、石斛组成。每日 1 剂，水煎，分 2 次服。有益气养阴，活血通络作用。适用于气阴两虚，目络瘀滞者。

2. 滋肾健脾化瘀汤　山茱萸 15g，黄芪 30g，石决明 20g，葛根 15g，制乳香 6g，三七片 12g。日 1 剂，水煎，分两次温服。具有滋肾健脾，活血化瘀之功。适用于脾肾两虚，目络瘀滞者。

3. 护网明目方　白芍、石斛、决明子、茺蔚子、女贞子、黄精、葛根等药物组成。每日 1 剂，水煎，分早、晚 2 次服。具有养阴清热行血功效。适用于阴虚化燥，燥热伤阴，阴虚血滞者。

4. 复明方　由天花粉、山茱萸、鬼箭羽、红花、密蒙花、桑叶、菊花、蝉蜕、木贼等组成。每日1剂，水煎，分2次温服。有滋补肝肾，养阴生津、清肝明目之功。适用于肝肾阴虚者。

5. 明目五子汤　由决明子、菟丝子、蔓荆子、青葙子、车前子组成。日1剂，水煎，分早、晚2次服。具有滋补肝肾，养血活血的功效。

6. 糖网清汤　由生黄芪、地龙、川芎、桃仁、当归、赤芍、茺蔚子、枸杞子、熟地等组成。每日1剂，水煎，分早、晚2次温服。有益气养阴，活血通络之功。

四、中 成 药

1. 复方丹参滴丸　由丹参、三七、冰片等组成。吞服或舌下含服，一次10丸，一日3次，4周为一个疗程。功效：活血通络行瘀，对糖尿病微循环障碍性疾病起到治疗效果。

2. 清障明目丸　由煅磁石、石决明、焦山楂、枸杞子、山药、沙苑子、谷精草、石斛、蝉蜕、黄精等药物组成。每次5粒，3次/日。功效：滋补肝肾、清障明目、化瘀止血、平肝清热。

3. 降糖明目片　由生黄芪、蒲黄、地黄、丹参、墨旱莲、女贞子、黄芩、炭赤芍、丹皮、茺蔚子、菊花、决明子、车前子等组成。口服，每次4～6片，每日3次。有补益肝肾，活血明目功效。

4. 脉络宁注射液　由玄参、牛膝、石斛、银花、红花、穿山甲等药物组成。10mg/10ml，每次10～30ml，加5%葡萄糖液或生理盐水250～500ml静脉滴注，日1次。连用14日为1疗程。具有养阴清热，培补肝肾，活血化瘀的功效。

5. 双丹明目胶囊　由女贞子、墨旱莲、丹参、山茱萸、三七等组成。口服。一次4粒，一日3次，饭后温开水送服。疗程四个月。有滋补肝肾，活血化瘀之功。适用于肝肾阴虚者。

6. 芪明颗粒　由黄芪、葛根、地黄、枸杞子、决明子、茺蔚子、蒲黄、水蛭组成。开水冲服。一次1袋，一日3次。疗程为3～6个月。具有益气生津、滋养肝肾、通络明目的功效。适用于气阴亏虚、肝肾不足、目络瘀滞者。

7. 银杏叶片　主要成分为银杏叶提取物。每次40mg，一日3次。用于局部缺血所致视网膜疾患。

8. 复方血塞通胶囊　由三七、黄芪、丹参、玄参等药物组成。功效：活血化瘀，益气养阴。用于血瘀兼气阴两虚证的视网膜静脉阻塞。

五、针灸疗法

按中医辨证分型分为阴虚燥热型、气阴两虚型，选取穴位：双侧睛明、太阳、神庭、曲池、足三里、血海、阴陵泉、太冲、太溪等。肝肾阴虚型，选穴：针刺组取肝俞、肾俞、脾俞、足三里、球后、睛明、风池及颈部C3~C7夹脊穴。脾肾两虚型，选穴：取中脘、脾俞、肾俞、曲池、合谷、阴陵泉、足三里、三阴交、太冲、血海、地机、风池、童子髎、四白。面部穴位不施手法，肢体穴位均采用平补平泻，得气后留针20分钟。隔日1次，15次为1疗程。

眼部穴位针刺治疗糖尿病视网膜病变疗效显著，采用眼部穴位进行强刺激治疗，如睛明、攒竹、鱼腰、瞳子髎、四白、承泣、丝竹空、太阳、上星，然后根据辨证阴虚型加三阴交、涌泉、肾俞等，气虚型辅以关元、气海、血海、脾俞、肝俞等。

耳针选穴：胰腺点、胰胆、肾、丘脑、缘中、内分泌、皮质下、口、渴点、眼、三焦，每次选取4个穴位。隔日1次，20次为一个疗程。

针灸治疗糖尿病视网膜病变的临床与实验研究在一定程度上取得了成就，大多研究都得出了针灸对此病具有比较肯定疗效的结论。其作用机制是改善微循环、减轻血栓形成倾向、提高红细胞变形能力、降糖等综合效应的结果。

六、西医常规治疗

（一）药物治疗

1. 羟苯磺酸钙　研究报道显示，羟苯磺酸钙对毛细血管高通透性、血液高黏滞性、血小板高活性均有明显的抑制和逆转作用。早期长期服用可能对预防和治疗糖尿病视网膜病变是有益的，但确切的临床效果尚需进一步验证。最近国外也有报道该药对治疗糖尿病视网膜病变有显著作用。常用剂量500~1500mg/d，分1~3次服用。

2. 阿司匹林　可抑制血栓素和前列腺素代谢产物生成，抑制血小板凝集，对微血栓形成有一定的预防作用。国外的一项临床研究（Diabetic Retinopathy Study）表明，阿司匹林不会加快糖尿病视网膜病变的发展和视力丧失、玻璃体出血的发生，可使糖尿病并发心血管疾病的患病率和死亡率降低17%。最近研究表明，大剂量阿司匹林可抑制肿瘤坏死因子、核因子-KB和白细胞黏附分子等的表达，从而减轻内皮细胞的损害和血-视网膜屏障的破坏。但阿司匹林用于治疗糖尿病视网膜病变仍备受争议。口服300mg/次，1次/天。

3. 递法明 递法明属黄酮类药物，具有抗氧化活性，可抑制胶原酶、弹性酶对微血管壁基质的破坏，抑制多聚胶原和结构糖蛋白的生物合成，增强血管壁的张力，使基底膜增厚现象得以恢复。口服，3～6 片/天。

4. 血管生长因子调节物 目前有血管内皮生长因子（vascular endothe-lial growth factor，VEGF）阻滞剂，如 Macugen、Lucentis、Avastin 等；蛋白激酶 C 阻滞剂 PKCA12、LY333531 等药物。其中 Avastin 和 Lucentis 在临床上已普遍应用，安全性高，疗效较理想。

5. 其他 醛糖还原酶抑制因子，钙离子通道阻滞剂，生长激素释放抑制因子，抗组胺药等对糖尿病视网膜病变的预防和治疗均有积极意义，目前正在进一步研究中。

（二）激光治疗

大量的临床实验表明，激光治疗至少在 2 个方面对本病的发病过程发挥有益的作用。首先，对于增殖性病变，光凝导致其新生血管退化并阻止新生血管的再生；其次，在非增殖期，光凝可减轻黄斑水肿。对黄斑水肿和囊样水肿可作局部格栅光凝。重度非增殖性病例可作象限光凝或全视网膜光凝。而增殖性病例则应行全视网膜光凝。周边视网膜的局限性新生血管可以采用局部光凝。需注意的是，距黄斑中心 $500\mu m$ 内及视盘缘 $500\mu m$ 以内的区域禁止光凝。光凝后应作定期随诊和复查，了解疗效，若有新的病变出现，可考虑追加光凝治疗。

（三）玻璃体切除术

糖尿病视网膜病变发生玻璃体出血及严重的增殖性病变应考虑行玻璃体切除术或联合纤维膜切除术、眼内激光、气液交换和巩膜环扎术等。一般认为，广泛玻璃体出血 3 个月以上不能自发吸收者需行玻璃体切割术。但临床实践证明，这种延期的手术对恢复视力非常不利，早期行玻璃体切除术对视力的恢复比延期手术要好很多。手术时机最好在出血后半个月到 1 个月内。对于无玻璃体出血但已有严重的增殖性病变或波及黄斑区的视网膜脱离，也应行玻璃体切除术。

（四）曲安奈德玻璃体腔注射术

糖皮质激素能改变和稳定细胞膜、胶质与内皮细胞相互作用，内皮与内皮细胞相互作用、可能有助于恢复血-视网膜屏障。曲安奈德（TA）是一种非水溶性甾体激素，又名丙羟基泼尼松龙、曲安缩松、去炎松 A，是人工合成的一种含氟长效糖皮质激素。应用 40mg/ml 的曲安奈德 0.1ml 玻璃体腔注射可治疗黄斑水肿和囊样水肿。注射后需注意曲安奈德的副作用，如眼压升高、白内障、视网膜毒性反应等。

总之，目前西医治疗仍然比较困难，但从糖尿病发病之初即开始控制血糖水平对防止糖尿病视网膜病变的发生是最重要的。

【研究述评】

1. 目前西医治疗糖尿病视网膜病变的手段欠丰富，总体疗效不够理想。而中医药治疗本病有多种治疗方法，并在实验研究方面取得了一定的进展，初步展示了中医药在防治该病方面的优势。

2. 中药复方是中医药防治糖尿病视网膜病变的主要手段，复方的药效物质是中药研究的核心，中药现代化的关键，揭示其作用机制，中医药学将从客观进入微观，由描述进入阐明，从整体走向系统。因此，应当筛选出治疗该病有针对性、确切疗效的中药复方及其有效成分提取物，进一步开展好该病的防治工作。

3. 针刺治疗糖尿病视网膜病变有优效、价廉、无毒副作用、便于推广等优点，为该病的治疗开辟了新的突破点。不断提高针灸临床研究水准和疗效，就能获得国际医学的认同，使我国的传统医学在治疗糖尿病视网膜病变这一疑难病症中发挥它应有的作用。发挥中医针灸"治未病"的特色优势，在减少糖尿病并发症的发生和提高糖尿病患者的生活质量方面具有重要的现实意义。

4. 大量研究表明，联合治疗在治疗糖尿病视网膜病变方面具有显著的疗效。常用的联合方法包括中药联合现代技术、中药结合针灸，如中药联合激光治疗、中药联合离子导入等，是一种合理有效的治疗方法。因此，应充分发挥中医药优势，同时结合现代医学手段，积极开展中医药防治该病的基础和临床研究。

【主要参考文献】

1. Wilkinson CP，Ferris FL 3rd，Klein RE，et al. Proposed international clinical diabetic retinopathy and diabetic macular edema disease se-verity scales . Ophthalmology，2003，110（9）：1677-1682.

2. 刘晓玲，孙心铨. 重视糖尿病视网膜病变以及眼底病激光光凝的规范化治疗［J］. 中华眼底病杂志，2010，26（2）：101-104.

3. 李惠林，汪栋材，赵恒侠. 常见病中西医最新诊疗丛书·糖尿病［M］. 北京：中国医药科技出版社，2010：274-304.

4. 张承芬. 眼底病学［M］. 第2版. 北京：人民卫生出版社，2010.

5. 刘卫，张勇进. 糖尿病性视网膜病变［J］. 国外医学眼科学分册，2005，29（5）：352-357.

6. 黎晓新. 糖尿病眼病的防治要重视综合治疗 [J] . 眼科，2005，4（14）：214-217.

7. 彭晓燕，张永鹏. 糖尿病视网膜病变的治疗趋势 [J] . 眼科，2011，20（4）：217-221.

8. 熊曼琪，朱章志. 糖尿病中医疗法 [M] . 广州：华南理工大学出版社，2004.

9. 王玉，范传峰，夏信昌，等. 不同分期糖尿病视网膜病变激光光凝疗效观察 [J] . 中华眼底病杂志，2009，25（4）：275-278.

第五章 糖尿病足

糖尿病足（DF）是指糖尿病患者由于合并神经病变及各种不同程度末梢血管病变而导致下肢感染、溃疡形成和（或）深部组织的破坏。其临床特点为早期肢端麻木、疼痛、发凉和（或）有间歇性跛行、静息痛，继续发展则出现下肢远端皮肤变黑、组织溃烂、感染、坏疽。由于此病变多发于四肢末端，因此又称为"肢端坏疽"。DF溃疡使患者生活质量严重下降，且治疗相当困难，治疗周期长，医疗费用高。西方国家中，约有15％的糖尿病患者在一生中会发生足溃疡，美国每年有6.5％的DF病患者需要截肢，为非糖尿病患者的10倍以上。国内1992年回顾性调查显示DF患者占住院糖尿病患者的12.4％，截肢率为7.3％，近年来有增加趋势。

现代医学的糖尿病足属中医学"筋疽"、"脱疽"范畴，目前中医诊断病名为"消渴脱疽"。消渴脱疽早期临床表现多为肢端感觉异常，包括双足袜套样麻木，以及感觉迟钝或丧失。多数可出现痛觉减退或消失，少数出现患处针刺样、刀割样、烧灼样疼痛，夜间或遇热时加重。常有间歇性跛行、静息痛。而合并感染时可见足部或肢体远端局部软组织皮肤糜烂，初为水疱或浅溃疡，继之溃烂深入肌腱和肌层，破坏骨质，组织坏死腐烂，形成脓腔和窦道，排出秽臭分泌物，周围呈增生性实性肿胀。《内经》中称脱疽为脱痈。如《灵枢·痈疽》说："发于足背，名脱痈。其状赤黑，死不治，不赤黑，不死。不衰、急斩之，不则死矣。"陈实功对脱疽的病因、病机、症状、治疗及其预后均有较详细的论述。《外科正宗·脱疽论》中提出："夫脱疽者，外腐而内坏也。此因平昔厚味膏粱熏蒸脏腑，丹石补药消炼肾水，房劳过度、气竭精伤……多致阳精煽惑，淫火猖狂，其蕴蒸于脏腑者，终成燥热火症。其毒积于骨髓者，终为疽毒阴疮。"在该书中还描述脱疽的疮面特点以及疼痛的剧烈程度，治疗上，除内服药物外，还采用针灸、熏洗、外用药膏、药面等疗法。有关消渴并发痈疽的古代文献中，隋代巢元方所著的《诸病源候论》的论述和记载较为详尽和系统，文中对消渴并发痈疽的病因病机、临床表现以及分类、预后均作出比较详细的描述。

【病因病机】

一、中 医

消渴日久，耗伤气阴，五脏气血阴阳俱损，肌肤失养，血脉瘀滞，导致气机不畅，日久化热，灼伤肌肤和（或）感受外邪致气滞、血瘀、痰阻、热毒积聚，以致肉腐骨枯所致。糖尿病足的发病常与饮食不节、情志失调、正气亏虚、外邪侵袭等因素相关。

1. 饮食不节，脾胃损伤　若过食肥甘、醇酒厚味，损伤脾胃，致湿浊内生，湿热互结，气血运行不畅，络脉瘀阻，四肢失养。或劳逸失度导致脾胃功能受损，脾运失常，痰湿内停，阻遏气机，气滞血瘀，久而化热，热盛肉腐。《素问·生气通天论》谓："膏粱之变，足生大疔"。清·邹五峰《外科真诠·卷上·足部》认为此病是因"膏粱、药酒及房术、丹石、热药，以致阳精煽惑，淫火猖狂，蕴蓄于脏腑，消烁阴液而成"。

2. 情志过极，郁而化火　情志失调，肝失疏泄，气郁化火伤阴，肝阴亏虚，气血瘀滞，热瘀相合，筋烂肉腐。巢元方《诸病源候论·卷三十二》所述："疽者，五脏不调所生也……若喜怒不测，饮食不节，阴阳不和，则五脏不调，营卫虚寒，腠理则开，寒客经络之间，经络为寒流所扰，则营卫稽留于脉，……营血得寒则涩而不行，卫气从之与寒相搏，亦壅遏不通……故积聚成疽……发于足趾，名曰脱疽"。冯鲁瞻的《冯氏锦囊秘录·卷十九》谓："郁怒伤肝脾……气血难达，易致筋溃骨脱"。

3. 正气亏虚，血行瘀滞　年高脏腑功能失调，正气不足，肝肾之气渐衰，水亏火炽，火毒炽盛，热灼营血；正气亏虚则气行无力，血行无助。气虚血瘀相互为因，日益加重，使经络阻塞，皮肉失养而枯槁坏死脱落而成脱疽之证。王清任在《医林改错·下卷》中也指出："元气既虚，必不能达于血管，血管无气，必停留而瘀"。

4. 外邪侵袭，热盛肉腐　感受外邪及外伤等诱因，致皮肤经脉受损，局部瘀血阻滞，瘀久化火，蕴热湿毒灼烁脉肉、筋骨而发为坏疽、溃疡。

二、西 医

1. 糖尿病微循环障碍导致下肢缺血缺氧　糖尿病微循环障碍是比较早期而常见的。糖尿病足病理生理的基础是代谢紊乱、高血糖、高血脂、高糖蛋白及其他致病因子等多种因素共同作用，使血浆渗透压和血黏度增高，导致微血管内皮细胞和基底膜皱缩与水肿，微血管通透途径增大，渗透水肿现象益加严重，加之微血管瘀滞，造成局部供血供氧不足，尤其是双下肢静脉回流受阻，使微循环障碍更加严重。微循环障碍是微血流的改变，微血管的变细、硬化，促进微循环障碍的进程。二者是糖尿病肢端坏疽发生与发展的主要原因。下肢动脉硬化、微循环障碍、静脉回流功能下降引起血流动力学异常改变，进而引起组织细胞缺血缺氧，造成下肢尤其是趾端缺血缺氧。

2. 糖尿病代谢紊乱、微循环障碍引起周围神经病变　糖尿病代谢紊乱，微循环障碍及其他致病因子的共同作用，使周围神经鞘膜，轴突以及施万细胞变性。感觉神经的病变，导致感觉的消失，使患者失去自我保护机制，易受到外部的损伤，在出现足部病变时也难以早期觉察、及时就诊，导致严重的溃疡或者足坏疽。运动神经病变可使患者本体感觉受损，下肢肌肉萎缩，肌腱、韧带失去张力平衡，而产生足的变形及夏科关节。这些畸形的足趾在来自鞋或者鞋垫的共同增加压力的作用下，出现局部的溃疡。

3. 感染　糖尿病患者糖代谢异常，使中性粒细胞的生存质量产生缺陷，趋化性、黏着性、理化作用、吞噬作用、胞内杀伤等生理功能减弱，导致糖尿病患者的抵抗力下降而容易感染，老年患者尤为突出。神经病变、缺血都易导致感染的发生。糖尿病患者外周血液供应差导致局部缺血，皮肤感染而成溃疡；感觉神经病变可使感觉丧失，使患者难以避免足部外伤而导致感染发生，并且感染发生后不容易被发现而导致病情进一步加重。

【临床表现】

一、糖尿病足临床表现

1. 早期皮肤瘙痒，干燥，蜡样改变，弹性差，汗毛脱落，皮温降低；皮色苍白或紫红或色素沉着；趾甲因营养障碍而生长缓慢、变形、肥厚、脆裂，失去光泽；小腿和足部肌肉萎缩，肌张力差等；患足发凉、怕冷、麻木、疼痛，在寒冷季节或夜间加重，足背动脉减弱或不可触及，肢体抬高试验为阳性。

2. 肌肉萎缩、膝腱反射减弱或消失。无痛足是指袜套型感觉迟钝和麻木，震颤感觉和精密触觉减弱，容易被轻度的外伤或自伤而致组织破损感染。灼热足综合征典型症状是痛觉敏感，患处针刺样、刀割样、烧灼样疼痛，夜间或遇热时加重。

3. 肢端皮肤干裂，或形成水疱、血疱、糜烂、溃疡，可出现足部的坏疽和坏死。

4. 常见跖骨头下陷、跖趾关节弯曲、关节半脱位畸形，形成弓形足、锤状趾、鸡爪趾、夏科关节等。

二、坏疽的局部表现及分型

按照临床表现可分为湿性坏疽、干性坏疽和混合坏疽。

1. 干性坏疽　足部皮肤苍白、发凉，足趾部位有大小与形状不等的黑色区足趾疼痛，常发生于足及趾的背侧，有时整个足趾或足变黑、变干。此型占糖尿病足 5.9%～7.5%。

2. 湿性坏疽　皮肤外伤、烫伤、穿不合适鞋袜、感染等为诱因，早期病位多在足底胼胝区、跖骨头、足跟、足背等足部压力支撑点和易摩擦处。病变程度不一，由浅表溃疡至严重坏疽。局部皮肤充血、肿胀，严重时伴有全身症状，体温升高、食欲不振、恶心、腹胀、心悸、尿少等菌血症或毒血症表现。这是糖尿病足的主要类型，占 72.5%～76.6%。

3. 混合性坏疽　同一肢端的不同部位同时呈现干性坏疽和湿性坏疽。此型病情较重，占 18%～20%。

【辅助检查】

一、实验室检查

1. 血糖测定　空腹和餐后 2 小时血糖、糖化血红蛋白，以了解糖尿病控制情况。

2. 血常规检查　了解白细胞计数和分类。

3. 血生化检查　血脂、肌酐、血浆白蛋白等。

4. 血黏度检查　了解血液黏稠度。

5. 细菌学检查　坏疽、溃疡处分泌物细菌培养、真菌培养及抗生素药敏试验，帮助选用合适的抗生素进行治疗，尤其注意厌氧菌、真菌感染。

二、特殊检查

1. 下肢血管彩色多普勒超声检查　了解下肢血管（尤其是动脉）内壁的粥样硬化斑块的大小和管腔狭窄或阻塞程度。

2. 影像学检查　可发现肢端骨质疏松、脱钙、骨髓炎、骨质破坏、骨关节病及动脉硬化，也可发现气性坏疽感染后肢端软组织变化，可作为本病患者常规检查。

3. 动脉造影　可显示动脉管壁内病变的部位、范围及侧支循环情况，常用于截肢或血管重建术前血管病变的定位。

4. 神经电生理检查 作为诊断下肢有无周围神经病变和评估神经病变程度的方法之一。

5. 微循环检测 检查包括微血流及微血管的变化。

6. 经皮氧分压测定 通过测定局部组织的氧分压，可间接了解局部血流灌注情况，可以指导临床确定截肢平面，判断术口愈合趋向。

7. 血管造影三维重建（CTA） 与超声相比，横切面解剖图在三维成像、显示动脉与周围组织相邻关系上有优势，与动脉造影相比有无创的优势。

8. 足部同位素扫描 在糖尿病足部感染的早期诊断方面优势明显，敏感性较高。其缺点是假阳性率高，并且定位模糊。

【诊断与鉴别诊断】

一、诊 断 标 准

1. 糖尿病患者有肢端血管和（或）神经病变和（或）合并感染者。

2. 糖尿病患者肢端有湿性坏疽或干性坏疽的临床表现和体征，并符合 0～5 级坏疽标准者。

3. 踝/臂血压指数小于 0.9 以下者。

4. 超声彩色多普勒检查，提示肢端血管变细，血流量减少造成缺血或坏疽者。

5. 血管造影证实，CTA、MRA 提示血管腔狭窄或阻塞，并有临床表现者。

6. 电生理检查，可见周围神经传导速度减慢或肌电图、体感诱发电位异常改变者。

7. X 线检查，可见骨质疏松脱钙、骨质破坏、骨髓炎或关节病变、手足畸形及夏科关节等改变者。

具备前 2 条，并结合后 3～7 条中任何 1 条即可确诊。

二、临 床 分 级

糖尿病足临床分级（李仕明分级）如下：

0 级：皮肤无开放性病灶。常表现肢端供血不足、皮肤凉、颜色紫绀或苍白、麻木、感觉迟钝或丧失。肢端刺痛或灼痛，常兼有足趾或足的畸形等表现，此阶段又可称为高危足。

Ⅰ级：肢端皮肤有开放性病灶。水疱、血疱、鸡眼或胼胝、冻伤或烫伤及其他皮肤损伤所引起的浅表溃疡，但病灶尚未波及深部组织。

Ⅱ级：感染病灶已侵犯深部肌肉组织。常有轻度蜂窝织炎，多发性脓灶及窦道形成，或感染沿肌间隙扩大，造成足底、足背贯通性溃疡或坏疽，脓性分泌物较多。足或趾（指）皮肤灶性干性坏疽，但肌腱韧带尚无破坏。

Ⅲ级：肌腱韧带组织破坏。蜂窝织炎融合形成大脓腔，脓性分泌物及坏死组织增多，足或少数趾（指）干性坏疽，但骨质破坏尚不明显。

Ⅳ级：严重感染已造成骨质破坏，骨髓炎，骨关节破坏或已形成假关节，夏科关节，部分趾（指）或部分手足发生湿性或干性严重坏疽或坏死。

Ⅴ级：足的大部或足的全部感染或缺血，导致严重的湿性或干性坏疽，肢端变黑，尸干，常波及踝关节及小腿。

三、鉴 别 诊 断

1. 西医　本病应与血栓闭塞性脉管炎、肢体动脉硬化闭塞症、多发性大动脉炎、动脉栓塞、雷诺氏征等疾病鉴别。

2. 中医　本病应与痹证、痿证相鉴别。

【治疗】

一、基 础 治 疗

1. 健康教育　指导糖尿病患者足护理和有关健康教育。多数糖尿病患者足部丧失感觉，特别注意避免外伤和热力伤，穿松紧合适的棉袜、大小适中的软底鞋等。由于 DF 致残率和截肢率较高，治疗过程长，因此要向患者解释病情，减轻患者恐惧心理，提高战胜疾病的勇气，以解除其思想负担，保持乐观豁达的人生态度，积极配合治疗。

2. 饮食治疗　患者以低糖、高蛋白、高纤维素、适量脂肪为原则。忌食甜食，少食或不食高热量、高胆固醇、低维生素、低矿物质及煎炸食品。多食新鲜蔬菜和藻类食物，增加粗粮的摄入，提高膳食中纤维的含量。

3. 运动治疗　患者应选择适合自身的运动方式进行锻炼，循序渐进，持之以恒。但要注意减轻足部病变部位的负重和压迫，不可长时间站立，行走时使用拐杖。必要时限制活动，减少体重负荷，抬高患肢，以利于下肢血液回流。此外，还要注意足部的保护，避免足部受伤。

二、辨 证 论 治

(一) 内治重在全身辨证

1. 湿热毒蕴

主症：足局部漫肿、灼热、皮色潮红或紫红，触之患足皮温高或有皮下积液、有波动感，切开可溢出大量污秽臭味脓液，周边呈实性漫肿，病变迅速，严重时可累及全足，甚至小腿，舌质红绛，苔黄腻，脉滑数，趺阳脉可触及或减弱。

治法：清热利湿，解毒化瘀。

方药：四妙勇安汤合茵栀莲汤加减。金银花 20g、玄参 20g、当归 10g、茵陈 20g、栀子 10g、半边莲 10g、连翘 20g、桔梗 10g。热甚加蒲公英 15g、虎杖 15g；肢痛加白芍 20g、木瓜 10g。

2. 热毒伤阴，瘀阻脉络

主症：足局部红、肿、热、痛，或伴溃烂，神疲乏力，烦躁易怒，口渴喜冷饮，舌质黯红或红绛，苔薄黄或灰黑，脉弦数或洪数，趺阳脉可触及或减弱。

治法：清热解毒，养阴活血。

方药：顾步汤加减。黄芪、石斛、当归、牛膝、紫花地丁、太子参、金银花、蒲公英、菊花。口干、便秘加玄参、生地黄。

3. 气血两虚，络脉瘀阻

主症：足创面腐肉已清，肉芽生长缓慢，久不收口，周围组织红肿已消或见疮口脓汁清稀较多，经久不愈，下肢麻木、疼痛，状如针刺，夜间尤甚，痛有定处，足部皮肤感觉迟钝或消失，皮色黯红或见紫斑，舌质淡红或紫黯或有瘀斑，苔薄白，脉细涩，趺阳脉弱或消失。

治法：补气养血，化瘀通络。

方药：生脉散合血府逐瘀汤加减。党参 10g、麦冬 15g、当归 10g、川牛膝 20g、桃仁 10g、红花 10g、川芎 10g、赤芍 15g、枳壳 10g、地龙 10g、熟地黄 15g。足部皮肤黯红，发凉，加制附片 15g、川断 15g；疼痛剧烈，加乳香 10g、没药 10g。

4. 肝肾阴虚，瘀阻脉络

主症：病变见足局部、骨和筋脉，溃口色黯，肉色黯红，久不收口，腰膝酸软，双目干涩，耳鸣耳聋，手足心热或五心烦热，肌肤甲错，口唇舌黯，或紫黯有瘀斑，舌瘦苔腻，脉沉弦。

治法：滋养肝肾，活血通络。

方药：六味地黄丸加减。熟地黄 15g、山萸肉 15g、山药 20g、牡丹皮

15g、茯苓 15g、三七 15g、鹿角霜 10g、地龙 10g、穿山甲 15g、枳壳 10g。口干、胁肋隐痛不适，加白芍 20g、沙参 20g；腰膝酸软，加女贞子 15g、旱莲草 15g。

5. 脾肾阳虚，痰瘀阻络

主症：足发凉，皮温低，皮肤苍白或紫黯，冷痛，沉而无力，间歇性跛行或剧痛，夜间更甚，严重者趾端干黑，逐渐扩大，腰酸，畏寒肢凉，肌瘦乏力，舌淡，苔白腻，脉沉迟无力或细涩，趺阳脉弱或消失。

治法：温补脾肾，化痰通脉。

方药：金匮肾气丸加减。制附子 15g、桂枝 10g、地黄 15g、山萸肉 15g、山药 15g、黄精 10g、枸杞子 15g、三七粉（冲）3g、水蛭粉（冲）3g、海藻 10g。肢端不温，冷痛明显，重用制附子 15g，加干姜 10g、木瓜 10g；气虚明显，加用黄芪 20g。

（二）外治重在局部辨证

1. 清创术　主要分为一次性清法和蚕食清法两种。

（1）一次性清法：适应证：生命体征稳定，全身状况良好；湿性坏疽（筋疽）或以湿性坏疽为主，而且坏死达筋膜肌肉以下，局部肿胀明显、感染严重、血糖难以控制者。

（2）蚕食清法：适应证：生命体征不稳定，全身状况不良，预知一次性清创难以承受；干性坏疽（脱疽）分界清楚者或混合型坏疽，感染、血糖控制良好者。

2. 外敷药

（1）湿热毒盛：疮面糜烂，脓腔，秽臭难闻，肉腐筋烂，多为早期（炎症坏死期），宜祛腐为主，方选九一丹等。

（2）正邪分争：疮面分泌物少，异味轻，肉芽渐红，多为中期（肉芽增生期），宜祛腐生肌为主，方选红油膏等。

（3）毒去正胜：疮面干净，肉芽嫩红，多为后期（瘢痕长皮期），宜生肌长皮为主，方选生肌玉红膏等。

三、特色专方

1. 糖足方　黄芪 20g，生地黄 15g，当归 10g，川牛膝 15g，莪术 10g，玄参 12g，虎杖 15g。以益气养阴、活血解毒为法，为范冠杰教授治疗糖尿病足的基本方剂，根据不同时期特点加减用药。

2. 化浊降糖方　苍术、薏苡仁、白花蛇舌草、鹿含草各 15g，石菖蒲、黄芩、银花各 12g，苦丁茶、厚朴、白术、茯苓、姜夏、陈皮、苏梗各 9g，砂仁、黄柏各 6g。临床运用随证加减，以健脾燥湿、清化热浊为法，是唐汉钧教授治疗糖尿病足的经验方，适用于糖尿病足证属脾虚湿热型。

3. 陈兰花冲剂　茵陈、泽兰、苦参、紫丁、菊花等。以清热解毒化湿为法。是奚九一教授治疗糖尿病足急性期的经验方，适用于糖尿病足急性期证属湿热蕴结，筋腐成疽型。

4. 除消通脉冲剂　黄芪、党参、麦冬、生地、玉米须、菝葜等。以益气补阴，除消养筋为法，是奚九一教授治疗糖尿病足缓解期的经验方，适用于糖尿病足缓解期证属气阴两虚型。

5. 消疽一号方　黄芪、党参、石斛、玄参、当归、牛膝、丹参、金银花、紫花地丁、连翘、白芍、白花蛇舌草等，以益气养阴，和营解毒为法，是张赓扬教授治疗糖尿病足经验方，适用于气阴两虚坏疽型。

6. 消疽二号方　知母、玄参、黄柏、萆薢、桃仁、红花、当归尾、牛膝、赤芍、白芍、金银花、连翘、紫花地丁、白花蛇舌草、车前子、甘草等，以清热利湿，和营解毒为法，是张赓扬教授治疗糖尿病足经验方，适用于湿热毒盛坏疽型。

7. 消疽三号方　黄芪、当归、川芎、赤芍、白芍、生地、皂角刺、党参、白术、白花蛇舌草、紫花地丁、甘草等，以补益气血，和营解毒为法，是张赓扬教授治疗糖尿病足经验方，适用于气血两虚坏疽型。

四、中药成药

1. 灯盏花素片　主要成分：灯盏花素。功用：活血化瘀，通络止痛。一次 2 片，每天 3 次口服。用于中风后遗症、冠心病、心绞痛等。

2. 毛冬青甲素片　主要成分：毛冬青。功用：活血化瘀，疏通脉络，清热解毒，消肿止痛。一次 2 片，每天 3 次口服。用于治疗缺血性脑血管病、冠心病、心绞痛、心肌梗死、周围血管病等。

3. 龙血竭胶囊　主要成分：龙血竭。功用：活血散瘀，定痛止血，敛疮生肌。一次 4～6 粒，每天 3 次口服；或者取适量外敷患处。用于跌打损伤、瘀血作痛。

4. 脉络宁注射液　主要成分：玄参、牛膝、金银花等。功用：养阴清热，活血化瘀。每次 10～30ml，加入生理盐水 250～500ml 静脉滴注，每日 1 次。用于血管闭塞性脉管炎、脑血栓及下肢深静脉血栓等。

5. 金纳多注射液　主要成分：银杏叶提取物。每次 2～4 支，加入生理盐水 250～500ml 静脉滴注，每日 1～2 次。主要用于脑部、周围血流循环障碍。周围循环障碍包括各种周围动脉闭塞症、间歇性跛行症、手脚麻痹冰冷、四肢酸痛。

五、推 拿 疗 法

1. 阴虚火盛血瘀型　推脊柱上段夹脊穴，揉压曲池、肾俞、足三里，双下肢向心性推法，按压气冲穴。

2. 气虚血瘀型　推脊柱中段夹脊穴，揉压百会、中脘、关元、气海、脾俞、肾俞、足三里，双下肢向心性推法，按压气冲穴。

3. 阳虚血瘀型　推脊柱中、下段夹脊穴，脾俞、肾俞、命门、天枢、关元、足三里，双下肢向心性推法，按压气冲穴。

六、中 药 浸 泡

中药浸泡熏洗时，应特别注意引流通畅和防止药液烫伤。

1. 清化湿毒法　适用于脓水多而臭秽重、引流通畅者，药用土茯苓、马齿苋、苦参、明矾、黄连、蚤休等煎汤，待温浸泡患足。

2. 温通经脉法　适用于阳虚络阻者，药用桂枝、细辛、红花、苍术、土茯苓、黄柏、百部、苦参、毛冬青、忍冬藤等煎汤，待温浸泡患足。

3. 清热解毒、活血化瘀法　适用于局部红、肿、热、痛明显，热毒较甚者，药用大黄、毛冬青、枯矾、马勃、元明粉等煎汤，待温浸泡患足。

七、针 灸 疗 法

针灸治疗糖尿病足有良好的活血化瘀和止痛作用，对糖尿病足早期病证疗效较好，临证时多法综合治疗，可提高疗效。

1. 体针治疗　常用穴位：上肢取曲池、外关、合谷、中渚；下肢取足三里、血海、解溪、三阴交、阳陵泉、复溜为主穴，昆仑、太溪、委中为配穴。方法：毫针刺用平补平泻法或泻法，强刺激。寒性者可配合温针灸或隔姜灸。

2. 温针治疗　选主穴分两组：①关元、阳陵泉、阴陵泉、悬钟、太溪；②气海、足三里、丰隆、三阴交。配穴：随坏疽部位不同，在相近部位选择无创伤皮肤局部 1～2 个穴位作配穴。操作方法：患者仰卧，充分暴露穴位，用安尔碘及 75％酒精常规消毒，操作者手指及针具亦常规消毒。选用 28 号 2～3 寸华佗牌针灸针，快速进针，刺入一定深度后，行捻转手法，使局部有较强的酸、麻、胀感后停止行针。在针柄上插入 2 厘米清艾条，艾条与皮肤之间隔以阻燃物及隔热板，以防过热灼伤皮肤。艾炷由近皮端点燃，燃尽无火后换下 1 柱，每穴 3 柱。每日 1 次。

3. 穴位注射　穴位注射常用药物有维生素 B_1、维生素 B_{12}、胎盘组织液等。具体操作方法：①器械准备：2～5ml 注射器 1～2 支，6～7 号注射针头 2～4 枚，碘酒、酒精及消毒棉签适量。②操作程序，每次穴位注入维生素 B_1 注射液 100～200mg，维生素 B_{12}，250～500μg 或胎盘组织液 4～8ml。下肢取穴选足三里、三阴交、光明穴，上肢取穴选曲池、内关、外关穴。穴位选取后经碘酒、酒精常规消毒，消毒后，操作者左手拇、食二指固定穴位皮肤，右手将注射器垂直刺入皮肤，当患者有沉重得气感后，抽吸针畅无回血时再缓慢地注入药物后轻快拔出针头，揉压针孔片刻。穴位注射完毕，让患肢休息 10～20 分钟即可。隔 1 日注射一次，15 次为一疗程，每个疗程结束后中间休息 1～2 周，再酌情应用。

4. 水针 上肢取手三里、合谷、中渚；下肢取三阴交、太冲、解溪。药液选丹红注射液、丹参注射液等。方法：按水针操作常规，每穴注射 1～2ml，每日或隔日 1 次。

5. 耳针 取交感、皮质下、肾。方法：每次选用 1～2 对穴位，强刺激，亦可加用电针刺激，留针 30～60 分钟，每日 1 次。

八、磁 疗 法

应用具有磁性的物体进行物理性的治疗方法称为"磁疗法"。可选用医用磁片或者磁贴。治疗方法：在创面及肿胀部位，采用循经取穴，创面较大者采用圈围法，将磁片或者磁贴贴于取穴部位即可。经络是传导电磁波的通路，穴位是生物电流的触点和电磁场的活动点，如果对一定的电磁场的活动点施加外磁场的刺激，即可通过经络—电磁波的传导，使电磁波的动态平衡发生变化，达到调节机体内在变化的目的，从而促进了炎症的消退、渗出物的吸收以及坏死组织分离，起到了消炎、止痛、消肿的效果。

九、远红外线治疗

溃疡、创面经常规消毒后，将患者放置远红外线 50～80cm 处进行照射，每次照射 30 分钟，每日 1 次，治疗后伤口用灭菌纱布包敷。远红外照射方法对脓性分泌物不多、肉芽组织较为新鲜的创面治疗效果较好。远红外线这种热能进入组织后，可以直接参与组织代谢，因而且有扩张血管、促进组织再生、促使伤口愈合的作用，肢体缺血性疾病照射远红外是有益的。

十、空气压力治疗仪治疗

使用空气压力治疗仪进行治疗，适用于糖尿病足溃疡缓解期，急性期不建议使用。空气压力治疗仪可以改善肢体微循环，改善局部组织供氧，且从中医角度，可以刺激局部穴位，改善溃疡的供血供氧，促进组织的再生及修复，促进溃疡的愈合。

十一、自体血紫外线照射治疗

取患者静脉血 200ml，枸橼酸钠抗凝处理后置入特制的石英玻璃器内，放入血液辐射治疗仪内以紫外线照射，同时以 5～7L/min 流量充氧 15 分钟后回输，隔日 1 次，5 次为一疗程。共三个疗程。疗程间休息 4～6 天，总疗程 40～50 天。自体血紫外线照射治疗具有抗炎消菌，提高机体免疫功能，增强组织供氧，降低血黏度，改善微循环的作用。

十二、西药常规治疗

（一）基础疾病的治疗

控制血糖，重点降低心血管危险因素：戒烟、降压和调脂治疗，使用阿司匹林等。

（二）足溃疡的治疗

缺血性足溃疡的治疗

1. 扩血管、抗凝、溶栓、改善循环和微循环障碍　对于低位肢体管腔阻塞小于 50％ 的患者可使大血管及微循环疏通，使肢端血流通畅，坏疽局部血供有明显改善。抗血小板聚集、降低血黏度、改善微循环等方法是糖尿病足治疗的基本治疗。常用药物有：山莨菪碱、蝮蛇抗栓酶、前列腺素 E_1、川芎嗪等。

2. 高压氧治疗　高压氧能提高肢体经皮氧分压，改善人体血氧含量，有利于控制感染，促进创面愈合。

3. 球囊扩张和血管再造　球囊扩张和血管再造可以解除局部血管腔的狭窄，使病变处血管再通，直接改善患者的血供，对于缺血性糖尿病足的治疗有较好的效果。

4. 动脉重建术　动脉重建术是糖尿病坏疽患者大血管病变重要治疗方法之一。可使部分大血管病变引起的肢端坏疽免于截肢手术。但动脉重建术和血管介入治疗均有一定的适应证和禁忌证。对于大血管较好，膝以下小血管治疗效果较差。

5. 溃疡面覆盖修复术

（1）游离植皮术：是消灭创面最常用、简单有效的方法之一。

（2）皮瓣覆盖修复创面术：溃烂使骨、关节、韧带或者肌腱外露坏死等，不能用换药或者换药加游离植皮术覆盖修复创面时应该考虑皮瓣转位修复创面。

6. 细胞因子基因治疗　血管内皮细胞生长因子和肝细胞生长因子均有

强大的血管新生作用，可以促进缺血区形成良好的侧支循环，使坏疽血供得到明显改善。

神经性足溃疡的治疗

1. 营养神经治疗 常用药物有甲钴胺、神经生长因子、小牛血去蛋白提取物等，可促进神经的修复。

2. 生物力学在糖尿病足治疗中的作用 机械减压以减轻溃疡角化组织形成伴生物机械性压力的增加；全接触支具或其他支具技术——处理足底溃疡；暂时性足部保护；个体化的鞋垫和鞋；减少负重——限制站立和行走，用拐杖等。

3. 水化纤维 湿化疗法对慢性溃疡的愈合疗效显著，水化纤维有效率达 92%。

4. 真空封闭装置在糖尿病足的应用 溃疡经过外科清创处理后，每 48 小时更换真空封闭装置，与盐水纱布湿敷比较，创面的愈合时间明显缩短。

糖尿病足合并感染治疗

1. 局部处理 根据糖尿病足病变程度不同，其处理原则不同。病变 1～2 级应早期清创治疗，去除坏死组织。清创后创面换药根据创面特点选用抗生素稀释液纱条湿敷、胰岛素稀释液纱条湿敷或者维生素混合液纱条湿敷。

2. 抗感染治疗 早期选用有效抗生素，控制全身及局部感染，减少坏疽局部蔓延扩大甚至引起、毒血症、败血症的发生。

(1) 伴皮肤感染的浅表溃疡：清创以除去所有坏死组织，口服针对葡萄糖球菌和链球菌的抗生素。

(2) 深部（威胁肢体）感染：尽可能快的行外科引流（急诊），除去坏死组织或血运不好的组织，包括感染的骨组织。必要时血管重建；静脉给予广谱抗生素，以革兰氏阳性和阴性微生物，包括厌氧菌。

3. 去腐治疗 通过基础治疗及抗感染治疗，患者一般情况好转，感染控制，微循环得到改善，溃疡局部健康组织与坏疽界限比较明显时，可以逐渐清除坏死组织，去除所有失活组织和胖胬，全面暴露伤口，有利于充分引流脓液。

4. 生肌治疗 通过基础治疗和去腐治疗，患者伤口情况明显好转，坏死组织的炎性分泌物明显减少，新生肉也组织开始生长，此时可以用一些神经生长因子、血小板衍生生长因子等促进坏疽局部生肌作用。

5. 截肢 经过积极治疗仍发生坏疽者应行截肢手术，截肢部位要慎重估计局部循环后再做决定，应将已坏死并与健部界限清楚的肢体截去，选择确保良好的循环的高度。截肢术后的患者要给予康复治疗，帮助患者尽快利用假肢恢复行走。

【研究述评】

1. 糖尿病足是糖尿病在全身病变基础上出现的，以局部证候为主的难治性疾病，是跨学科的疑难病证，病因复杂，治疗困难，致残率高，严重影响患者生活质量。糖尿病足的治疗目前首要是提高糖尿病患者健康意识，积极控制血糖，防止外伤，尽量避免糖尿病足的发生，并定期进行足部自检，使足部溃疡发生后及时得到正确诊治也是预防本病恶化的关键。糖尿病足的治疗目前重点在于防，如何减少糖尿足的发生，做好患者健康教育，是关键环节。

2. 目前在糖尿病足的治疗上，中西各有其特长。临床上要根据糖尿病足的病变程度、病变性质采用综合治疗手段，才能达到较好的效果。本病在临床治疗当中要注意施行"五结合"方案：即中医和西医相结合、内科和外科相结合、全身和局部相结合、预防和治疗相结合、临床和实际相结合。现代医学随着病因病理研究的深入，临床的检查诊断方法渐趋成熟，对糖尿病足患者的病情诊断、疗效观察预后判断提供了科学依据。在治疗中，控制血糖、抗感染、改善循环、促进神经修复药物的运用、外科清创、血管重建、介入治疗等，在糖尿病的病情控制、糖尿病足的治疗等方面均有确切的作用，但在治疗过程中，由于药物的毒副作用或使用的禁忌证，以及外科、介入治疗的禁忌证等因素的影响，限制了在糖尿病足治疗过程中的使用，客观决定了对糖尿病足的治疗需要采用中西医结合的治疗方案。糖尿病足其病变的特殊性，决定其为多学科合作进行综合治疗的疾病。外科对局部详细规范的检查是对病情诊断、观察、预后的重要手段，外科的动脉重建术是治疗糖尿病肢端坏疽患者大血管阻塞的重要方法，当动脉明显狭窄及闭塞时，可行血管重建术、血管搭桥术、人工血管置换术；介入科的血管介入治疗，可以维持动脉血供，使组织缺血减轻或缓解。外科的局部清创、"蚕食"、去腐、引流等又是局部感染得到控制的保证和促进生肌的有效方法。而内科的基础治疗、营养神经、改善循环的药物治疗对疾病的控制为外科治疗打下基础。多学科的联合治疗才能保障糖尿病足的有效治疗。为了有效地控制病情及降低截肢率，对于糖尿病足患者，一般要求全身和局部治疗同时进行。全身治疗主要指内科治疗，但又必须是全身综合治疗，西医治疗手段主要有控制血糖，纠正代谢紊乱，改善神经和血管功能，合理选用抗生素，支持疗法等；中医则强调整体辨证，分期分型论治。局部治疗包括局部清创术，创面处理以及局部用药以改善微循环、促进疮面肉芽组织及上皮组织的生长。全身治疗与局部治疗是相辅相成的，局部治疗必须以全身治疗为基础，全身治疗又必须与局部治疗有机地结合。

3. 用中医外治法局部处理糖尿病足在糖尿病足的治疗中有突出特色以及较好临床疗效。临床经验证明，在常规消毒、清创、引流后，应用中医外治方药可以解决糖尿病足局部红肿、溃疡、化脓、腐烂等诸多问题，减少截肢率，帮助患肢形体、功能恢复。局部用药不受西药限制。中医外治有丰富剂型可供选择，根据糖尿病足各期灵活处方用药，使糖尿病足的局部治疗取得较好的疗效。通常中医外洗剂、散剂在糖尿病足清创期较常用，湿敷剂、膏剂则对肉芽生长较有利，能为伤口提供较适合的平衡湿润的环境。成熟的肉芽组织及温暖湿润光滑的创面是最终形成上皮的必要条件，因此，外用药物及敷料必须尽量保持创面适宜的湿润环境，中药外治药物及剂型的多样性和良好效果，使中药外治药物在局部处理这一环节上比西医外治药物更具有优越性。中医外治法应用较多为中药足浴治疗。中药足浴对于糖尿病足 0～Ⅱ级患者较为适用。但是要注意控制好水温，防止烫伤。局部的熏洗对局部创面和患肢情况的疗效都很好。散剂、膏剂也是临床常用于创面的换药治疗。散剂、膏剂局部敷药保持时间长，药力能直达病所，对创面的修复功效独特。一般说来，创面渗出液较多时，采用散剂吸附功能较好；创面渗出液少时，湿敷剂、膏剂较适合；对湿性坏疽，洗剂、散剂等剂型较适合，无破溃或干性坏疽熏洗、湿敷剂、膏剂较好。

4. 目前，糖尿病足的中医治疗研究仍以经验积累为主，尚缺乏大样本对照，研究结果也缺乏重复性，对各剂型外治的临床适应证和副作用研究较少。因此我们应加强基础实验研究，努力创建能被医学界所接受的糖尿病足动物模型，便从生物化学、细胞生物学甚至分子生物学等深层次、多角度地探讨本病的发生机制及中医药作用机制，为本病的深入研究奠定基础。因此，很有必要总结临床上的研究成果，并结合前人经验，运用现代实验手段加以阐释，为临床提供更广阔的研究思路和科学依据。今后，还应继续发掘中医古籍中有关"消渴"、"疮疡"、"痈疽"等病症的治疗经验，深化对糖尿病足中医辨治的认识，筛选出更有效的方药、剂型，进一步发扬中医在糖尿病足内外治的优势。

【主要参考文献】

1. 奚九一，李真，范冠杰，等. 糖尿病中医防治指南糖尿病足［J］. 中国中医药现代远程教育，2011，19（9）：140-145.
2. 刘新民，齐今吾，杨晓凤. 内分泌疾病鉴别诊断与治疗学［M］. 北京：人民军医出版社，2009：618-627.

3. 李晶晶，范冠杰，罗广波，等. 糖足方治疗糖尿病足临床疗效观察 [J]. 辽宁中医杂志，2006，33（8）：958-959.

4. 张宝华，何长杰. 唐汉钧教授中西结合治疗糖尿病足溃疡经验 [J]. 陕西中医，2003，4（9）：823-824.

5. 方豫东，曹烨民，吴伟达，等. 奚氏清法治疗糖尿病足筋疽187例 [J]. 中国中西医结合外科杂志，2008，4（1）：68-69.

6. 范冠杰，罗广波，唐咸玉. 糖尿病足研究的"五结合"方案 [J]. 广西中医药，2001，24（5）：1-3.

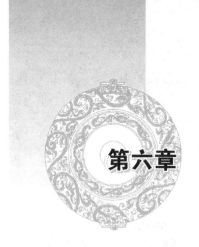

第六章　糖尿病性胃轻瘫

　　糖尿病性胃轻瘫是糖尿病的常见消化道并发症之一，又称为糖尿病胃麻痹或胃潴留，指在发病学上与糖尿病相关、并不伴有机械性梗阻的胃动力障碍疾病。患者可有纳呆、食后腹胀、呃逆、嗳气、上腹不适感等典型临床症状。据相关文献报道大约有40％～75％的糖尿病患者有早期胃轻瘫表现，有明显症状者占10％。本病不仅影响糖尿病患者的生活质量，而且影响糖尿病患者血糖的稳定。

　　中医认为本病属于消渴病的变证，古代中医学没有糖尿病性胃轻瘫相应的病名，根据其典型症状归属于中医"痞满"、"腹胀"、"反胃"等病症。如《诸病源候论》记载："诸痞者，营卫不和，阴阳隔绝，脏腑痞塞而不宣，故谓之痞，"明代孙一奎在《赤水玄珠》一书中提到消渴"载身不起，饮食减半，神色大瘁"、"不能食者必传中满鼓胀。"这些体现了消渴病日久，出现饮食减少，身体枯瘦的表现，说明中医学早在明代就发现糖尿病并发胃轻瘫的临床事实。2012年，国家中医药管理局医政司印发的《24个专业104个病种中医诊疗方案》中正式将糖尿病性胃轻瘫中医病名命名为"消渴病胃痞"并发布推广使用。近年来，中医中药治疗消渴病胃痞简、便、廉、验、毒副作用小的优势日趋明显，无论是内科辨证治疗，还是针灸、中药热奄包外敷等特色疗法均取得显著的临床疗效，尤其在改善临床症状方面有其独特优势。

【病因病机】

一、中　医

（一）病因

　　消渴病患者因长期饮食不节、情志失调等因素可引起中焦气机不利，脾胃升降失职而发生本病。

1. 饮食不节　长期饮食不节，暴饮暴食或过食肥甘厚腻，脾胃损伤，不能运化水谷，以致痰湿水饮内生，痰湿中阻，中焦气机不利，升降失调而致。

2. 情志失调　消渴病迁延不愈，长期过度精神紧张，如抑郁恼怒，肝气郁滞，失于疏泄，横逆乘脾犯胃，以致脾胃升降失常，或忧思伤脾，脾气受损，运化不利，胃腑失和，气机不畅而致。

（二）病机

消渴病胃痞病机是以消渴日久，脾胃虚弱，运化失职，中焦气机不利为关键，病理因素为气滞、痰湿、血瘀。脾胃为后天之本、气血生化之源，脾主运化，胃主受纳，在食物的消化及水谷精微的吸收与输布方面有重要的作用。如《景岳全书·脾胃》中提到："胃司受纳，脾主运化，一运一纳，化生精气。"脾胃相合则水谷纳运相得、气机升降相因、阴阳燥湿相济。肝主疏泄，调节脾胃气机。肝气条达，则脾升胃降，气机调畅。所以本病病位主要在脾、胃，并涉及肝。

消渴病胃痞是消渴病的变证，其病理性质不外虚实两类，实即实邪内阻，可因饮食不节，痰湿中阻，导致脾胃运化失职，中焦气机阻滞，升降失司而出现痞满；或肝郁气滞，横逆乘脾犯胃，气机不畅而致；或病久入络，血脉瘀阻，中焦气机阻滞而致。虚为脾胃虚弱，阴亏是消渴病发生的根本；气虚是迁延不愈的关键。消渴日久，正气日渐消耗，损伤脾胃，或素体脾胃虚弱，而致中焦运化无力；湿热之邪或肝胃郁热伤阴，阴亏更甚，阴津伤则胃失濡养，胃阴亏虚，和降失司而成虚痞。消渴病胃痞的发生与脾虚不运、升降无力相关，脾胃虚弱，易招致病邪内侵，形成虚实夹杂、寒热错杂之证。

二、西　医

目前，糖尿病性胃轻瘫的发病机制尚不十分明确，普遍认为与自主神经病变、高血糖、胃肠道激素失调、微血管及胃肠道平滑肌病变、Cajal间质细胞异常、幽门螺杆菌感染等因素相关。

【临床表现】

一、症　状

主要表现为餐后上腹部饱胀、早饱、恶心、嗳气、模糊不清的上腹不适感，严重者可致频繁呕吐、体重下降、营养不良等。症状可能是短期或间歇的。部分患者可无明显的临床症状，仅表现为血糖控制不良。

二、体　　征

消渴病胃痞多无明显体征，有时可表现为上腹部轻压痛。

【辅助检查】

一、常 规 检 查

血、尿、大便常规及潜血，肝肾功能及肿瘤标志物等，目的排除器质性病变。

二、特 殊 检 查

胃镜检查排除食管炎，胃、十二指肠溃疡、糜烂、肿瘤及其他器质性病变。

三、胃排空检测方法

1. 胃固体消化性食物排空测试（放射性同位素胃排空扫描）　进食硫化锝99标记的低脂鸡蛋，2小时胃排空超过50%为正常，2小时胃排空低于50%或胃排空延迟为进食后4小时超过10%的胃内容物残留可诊断为胃轻瘫。放射性同位素胃排空扫描是诊断糖尿病性胃轻瘫金标准。

2. 标准试餐加钡条X线摄片法　患者禁食12小时后，次日清晨进标准试餐（方便面80g，火腿肠50g，加水200ml，5分钟内服完），进餐同时分次将20根小钡条（长10mm，直径1mm，质量20mg）吞服，餐后禁饮禁食禁卧，4小时后拍摄仰卧位腹部平片，计算胃内残留钡条数目。餐后胃排空率（%）＝（20－胃内残留钡条数）/20×100%。2小时胃排空超过50%为正常，2小时胃排空低于50%或胃排空延迟为进食后4小时超过10%的胃内容物残留可诊断为胃轻瘫。

3. 放射性核素呼气试验　将^{13}C或^{14}C与中链甘油三酯结合后作为标记物与食物混合成试验餐，收集受检者呼出气体样本，通过放射性核素比值质谱仪或激光红外线光谱仪检测样本中CO_2含量，依此推断胃排空时间。

4. 超声检查　在进食液体实验餐后，用超声仪检测胃形态、体积变化，依据一定计算方法确定胃排空速度，该检查也可排除肝、胆、胰等脏器病变。

5. 胃电图　通过在腹部放置体表电极来检测胃平滑肌活动的非侵入性

检查。通过主频率、主功率、正常胃电节律百分比、胃动过缓和胃动过速百分比，以及餐后/餐前的功率比等指标变化判定是否存在胃节律紊乱、胃排空延迟现象。

6. 肠压力测定　利用放置在消化道不同部位的多导管灌注系统及压力传感器来测知胃肠各部位的压力变化，并描出图形。

【诊断与鉴别诊断】

一、诊断标准

1. 有明确糖尿病病史，伴或无餐后上腹饱胀、早饱、纳呆、嗳气、恶心呕吐、模糊不清的上腹不适感或体重下降、营养不良等。

2. 上消化道钡餐或胃镜等检查，除外消化道器质性病变和其他全身性疾病。

3. 放射性同位素胃排空扫描或标准试餐加钡条 X 线摄片法检查可见胃固体排空迟缓。

二、鉴别诊断

1. 西医　可与功能性消化不良、慢性胃炎、胃下垂等疾病相鉴别。
2. 中医　主要与鼓胀、胃痛、结胸等疾病相鉴别。

【治疗】

一、基础治疗

1. 饮食调摄　控制总热量，避免饱餐；适量限制纤维素的摄入；少食多餐，最好将固体食物匀浆化，或以半流质食物为主。

2. 生活起居　根据患者的血糖水平和并发症情况制定相应的运动类型和强度，运动时间 15～30 分钟/次，运动强度应达到靶心率。

3. 控制血糖　把血糖控制在理想范围内是防治本病的基础，因为胃排空延缓，不能将食物与药物以正常速度排出，从而引起血糖控制不稳定，建议停用口服药，使用胰岛素治疗。

4. 心理治疗　消渴病属于身心疾病，加强对糖尿病性胃轻瘫患者的教育和心理治疗，对减轻患者症状，改善病情有重要意义。

二、辨证论治

糖尿病性胃轻瘫病机为消渴日久，脾胃虚弱，运化失职，中焦气机不利。病理因素为气滞、痰湿、血瘀。治疗以健脾益胃、行气消痞、和胃降逆为总则。根据其虚实，实者泻之，虚则补之，虚实夹杂者应消补并用，扶正重在补气健脾，滋阴养胃；祛邪可用除湿化痰、理气消滞，活血祛瘀等法。参照2012年，国家中医药管理局医政司印发的《24个专业104个病种中医诊疗方案》本病主要证型如下：

1. 肝胃不和

主症：胃脘胀满，胸闷嗳气，心烦易怒，善太息，大便不畅，得嗳气、矢气始舒，口干微苦。舌质淡红，苔薄黄，脉弦。

治法：疏肝和胃，理气消滞。

方药：柴胡疏肝散合丹参饮加减。柴胡、陈皮、芍药、枳壳、川芎、香附、炙甘草、丹参、檀香、砂仁等。

2. 脾胃虚弱

主症：脘腹满闷，时轻时重，喜热喜按，纳呆便溏，神疲乏力，少气懒言，语声低微。舌质淡，苔薄白，脉细弱。

治法：补气健脾，升清降浊。

方药：香砂六君子汤加减。木香、砂仁、党参、白术、茯苓、炙甘草、陈皮、半夏等。

3. 痰湿中阻

主症：脘腹痞塞不舒，胸膈满闷，头晕目眩，胸闷不饥，身重困倦，呕恶纳呆，口淡不渴，小便不利。舌苔白厚腻，脉沉滑。

治法：祛湿化痰，顺气宽中。

方药：二陈汤合平胃散加减。法半夏、陈皮、茯苓、苍术、厚朴、甘草、生姜、大枣等。

4. 胃阴亏虚

主症：脘腹痞闷，嘈杂，饥不欲食，恶心嗳气，口燥咽干，大便秘结。舌红少苔，脉细数。

治法：滋阴养胃，行气消痞。

方药：益胃汤加减。沙参、麦冬、生地、玉竹等。

5. 寒热错杂

主症：胃脘痞满，但满不痛，嗳气反酸，嘈杂，恶心呕吐，肠鸣腹胀，不思饮食，倦怠乏力。舌淡苔腻或微黄，脉弦细。

治法：寒热平调，消痞散结。

方药：半夏泻心汤加减。半夏、干姜、黄连、黄芩、人参、大枣等。

兼证：

1. 兼气滞

主症：胸胁、脘腹胀闷疼痛，时轻时重，时作时休，或走窜不定，胀痛可随嗳气、肠鸣、矢气而减，舌淡苔薄白，脉弦。

治法：理气解郁。

方药：配合四逆散、四磨汤等。

2. 兼痰阻

主症：形体肥胖，胸脘满闷，或呕吐痰涎，或咳嗽有痰，肢体困重，舌苔白腻，脉滑。

治法：化痰除湿。

方药：配合二陈汤、温胆汤、半夏白术天麻汤等。

3. 兼血瘀

主症：胃脘部刺痛，痛有定处，尤以夜间为甚，唇舌紫黯，舌质黯，有瘀斑，舌下脉络青紫迂曲，苔薄白，脉弦或沉而涩。

治法：活血化瘀。

方药：配合桃红四物汤、丹参饮、失笑散等。

三、特 色 专 方

1. 养胃汤 北沙参 10g、石斛 10g、炒当归 10g、绿萼梅 10g、炒山药 10g、麦门冬 15g、百合 15g、杭白芍 15g、木蝴蝶 6g、甘草 5g。每日 1 剂，水煎服。本方为国医大师徐景藩治疗慢性胃病验方，有滋阴养胃功效，适合用于本病胃阴亏虚者。

2. 消胀方 运用敷脐法辨证结合消胀方治疗消渴病胃痞疗效显著，用药 1 次有效者占 60%，80% 以上者用药 1~3 次腹胀消失。

（1）肝胃不和者：用消胀 1 号：苍术、柴胡、薄荷、枳实各等份为末，用黄酒调糊贴脐。

（2）脾胃虚弱者：用消胀 2 号：苍术、黄芪、干姜、陈皮、枳壳各等份为末，生姜汁调糊敷脐。

（3）痰湿中阻者：用消胀 3 号：苍术、陈皮、厚朴、白豆蔻各等份为末，用鲜藿香汁或姜酊调糊敷脐。

（4）不能分型者：可用苍朴消胀 4 号方（通用方）：苍术、厚朴、枳实各等分，冰片少许为末，温水调糊敷脐。

操作方法：外用胶布固定，每日更换 1 次。

四、中 成 药

1. 木香顺气丸　由木香、砂仁、香附（醋制）、槟榔、甘草、陈皮、厚朴（制）、枳壳（炒）、苍术（炒）、青皮（炒）等组成。口服，每次 6～9g，每日 2～3 次。功效：理气止痛，健胃化滞。用于肝胃不和型。

2. 逍遥丸　由柴胡、当归、白芍、白术（炒）、茯苓、炙甘草、薄荷、生姜。口服，一次 8 丸，一日 3 次。功效：疏肝健脾。适用于肝胃不和型。

3. 香砂养胃丸　由木香、砂仁、白术、陈皮、茯苓、半夏（制）、香附（醋制）、枳实（炒）、豆蔻（去壳）、厚朴（姜炙）、广藿香、甘草组成。口服，浓缩丸一次 8 丸，一日 3 次。功效：温中和胃。适用于脾胃虚弱证。

4. 二陈丸　由陈皮、半夏（制）、茯苓、甘草等组成。辅料为：生姜。口服，一次 9～15g，一日 2 次。功效：湿化痰，理气和胃。适用于痰湿中阻证。

5. 枳术宽中丸　由白术（炒）、枳实、柴胡、山楂等组成。饭前服用。一次 3 粒，一日 3 次，疗程为 2 周。功效：健脾和胃，理气消痞。适用于痰湿中阻型患者。

6. 养胃舒颗粒　由党参、陈皮、黄精（蒸）、山药、玄参、乌梅、山楂、北沙参、干姜、菟丝子、白术（炒）组成。开水冲服，一次 1～2 袋，一日 2 次。功效：滋阴养胃。适用于胃阴亏虚证。

7. 乌梅丸　乌梅 300 枚，细辛 84 克，干姜 140 克，黄连 224 克，当归 56 克，附子 84 克，蜀椒 56 克，桂枝 84 克，人参 84 克，黄柏 84 克。上十味，各捣筛，混合和匀；以苦酒渍乌梅一宿，去核，蒸于米饭下，饭熟捣成泥，和药令相得，纳臼中，与蜜杵二千下，丸如梧桐子大。空腹时饮服 10 丸，一日三次，稍加至 20 丸。适用于寒热错杂证。

8. 中成药注射剂　根据病情可辨证选用中药注射剂以辅助治疗。临床辨证夹瘀者可选用血栓通注射液、疏血通注射液等活血化瘀之剂；脾胃虚弱、气虚甚者可选用黄芪注射液、参脉针、生脉注射液等益气养阴之剂。

五、外治特色疗法

1. 针灸治疗　依照"盛则泻之，虚则补之，热则疾之，寒则留之，陷下则灸之"的基本理论原则，分型施治。

主穴：足三里、内关、中脘、胃俞、三阴交等。

配穴：胃脘胀满者配阳陵泉、太冲以疏调胃气；脾胃虚弱配气海、关元、三阴交；呃逆配膈俞降逆止呕；恶心、呕吐配合谷；肝胃不和配曲池、阳陵泉、太冲；胃中虚寒配上脘，并灸命门、关元；热邪犯胃配合谷以泻热；痰浊上逆配丰隆以化痰饮；饮食积滞配下脘。

操作：足三里平补平泻，留针 30 分钟，内关、中脘用泻法，胃俞、三阴交用补法，配穴按虚补实泻法操作；虚寒者可加用艾灸。呕吐发作时可在内关穴行强刺激并持续运针 1～3 分钟。脾胃虚弱留针期间行艾条灸气海、关元、中脘、足三里。10 次为 1 疗程。

2. 耳穴

取穴：脾、胃、肝、胰、神门、小肠、大肠、内分泌、糖尿病穴、三焦、皮质下。

操作：用 0.3cm×0.3cm 胶布将王不留行籽贴压固定于上述耳穴。

方法：每穴、每次按压 50 次，每天按压 3 次。轻手法，但是要求有酸、麻、胀、发热感觉。2 日换贴 1 次，双耳交替进行。

3. 穴位注射疗法　该法是通过针刺的机械刺激和药物的药理作用，激发经络穴位以加强疗效的一种治疗手段。

临床常用药物有：黄芪注射液、红花注射液、甲氧氯普胺、甲钴胺、维生素 B_1、维生素 B_{12} 等。

穴位取：足三里、背俞穴、梁丘、内关等。

操作方法：操作者应进行无菌操作，首先局部皮肤常规消毒后，使用 10ml 注射器一副，用无痛快速进针法。进针后上下缓慢提插，刺到反应点，探到酸、麻、胀等特殊反应后，再回抽针心，如无回血即可注射药物。下肢及腰部肌肉丰厚处可注射 2～5ml，四肢肌肉较薄处可注射 0.5～1ml，可根据药物的浓度和病情施以刺激的强弱，或酌情增减。注射速度一般以中速为宜，慢性虚弱患者，应轻刺激缓慢注射。根据病情一般 1～3 日注射 1 次，10 次为 1 疗程，每疗程结束后休息 1 周，应适当轮换穴位。

4. 电针

取穴：可参照针灸疗法，根据患者病情，临床辨证取穴。

时间：通电 15～20 分钟，每日 1 次，10 次为 1 个疗程。

操作方法：常规穴位消毒，平补平泻，针刺得气后接上脉冲电流，电流温度视各人情况而定。

5. 推拿按摩

(1) 患者取仰卧位，在胃脘部环行按摩 10～15 分钟，然后按揉中脘、气海、天枢、关元、足三里、阳陵泉、三阴交均 50 次，每日 1 次。

(2) 患者取俯卧位，循足太阳经下至三焦按擦 5～10 遍，然后按揉肝、脾、三焦、肾俞 5 分钟。

(3) 患者取坐位，取肩井、内关、合谷、足三里，用一指禅法，然后搓抹两胁，由上而下往返数次，胃脘灼痛，嗳气加内庭、太冲；食滞按大肠俞、脾俞、胃俞、八髎、足三里，并顺时针摩腹，肝胃不和以一指禅自天突向下至中脘穴治疗。脾胃虚弱取大椎、脾俞、胃俞、揉气海、关元、足三里。也可自行按摩，以双手拇指按揉双侧足三里穴，顺时针逆时针方向各揉50次，使局部有酸、麻、胀感为宜。

6. 中药热奄包或封包治疗　脾胃虚弱者，予吴茱萸250g外敷中上腹部温中补虚；气滞湿阻者，予川朴250g外敷中上腹部行气燥湿；兼有上述情况者，可予吴茱萸150g、川朴150g合用以加强补益脾胃，行气燥湿之功。食积气滞者，予莱菔子250g外敷中上腹部行气消食。每次热敷时间为30分钟，每日1～2次。

7. 红外线治疗

取穴：关元、中脘及两侧天枢。

时间：每次15～20分钟，每日1～2次，7～10天为1疗程。

8. 中药离子导入法

离子导入液：红花、黄芪等药物水煎剂。

时间：每次30分钟，每日1次，10天为1疗程。

操作方法：使用离子导入仪，将中药导入液滴于棉垫上，套在锌片外，放置于备穴，沙袋压覆，输出频率视各人情况而定。

9. 低频脉冲电疗法

取穴：中脘、关元及两侧天枢。

时间：每次15～20分钟，每日1～2次，7～10天为1疗程。

频率：视各人情况而定。

以上特色疗法可根据患者病情及经济条件适当选用1～2种疗法作为辅助治疗，临床可收到事半功倍的效果。

六、西药常规治疗

把血糖平稳地控制在理想水平是防治本病的基础。饮食以少食多餐和低脂为宜，呕吐频繁者注意纠正水、电解质失衡。呕吐者，予止吐、促动力药，如甲氧氯普胺（胃复安、灭吐灵）是中枢、外周多巴胺受体拮抗剂，多潘立酮是外周多巴胺-2受体拮抗剂，可阻断化学感受器触发区的多巴胺受体，发挥止吐活性，能增加食管下括约肌张力，加强胃的收缩，提高胃排空力，协调胃、十二指肠运动，防止胆汁反流。西沙比利、莫沙必利，是5-HT$_4$受体激动剂，可刺激肌层神经丛肠胆碱能神经元释放乙酰胆碱，从而促进胃肠道蠕动，加强胃与结肠排空，对糖尿病性胃轻瘫与糖尿病性便秘确有疗效。红霉素是胃动素受体激动剂，能够刺激胃肠动力，空腹时能引起胃窦Ⅲ相消化间期移行性复合运动的强烈收缩，餐后刺激胃窦收缩，从而促进胃排空。除此之外,体内胃电起搏、体外胃电起搏及手术治疗也为治疗糖尿病性胃轻瘫的方式。

【研究述评】

1. 中医药治疗消渴病胃痞优势明显　糖尿病性胃轻瘫西医内科治疗主要用止吐,促动力药改善糖尿病性胃轻瘫的症状,增加胃运动功能,主要有多巴胺受体拮抗剂如(甲氧氯普胺、多潘立酮),胆碱能激动剂如(西沙比利、莫沙比利),及红霉素等,往往存在停药后症状易反复,药物长期服用具有一定副作用如锥体外系综合征、严重心律失常、菌群紊乱等缺点。而西沙比利因对心脏有负极化影响而易导致严重心血管事件,在部分国家已禁用。中医药辨证治疗消渴病胃痞有效率达93%以上,疗效肯定。开展中医特色研究,将大大丰富治疗消渴病胃痞的治疗手段,而且中医特色外治疗法作用迅速,简、便、廉、验,易学易用,容易推广,使用安全,具有明显优势。

2. 非药物疗法在改善症状方面疗效显著　中医特色疗法在改善纳呆、食后腹胀、胸胁满闷等临床症状上有较明显优势。近年来,在它作用机制方面的研究也取得了一定的成果,这为临床开展特色诊疗项目提供了有力的证据。针灸、耳穴疗法等均通过对相应穴位的刺激感应加快胃排空速度,改善胃节律紊乱。针刺中脘穴,能够刺激腹腔神经丛及腹腔神经节,可使交感神经兴奋,同时可刺激脏器内的迷走神经分支,通过感传作用调整胃肠消化系统的生理功能。针刺足三里,可以使胃窦面积增大,有消除幽门螺杆菌的作用。

3. 中西合璧、优势互补、协同增效　现今临床上经常使用的中西医结合方法,就是将临床医学的传统内科药物治疗与中医特色疗法相结合,或与中药汤剂相结合治疗本病,即针药结合或中西药物联合,均使患者能够快速改善症状,减轻痛苦,提高生活质量。如孙成芝等治疗糖尿病性胃轻瘫40例,治疗组予多潘立酮并配合针刺治疗,对照组单用多潘立酮治疗,结果治疗组总有效率90.0%,对照组总有效率75.0%。邱英明等用半夏泻心汤加味联合西沙比利治疗糖尿病性胃轻瘫35例,对照组30例单用西沙比例。治疗结果:治疗组总有效率91.43%,对照组总有效率70.0%,治疗组总有效率明显高于对照组。

4. 消渴病胃痞诊疗评价体系有待完善提高　目前,对糖尿病性胃轻瘫的中医研究及临床特色疗法的开展仍有许多不足,糖尿病性胃轻瘫临床治疗研究中缺乏科学的疗效判定方法,不能细化体现出中医药优势,致使研究结论难以令人信服。同时糖尿病性胃轻瘫发病隐匿，临床诊断上易与其他消化系统疾病相混淆，漏诊率高。中医特色疗法如低频脉冲电治疗、中药热奄包外敷等缺乏严格规范流程，可因操作者个人因素如不熟悉流程、未掌握手法要领等，致使患者出现烫伤、神经损伤等意外事件，从而影响临床疗效。针灸、电针、穴位注射等方法治疗本病临床疗效虽被肯定，但临床研究多根据穴位特性选穴治疗，未形成系统的针灸处方等。这些问题是我们目前面临的亟待解决的问题，所以今后对于糖尿病患者，我们应积极完善胃排空试验等糖尿病性胃轻瘫筛查措施，以达到早诊断、早干预的目的。我们应建立多学科的协作关系，规范、优化具有中医特色的治疗方案，并进一步设计和完成符合现代循证医学多中心、大样本、随机对照的临床研究及针对药物作用机制的基础研究，使中医药在治疗糖尿病性胃轻瘫上发挥更大的优势。

【主要参考文献】

1. 周仲瑛．中医内科学［M］．北京：中国中医药出版社，2003：207-214．

2. 庞国明．当代中药外治临床大全［M］．北京：中国中医药出版社，1991：49-50．

3. 阎清海，庞国明．中国中西医专科专病临床大系·胃肠病诊疗全书．［M］．北京：中国医药科技出版社，2000：300-311．

4. 迟家敏．实用糖尿病学［M］．北京：人民卫生出版社，2009：549-550．

5. 庞国明．糖尿病中医防治指南［M］．北京：中国中医药出版社，2007：25．

6. 郝明强．实用糖尿病诊疗与调养［M］．北京：中国医药科技出版社，2003：443．

7. 洪文旭，洪泠，姚永平，等．徐景藩诊治胃肠病经验述要［J］．实用中医药杂志，2002，18（6）：37．

8. 夏丽芳，郭敏．低频电脉冲治疗糖尿病胃轻瘫的效果［J］．中华现代护理杂志，2010，16（35）：4279-4281．

9. 刘晓琳，赵连皓．四磨汤加减治疗糖尿病胃轻瘫30例［J］．陕西中医，2011，32（6）：701-702．

10. 赵容莱．功能性胃肠病中医诊治与调理［M］．北京：人民军医出版社，2006：153．

11. 黄碧群．针刺足三里对胃窦面积的超声观察［J］．上海针灸杂志，2001，20（1）：8．

12. 孙成芝，何成邦．针刺治疗糖尿病性胃轻瘫疗效观察［J］．军医进修学院学报，2010，31（8）：790-792．

13. 邱英明，单敬文，胡天赤．半夏泻心汤加味治疗糖尿病胃轻瘫35例［J］．福建中医药，2004，35（5）：25．

第七章　糖尿病自主神经病变排汗异常

糖尿病自主神经病变排汗异常中医称为消渴汗症，是消渴病的常见并发症之一，其主要临床特征为白昼时时汗出，动则益甚或寐中汗出，醒来自止。可伴气短乏力、口干多饮、五心烦热、腰膝酸软、头晕耳鸣、神疲懒言等症。其发病机制目前尚未完全清楚，普遍认为其为交感神经催汗纤维受损所致。糖尿病自主神经病变排汗异常属中医"汗证"范畴，依临床表现可分为"自汗"与"盗汗"两种，2012 年国家中医药管理局颁布的《24 个专业 105 个病种中医诊疗方案》中将本病中医病名正式确定为"消渴汗症"。

古人对汗证早有认识，《内经》即对汗的生理及病理已有相当准确的记述，如提出汗液为血液所化生，为心所主。汗液的正常分泌靠人体阴阳之平衡，气血之旺盛、营卫之和谐，心气的推动、脾气的运化、肾气的主宰、肺气的敷布和三焦阳气的温煦和流通。汗液能充身泽毛，具有疏通腠理、载邪外出、调理气血、调和营卫、清除废秽、保持机体阴阳相对平衡的作用。正常汗出为微微汗出，活动时有汗，静止时无汗或少汗，并且不伴有任何病态症状，是机体阴阳相对平衡的表现。消渴汗症则由于人体腠理不固，汗液外泄失常所致。自汗多见于气虚证，因气虚不能固护肌表，玄府不密，津液外泄，故见自汗。盗汗多见于阴虚证，因阴虚阳亢而生内热，入睡则卫阳由表入里，肌表不固，内热加重，蒸津外泄而汗出；醒后卫阳由里出表，内热减轻而肌表得以固密，故汗止。若气阴两虚常自汗、盗汗并见。

【病因病机】

一、中　医

消渴汗症其主要病机是以气虚、阴虚为本，腠理不固、阴津不敛、津液外泄所致。2012 年国家中医药管理局颁布的《24 个专业 105 个病种中医诊疗方案》中将本病分为以下证候：

1. 营卫不和　自汗为主，兼见恶风，周身酸楚，或背部汗出畏风、汗后背部凉感畏风，或半身或局部汗出。舌质淡，苔薄白，脉缓。

2. 气虚不固　自汗为主，动辄加重，伴气短乏力，神疲懒言，易于感冒。舌质淡，苔薄白，脉沉细无力。

3. 气阴两虚　自汗或盗汗，或两者兼见，气短乏力，口干多饮，五心烦热，腰膝酸软，头晕耳鸣，神疲懒言。舌质淡，苔薄白，脉沉细或细数。

4. 阴虚火旺　盗汗为主，口干多饮，五心烦热，腰膝酸软，头晕耳鸣，舌质红，少苔，脉细数。

二、西　医

消渴汗症属糖尿病自主神经病变，确切发病机制尚不完全清楚，高血糖是导致糖尿病自主神经病变发生的主要原因，是多因素共同作用的结果，由于交感神经催汗纤维受损，出现体温调节与出汗异常。汗腺由胆碱能交感神经支配，糖尿病患者由于高血糖导致神经营养障碍和变性，神经节段性脱髓鞘以及超氧化物歧化酶降低，其支配的汗腺不能分泌汗液，出现排汗异常，影响生活质量。

【临床表现】

一、症　状

白昼时时汗出，动则益甚或寐中汗出，醒来自止。可伴气短乏力、口干多饮、五心烦热、腰膝酸软、头晕耳鸣、神疲懒言等症。

二、体　征

触诊有汗出。

【辅助检查】

1. 对热反应　Knnedy 用匹罗卡因离子透入法，刺激出汗后计算汗滴压痕；

2. Low 提出更为精确的定量催汗轴突反射实验（QSART）检查；

3. 交感神经皮肤反应（SSR）通过刺激传入末梢神经并经传出交感神

经无髓鞘细胞纤维的汗腺反应，汗腺反应为"体性"—交感神经反射。消渴汗症与健康人相比，振幅小，潜时变延长。

【诊断与鉴别诊断】

一、诊 断 标 准

参考中华医学会糖尿病分会（《中国糖尿病防治指南·糖尿病自主神经病变汗腺疾病》2010 年）。目前尚无统一诊断标准，主要根据相应临床症状和特点及功能检查进行临床诊断，为排他性诊断。

①有明确的糖尿病病史；②在诊断糖尿病时或之后出现的神经病变；③白昼时时汗出，动则益甚；精神紧张时汗出过多；进食时汗出过多；睡眠时汗出过多，醒来自止；④排除其他病变如肺结核、甲状腺功能亢进、低血糖、脑垂体病变及脑血管病变引起的中枢性出汗患者。

二、评 价 标 准

以汗出及伴随症状计分为疗效评价标准。

痊愈：汗出等症状完全消失（治疗后计分降至 0 分）。

显效：汗出等症状明显减轻（治疗后计分较治疗前计分减少≥70％）。

有效：汗出等症状减轻（治疗后计分较治疗前计分减少≥30％）。

无效：汗出等症状无改善或加重（治疗后计分较治疗前计分减少≤30％）。

三、评 价 方 法

采用《中医四诊资料分级量化表》进行评价

	症状	轻	中	重
主要症状	自汗	中度体力活动后汗出明显增多	轻度体力活动后汗出明显增多	静止时汗出即明显增多
	盗汗	入睡后或觉醒时局部有少量汗出	入睡后或觉醒时额部、胸腹部或后背部明显汗出	入睡后或觉醒时周身汗出或大汗淋漓，甚至浸透衣被
次要症状	气短乏力	日常活动中偶有	介于两者之间	稍有活动即感气短乏力
	神疲懒言	日常活动中偶有	介于两者之间	稍有活动即有
	五心烦热	偶有（每周1～2次）	经常（每周2次以上）	反复（每天都有发作）

续表

症状		轻	中	重
次要症状	腰膝酸软	偶有，不影响活动	较明显，活动减少	症状明显，不欲活动
	头晕耳鸣	偶感（每周 1～2次）	经常（每周 2 次以上）	反复（每天都有发作）
	口干多饮	自感口干、多饮，饮水即解	自感口干、多饮，饮水可解	自感口干、多饮，饮水不解
舌象	舌质	淡、红、黯红少津（若有打钩） 其他（如实记录）：		
	舌苔	薄白、少苔、无苔（若有打钩） 其他（如实记录）：		
	舌体	胖大、边有齿痕（若有打钩） 其他（如实记录）：		
	舌下脉络	青紫（若有打钩） 其他（如实记录）：		
脉象	脉象	浮、细、细数、弱（若有打钩） 其他（如实记录）：		

注：主要症状计分方法为：无：0分，轻：2分，中：4分，重：6分；次要症状计分方法为：无：0分，轻：1分，中：2分，重：3分。

四、鉴 别 诊 断

1. 西医　应与其他原因引起的出汗异常如肺结核、甲状腺功能亢进、低血糖、脑垂体病变及脑血管病变引起的中枢性出汗患者相鉴别。

2. 中医　主要是与非消渴病性自汗、盗汗等疾病相鉴别。

【治疗】

一、基 础 治 疗

1. 内科基础治疗　选择适当的降糖药物，稳定血糖。

2. 生活起居调理　消渴汗症患者极易着凉感冒，在治疗期间，起居环境的好坏，直接影响其疗效。本病患者宜在阳光适度，空气清新，整洁安静的环境下活动，出汗时应及时更换衣服，注意保暖、防止感冒。

3. 情志调理　情志失调是消渴汗症的病因之一，患病之后，患者极易产生紧张、恐惧、焦急等情绪，直接影响疗效，因此，医者应多关心患者，经常与之谈心，使其了解所患疾病的发生发展规律，使其正确对待疾病，增强患者的治疗信心。

4. 饮食调护　消渴汗症患者宜食清淡、富含营养之品，忌食肥甘厚味及辛辣刺激之品，禁食含糖较高之物。口渴甚者，可用鲜芦根或天花粉、麦冬、淮山药、葛根等煎水代茶饮；气虚不固者宜饮红枣乌梅汤；阴虚火旺者宜饮生地玉竹汤；气阴两虚者宜食山药枸杞粥；阴损及阳者，可食用韭菜鲜虾粥。

二、辨 证 论 治

消渴汗症其主要病机是以气虚、阴虚为本，腠理不固、阴津不敛、津液外泄为共同病变，故在辨证施治，遣方择药前提下，酌情选加固涩敛汗之品，以增强止汗的功能。本病除口服、注射等常规的方法外，当灵活选用穴位低频脉冲、穴位注射、脐贴疗法、外敷等外治法，内外同治，殊途同归，协同增效。

1. 营卫不和

主症：自汗为主，兼见恶风，周身酸楚，或背部汗出畏风，汗后背部凉感畏风，或半身或局部汗出。舌质淡，苔薄白，脉缓。

治法：调和营卫，固表敛汗。

方药：桂枝汤加龙骨牡蛎汤（《金匮要略》）合仙鹤草汤加减。桂枝、白芍、龙骨、牡蛎、仙鹤草、浮小麦、生姜、大枣、炙甘草等。

2. 气虚不固

主症：自汗为主，动辄加重，伴气短乏力，神疲懒言，易于感冒。舌质淡，苔薄白，脉沉细无力。

治法：益气固表，收敛止汗。

方药：①玉屏风散（《医方类聚》）合仙鹤草汤加减。防风、炙黄芪、白术、仙鹤草、浮小麦、炙甘草等；②四君子汤（《太平惠民和剂局方》）合仙鹤草汤加减。炙黄芪、白术、党参、茯苓、仙鹤草、浮小麦、炙甘草等。

3. 气阴两虚

主症：自汗或盗汗，或两者兼见，气短乏力，口干多饮，五心烦热，腰膝酸软，头晕耳鸣，神疲懒言。舌质淡，苔薄白，脉沉细或细数。

治法：益气养阴，固表止汗。

方药：生脉散（《医学启源》）合仙鹤草汤加减。太子参、麦冬、五味子、仙鹤草、浮小麦等。

4. 阴虚火旺

主症：盗汗为主，口干多饮，五心烦热，腰膝酸软，头晕耳鸣。舌质红，少苔，脉细数。

治法：清热生津，滋阴敛汗。

方药：增液汤（《温病条辨》）合仙鹤草汤加减。玄参、麦冬、生地黄、仙鹤草、浮小麦等。

三、其 他 疗 法

1. 特色专方　止汗汤，在仙鹤草汤为基本方的基础上辨证加减。（河南省名中医庞国明主任医师经验方）

2. 中成药　根据病情需要选择益气、养阴、活血、通络的中成药。

（1）玉屏风颗粒：每次 1 袋，1 日 3 次，适用于气虚不固为主者。

（2）知柏地黄丸：每次 6g，1 日 3 次，适用于阴虚火旺为主者。

3. 静脉滴注中成药注射剂　根据病情可辨证选用黄芪注射液、生脉注射液、参麦注射液等。

4. 外治疗法

（1）穴位低频脉冲：根据患者病情辨证选用。自汗者，取合谷、复溜穴；盗汗者，取太溪、三阴交、内关穴。

（2）穴位注射：根据患者病情辨证选取合谷、复溜、太溪、三阴交、内关、阴郄等，可选用复方丹参注射液等药物进行穴位注射。

（3）脐贴疗法：根据患者病情辨证选用。重症患者，取等量五倍子、煅龙骨粉，用冷开水调制，贴敷神阙穴，外用纱布固定；阴虚热盛型患者，取黄柏适量，研成细末，用冷开水调制，贴敷神阙穴，外用纱布固定。

（4）外敷疗法：

1）轻粉方：川芎、藁本、白芷、滑石粉，上药为末，过 180 目筛，用绢袋包裹，将皮肤擦干后，将此粉适量扑于汗出较多的体表。用于汗出过多者。

2）红粉方：麻黄根、煅牡蛎、煅赤石脂、煅龙骨，上药为末，过 180 目筛，用绢袋包裹，将皮肤擦干后，将此粉适量扑于汗出较多的体表。用于自汗过多者。

四、西药常规治疗

西医对该病的治疗目前尚无特效药物，餐后多汗可用抗胆碱药 Atropine、Probanthine 等。

【研究述评】

1. 综合治疗，疗效显著　西医对消渴汗症的治疗以控制血糖、营养神经为主，但往往血糖能够控制，而出汗症状难以缓解。中医辨证施治对本病有确切疗效。开封市中医院内分泌科自2012年3月至2013年6月进入"消渴汗症（糖尿病自主神经病变排汗异常）"门诊临床路径的病历共98例。平均门诊治疗日9.32天。主要治疗方法有：辨证口服中药汤剂及中成药、穴位低频脉冲、穴位注射、贴脐疗法、外敷疗法以及内科基础治疗控制血糖等。其中男性45例，女性53例。年龄：21~80岁，平均58.6岁。糖尿病病程：7天~25年，消渴汗症病程：2个月~5年。中医分型：营卫不和36例，气虚不固23例，气阴两虚24例，阴虚火旺15例。结果：①临床疗效：治愈15例，占15.3%；显效55例，占56.12%；有效20例，占20.4%；无效8例占8.61%；总有效率91.83%。②证候改善情况：主要针对糖尿病自主神经紊乱引起的汗出异常，除了基础疾病糖尿病存在相关理化检查外，本病主要以症状为主要疗效评价指标。主要为自汗、盗汗及汗出异常及气虚乏力为主要症状评价指标。症候积分前后对比改善达97.6%。本方案在临床应用中满意度较高，其中对治疗费用满意度在90.63%，疗程满意度在97.57%，疗效满意度为95.56%。另本方案在验证过程中复诊率达99.26%，均提示本方案在临床中能得到认同，疗效满意，能有效体现中医药疗法在治疗糖尿病自主神经病变排汗异常中的优势，有广泛推广价值。③安全性监测：通过98例患者治疗观察，本方案无肝肾功能、血常规、尿常规、心电图等方面损害，甚至有部分修复作用，仅有2例在脐贴疗法、外敷疗法中出现轻度过敏反应，占2.04%，给予调整治疗方法后症状较快缓解。提示本验证方案临床应用中安全可靠，无明显毒副作用。

2. 阴津不敛、津液外泄是消渴汗症的基本特点　阴虚内热，阴虚为本，内热为标。阴愈虚，则热愈甚，热愈甚则阴更虚，二者互为因果，故阴虚热迫津泄而汗出；阴虚燥热，耗气伤阴，津气不化，则致气阴两虚。消渴病汗症为本虚标实之证，本虚为营卫不和，气虚不固，阴虚于内；标实为虚阳外浮，虚火内扰，逼汗外泄。其病位在表，由于腠理开阖失司，腠理不固则汗出过多。

3. 自汗责之气虚，盗汗责之阴虚，因病致变、气阴两亏是消渴汗症的基本病机　因消渴导致变证，消渴是本，汗证为标，消渴病阴亏是本，随着病程的延长，气虚致自汗，阴虚而致盗汗，并兼夹湿热瘀阻等。自汗因气虚不能固护肌表，玄府不密，津液外泄，故见自汗。盗汗因阴虚阳亢而生内热，入睡则卫阳由表入里，肌表不固，内热加重，蒸津外泄而汗出；醒后卫阳由里出表，内热减轻而肌表得以固密，故汗止。若气阴两虚常自汗、盗汗并见。

4. 消渴汗症证分四型，仙鹤草汤为基本方药 我们从临床实践中总结出治疗消渴汗症的经验：一是不要受外感、内伤框框的束缚。二是不要见汗止汗，应审证求因，抓主证，投主方，才能效如桴鼓。三是讲究配伍。消渴汗症证分四型，仙鹤草汤为基本方药，用量、用法亦有讲究，根据患者情况随证加减，一般起始剂量60g，逐渐加至120g，甚或240g，临证在仙鹤草汤的基础上辨证论治，屡投屡效。在临床中结合中医辨证施治，标本兼顾，药用之妙，在于配伍及剂量，病证结合，始获良效。

5. 重疗效，不可忽视起居调护 消渴汗症临床复发率高，经系统治疗后症状可明显缓解，但易反复，影响复发因素较多，在治疗中除须注重对基础病（消渴病）的控制与改善外，生活起居、情志、饮食等日常调护尤为重要。对顽固性的消渴汗症患者，必要时收住入院，制定完善治疗方案。

【主要参考文献】

1. 陈良，赵天豫，仝小林. 浅析糖尿病汗证的中西医认识 [M]. 北京：人民卫生出版社，2002：288-292.
2. 许晶晶. 仲景经方治疗消渴病多汗症的应用探讨 [D]. 广州中医药大学，2008.
3. 欧阳忠兴，王昌俊，刘祖发. 糖尿病神经病变及其中医诊疗概况 [J]. 湖北中医杂志.1993.105 (15) 38-39.
4. 蔡永敏. 糖尿病临床诊疗学 [M]. 上海：第二军医大学出版社，2006.1：319.
5. 刘嵋. 糖尿病周围神经病变的药物治疗现状. 中华内分泌代谢杂志，1996，12 (1)：37-38.
6. Cameron NE. Cotter MA. Metabolic and vascular factors in the pathogenesis of neuropathy. Diabetes. 1993，46 (suppl 2)：s31.
7. Watkins PJ. Clinical trals of Diabetic Neuropathy past，prescant，and future. Diabetes Med，1993，10 (suppl 2)：77.
8. 缪国英. 2型糖尿病患者自主神经病变与血糖控制的关系 [J]. 中国综合临床，2007，7 (16)：630.
9. 王宁，钟琼仙. 自拟止汗方治疗糖尿病汗症65例疗效观察 [J]. 云南中医中药杂志，2013，34 (3)：41.
10. 王志强. 庞国明教授辨治盗汗经验 [J]. 中华中医药杂志.2010，25 (11)：1814-1815.

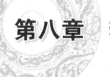

第八章　糖尿病合并心脏病

由于糖尿病的并发症主要与血管或（和）神经损害有关，故糖尿病合并心脏病指糖尿病患者合并冠心病或心肌病或心脏自主神经病变或慢性心力衰竭等，或数病兼而有之。其中以合并冠心病最多且关系最为密切；合并心肌病主要以其他3种为临床表现，故不另行论述。2001年美国国家胆固醇教育计划成人治疗组第三次报告明确将无冠心病病史的糖尿病从冠心病的危险因素提升为糖尿病是冠心病的等危症。两者多存在胰岛素抵抗、血脂异常等代谢紊乱（代谢综合征）。糖尿病患者是冠心病的高危人群；冠心病患者合并血糖异常的比例高。当冠状动脉狭窄达50％～75％就可出现"需氧增加性心肌缺血"，这是引起大多数慢性稳定型心绞痛的原因；当冠状动脉狭窄达75％以上或闭塞时可出现"供氧不足性心肌缺血"，这是引起大多数不稳定型心绞痛和急性心肌梗死的原因。

根据本病的临床表现，一般将其归类于中医学的消渴、胸痹、心悸，现多统一以消渴胸痹命名，属于难以根治的慢性老年性疾病之一。《灵枢·本脏》："心脆则善病消瘅热中"，《灵枢·邪气脏腑病形》："心脉微小为消瘅"，说明了心与消渴病发病的内在联系。《诸病源候论》载："消渴重，心中痛"，则强调消渴可致心痛。

【病因病机】

一、中　医

1. **本虚**　糖尿病合并冠心病患者多数为老年人，已过"阴气自半"或至"天癸竭，精少，肾脏衰，形体皆极"的阶段。且消渴病本身就是一个运化水谷精微障碍的疾病，饮食不节或限制饮食，机体长期得不到适当的精微濡养，气阴不足已是必然。部分患者对该病认识不足，治疗不规范，或长期缺乏运动锻炼，或悲观忧郁，则气阴受损更加明显。部分患者禀赋阳气不足，或气虚甚损及阳，或阴虚日久损及阳，表现为阴阳两虚。

2. 标实　心气虚则不足以帅血行血，血滞脉道日久而为瘀；脾气虚则不足以运化水谷精微，一者机体失养，宗气、心脉失充，二者痰浊由生，水湿内停；阴虚则血少脉枯，瘀血渐生，或生虚火灼津为痰；阳虚则寒凝，瘀血、痰浊等阴邪皆可内生。痰浊本身可阻滞脉道，使血行不畅而为瘀。部分患者由于外感六淫，或饮食生冷、燥热、辛辣、难以消化食物，或悲观忧郁，致使产生局部郁结之邪，或加重病理产物。

由此可知，正气亏虚，痰瘀互结于心脉，心脉不通，心脏失养，发为消渴胸痹，是本病的基本病机。病位主要在心系、脾系、肾系。

二、西　　医

主要是糖尿病多种因素致冠状动脉粥样硬化、狭窄、闭塞，其中有高糖毒性导致（内皮）细胞损伤的 4 条途径：多元醇通路的激活、糖基化终末产物的形成、蛋白激酶途径的激活、已糖胺通路的激活；胰岛素抵抗和高胰岛素血症导致脂质代谢紊乱、高凝状态、高血压加重等，即以胰岛素抵抗为基础的代谢综合征。

【临床表现】

一、症　　状

在慢性糖尿病病程中，新见胸闷、胸痛，甚则窒息感、手足青至节等冠心病的表现；或呼吸困难、咳嗽、体力下降、夜尿增多、纳差腹胀等心衰表现；或心慌心悸、直立性头晕等心脏自主神经病变的表现。由于糖尿病患者常合并自主神经病变，冠状动脉常为弥漫性病变，其合并冠心病的症状不典型而易漏诊误诊，冠状动脉多支血管病变、狭窄严重、预后差为其特点。

二、体　　征

可见心尖搏动向左下移位，心浊音界扩大，收缩期杂音、肺部湿性啰音，收缩压升高，舒张压正常或稍降低，直立性低血压，静息时心率快，肝大、压痛，水肿等。

【辅助检查】

1. 糖尿病检查（详见糖尿病篇）
（1）随机血糖
（2）空腹血糖
（3）糖耐量试验
（4）糖化血红蛋白
（5）C 肽释放试验
2. 心脏病检查（详见心脏病篇）：
（1）心电图
（2）心肌酶五项、心梗定量二项、BNP
（3）X 线胸片
（4）超声心动图
（5）平板运动试验
（6）冠状动脉 CT 造影
（7）选择性冠状动脉造影术
（8）IVUS 成像

【诊断与鉴别诊断】

一、诊 断 标 准

1. 糖尿病诊断标准　糖尿病症状加随机血糖≥11.1mmol/L，或空腹血糖 7.0mmol/L，或 75g 葡萄糖负荷后 2 小时血糖≥11.1mmol/L。（注：典型症状包括多饮、多尿和不明原因的体重下降；空腹指至少 8 小时没有进食热量；随机血糖指不考虑上次用餐时间、一天中任意时间的血糖；如无糖尿病症状者，需另日重复测定血糖以明确诊断。）（WHO，1999）

2. 冠心病诊断标准　根据典型的发作特点和体征，休息或含服硝酸甘油后缓解，结合年龄和冠心病的危险因素，除外其他疾病所致的心绞痛，即可诊断为冠心病。发作不典型者要靠观察硝酸甘油的疗效和发作时 ECG 的变化。未记录到症状发作时 ECG 者，可行 ECG 负荷试验或 ECG 动态监测。诊断困难者可行放射性核素或冠状动脉 CT 造影或选择性冠状动脉造影术。

3. 慢性心衰诊断标准　左心衰竭诊断依据是原有心脏病的证据及肺循

环充血的表现，右心衰诊断依据是原有心脏病的证据及体循环瘀血的表现，全心衰则两者兼有。2008年ESC急慢性心衰诊疗指南在临床症状、体征、心脏彩超等基础上结合了BNP（＞400pg/ml）水平作为诊断及鉴别诊断依据，但不能区分收缩性与舒张性心衰。

4. 心脏自主神经病变诊断标准　目前尚未统一。Ewing试验和心率变异性是美国糖尿病协会推荐的诊断本病的检测方法。

二、鉴别诊断

1. 西医　糖尿病应与胰腺病变所致的胰源性糖尿病、肝源性糖尿病、药物所致糖尿病如类固醇性糖尿病、其他内分泌疾病并发糖尿病、应激性高血糖等鉴别；冠心病应与其他疾病引起的胸闷胸痛如主动脉夹层、肺栓塞、心包炎、胸膜炎、肋软骨炎、肋间神经痛、心脏神经症等相鉴别；慢性心力衰竭应与哮喘、慢阻肺等鉴别；心脏自主神经病变应与甲亢等引起的心律失常鉴别。

2. 中医　消渴病主要是与消渴症鉴别；胸痹主要与胃痛、喘证、肺胀等疾病相鉴别。

【治疗】

急性心肌梗死有条件者宜尽快行介入或溶栓治疗；介入或溶栓治疗后、病变稳定或较轻者皆可施以中医特色疗法。

一、一般措施

保持心情舒畅，戒烟，少饮酒，低盐低脂饮食，保持二便通畅，忌过饱、过饥、劳累、剧烈运动，适度锻炼。

二、辨证论治

1. 气阴两虚，痰瘀互结

主症：胸闷、胸痛，每次发作时间小于30分钟，或心悸，或气促，水肿。面容稍憔悴，易疲倦，活动后症状明显，口不渴或渴不多饮。舌红或黯红或淡黯，边多齿印，苔白稍厚或黄白相兼或薄白或薄黄，脉弦或缓或无力。

治法：益气养阴，豁痰活血。

方药：生脉散、瓜蒌薤白半夏汤、桃核承气汤合方加减。党参15g，麦冬15，北五味子10g，瓜蒌皮15g，薤白15g，法半夏15g，桃仁10g，桂枝

5g，熟大黄10g，炙甘草6g，黄芪30g，毛冬青30g，厚朴10g，田七10g。方中党参、麦冬、北五味子补益心脾之气阴，合黄芪增强益气之功；瓜蒌皮、薤白、法半夏、厚朴理气化痰，宽胸开痹；桃仁、桂枝、熟大黄、毛冬青、田七活血化瘀。

2. 阴阳两虚，痰瘀互结

主症：胸闷、胸痛，每次发作时间小于30分钟，或心悸，或气促，水肿。面色无华，甚则形体枯萎，神疲懒言，腰膝酸软，不耐寒热，舌质淡黯或嫩红，苔或薄或厚，脉弦或沉弱。

治法：滋阴和阳，豁痰活血。

方药：八味肾气丸、瓜蒌薤白半夏汤、当归芍药散合方加减。生地25g，山萸肉15g，山药25g，淫羊藿20g，肉桂5g，瓜蒌15g，薤白15g，半夏15g，当归15g，赤芍药10g，川芎10g，白术30g，茯苓15g，泽泻10g，丹皮15g，黄芪30g，三七10g。方中生地、山萸肉、山药平补三阴；淫羊藿、肉桂散寒温阳，配黄芪温补兼施，药力方久；瓜蒌、薤白、半夏豁痰宽胸，三七、当归、赤芍药、川芎活血化瘀；白术、茯苓、泽泻培土制水，利水以通阳；丹皮散肝经郁火，使补而无上火之忧，无郁火者改用丹参。

以上2个方证，临床上可根据患者气、阴、阳、痰、瘀的偏重，适当调整药量或加减。心悸不宁者，加炒酸枣仁30g；心烦失眠者，加黄连10g，去黄芪、淫羊藿；水肿而按之凹陷如泥者重用黄芪至50～100g，加泽兰30g，益母草20g；水肿无汗者宜加宣肺；慢性便秘而干结者，宜疏肝润肠，联用柴胡15g，丹皮15g，当归10g，生地15g，去黄芪、五味子、山萸肉、肉桂、淫羊藿；因一时进食燥热而便秘，臭味殊甚者，宜暂用通腑泄热，加柴胡15g，生大黄10～20g，去黄芪、五味子、山萸肉、肉桂、淫羊藿；便软而无力排解者，联用黄芪50g，肉苁蓉20g，火麻仁25g；夜尿频数而量少、排尿困难者，联用瞿麦30～50g，刘寄奴15g，肉桂3～10g，山萸肉15g，晚饭前服完，晚饭后不服汤药及少饮水；冠脉狭窄较甚或疼痛发作较频者，可暂加水蛭、土鳖虫各5～10g。

以上方药，视病情轻重，每1～3日1剂，可长期服药，以增强体质，预防病情复发。

三、特色专方

1. 邓氏温胆汤　橘红、枳壳各6g，半夏、竹茹、豨莶草各10g，茯苓、丹参各12g，甘草5g、党参15g。适用于气虚痰瘀者。加减：脾气虚弱可合四君子汤，气虚明显加黄芪、五爪龙，或吉林参6g另炖，或嚼服人参5分；

兼阴虚不足可合生脉散；如心痛明显，可合失笑散或三七末冲服；兼高血压加决明子、珍珠母；兼高脂血症加山楂、何首乌、麦芽；兼肾阳虚加淫羊藿；兼血虚者加黄精、桑寄生、鸡血藤。研究表明，该方中健脾化痰药可调整神经—内分泌—免疫网络，促进胃肠消化吸收功能，改善能量物质代谢，改善机体营养，提高肌力，强心，补血，不仅可通过调节脂质代谢而减轻血管压力，还可改善脂质过氧化损伤以减轻内膜损伤、脂质沉积及血管平滑肌细胞的增殖从而达到阻止动脉粥样硬化形成之效。

2. 郭氏芪葛方　黄芪 40～50g，川芎 15～20g，葛根 20～30g，丹参 20～30g，制首乌 20～30g。适用于气虚血瘀者，并根据脏腑联系、病邪兼夹加减。若气虚偏心阳不振者，则畏寒、面白少神、肢冷、舌淡苔白润，脉沉细弱，用基本方加桂枝甘草汤温通心阳，阳虚重者，再加制附片 15～20g；偏气阴虚、虚阳浮亢者，则面红、心烦、口苦口干，舌红苔薄黄少津，脉多细数，基本方暂去黄芪加太子参、麦冬、苦参或黄连；若血瘀夹气郁者，则胸紧缩感或堵塞感，嗳气略舒，苔无定象，多有瘀点，脉弦，加延胡索、香橼、郁金；如大便干结，腑气不通，每加重心脉瘀滞，加瓜蒌仁 30g；夹痰湿者，则胸憋闷，多形肥，舌淡胖苔白滑，加入薤白、全瓜蒌、法半夏；如睡眠不佳，更损气阴，酌加合欢皮、酸枣仁；或心痛原本较甚，或安装支架，或搭桥手术后阻塞又致心痛者，均为心络瘀阻太甚，当搜剔络脉，酌加水蛭、血竭、三七粉之类。

3. 郭氏心衰基本方　黄芪、制附子、人参、桂枝、茯苓、猪苓、白术、泽泻、汉防己、益母草、丹参、黄精、麦冬。益气通阳（辛温通阳、利水通阳），活血和阴。方中重用黄芪 50～90g，余药为常用量。用方要点：四肢颜面浮肿呈凹陷性，皮色淡白，小便不利；心悸气短，面色苍白无华；舌质淡苔白润，或具有格阳证表现者。

4. 熊氏降糖三黄片　桃仁，大黄，桂枝，玄明粉，甘草，黄芪，麦冬，玄参，生地。8 片/次，3 次/日。适用于气阴不足，瘀热互结型糖尿病及其并发症。李赛美等临床研究表明，在辨病与辨证相互结合的基础上，根据代谢综合征的核心病机而论治，在组方思路上抓住 MS "热、痰、瘀" 的邪实病理变化，确立泻热逐瘀之法；在本虚方面，针对气虚、阴虚，侧重益气养阴。降糖三黄片对 MS 各个组分都有一定疗效，对某些组分的影响与拜糖平作用相近。说明降糖三黄片能对 MS 各组分进行有效干预，其疗效与拜糖平相近，从而延缓或减少各种相关心血管事件的发生、发展。在改善中医证候以及治疗的成本—效果比方面优于拜糖平。提示在辨证的前提下，中医药较西药作用更为全面，更能改善 MS 患者主观不适的症状，并从证候积分方面体现对 "证" 的疗效。

5. 仝小林氏干姜黄芩黄连人参汤　主药常用治疗剂量：干姜 9～15g，黄连 15～30g，黄芩 30～45g，西洋参 6～9g。并根据三个主要原则进行加减：早期通络、全程通络；苦酸制甜；清火泄火，莫忘收敛，常加药物频次从高到低依次有三七、知母、天花粉、山萸肉、葛根、酒大黄、肉桂、红参、红曲、怀山药、水蛭粉、鸡血藤。核心脉症为乏力、不寐、视物模糊、口干、夜尿 2 次及以上、大便干、多汗、苔白、舌底瘀、舌体细颤、脉沉。主要病机为脾虚胃热，或兼有阴虚。临床研究表明具有显著降糖的效果，治疗前与治疗后的空腹血糖、餐后 2h 血糖、糖化血红蛋白水平具有显著下降，对症状的改善率也普遍较高。汤中黄连和西洋参剂量与疗效成正相关关系。

以上方药，视病情轻重，每半日～3 日 1 剂，可长期服药，以增强体质，预防病情复发。

四、中药成药

1. 生脉注射液　人参、麦冬、五味子。益气养阴，生津固脱。适用于气阴两虚者。

2. 参麦注射液　人参、麦冬。益气养阴，生津固脱。适用于气阴两虚者。

3. 参附注射液　人参、附子。益气温阳。适用于阳气虚弱者。

4. 丹参注射液　丹参。活血化瘀。适用于瘀阻心脉者。

5. 疏血通　水蛭、地龙。适用于瘀阻心脉者。

6. 心宝丸　洋金花、人参、鹿茸、肉桂、附子、三七、冰片、人工麝香、蟾酥。温补心肾，益气助阳，活血通脉。本品用于治疗心肾阳虚，心脉瘀阻引起的慢性心功能不全；窦房结功能不全引起的心动过缓、病态窦房结综合征以及缺血性心脏病引起的心绞痛及心电图缺血性改变。

7. 脂必妥　红曲。健脾消食，除湿祛痰，活血化瘀。本品用于脾瘀阻滞，症见气短，乏力，头晕，头痛，胸闷，腹胀，食少纳呆等；高脂血症；也可用于高脂血症及动脉粥样硬化引起的其他心脑血管疾病的辅助治疗。

8. 步长脑心通　黄芪、赤芍、丹参、当归、川芎、桃仁、红花、乳香（制）、没药（制）、鸡血藤、牛膝、桂枝、桑枝、地龙、全蝎、水蛭。益气活血、化瘀通络。本品用于气虚血滞、脉络瘀阻所致中风中经络，半身不遂、肢体麻木、口眼歪斜、舌强语謇及胸痹所致胸痛、胸闷、心悸、气短；脑梗死、冠心病绞痛属上述证候者。

9. 通心络胶囊　人参、水蛭、全蝎、赤芍、蝉蜕、土鳖虫、蜈蚣、檀香、降香、乳香（制）、酸枣仁（炒）、冰片。益气活血，通络止痛。本品用于冠心病心绞痛属心气虚乏、血瘀络阻证，症见胸部憋闷，刺痛、绞痛，固定不移，心悸自汗，气短乏力，舌质紫黯或有瘀斑，脉细涩或结代。亦用于气虚血瘀络阻型中风病，症见半身不遂或偏身麻木，口舌歪斜，言语不利。

10. 通塞脉片　当归、牛膝、黄芪、党参、石斛、玄参、金银花、甘草。活血通络、益气养阴，兼清热解毒。

11. 复方丹参滴丸　丹参、三七、冰片。活血化瘀，理气止痛。用于气滞血瘀所致的胸痹，症见胸闷、心前区刺痛；冠心病心绞痛见上述证候者。

12. 参松养心胶囊　人参、麦冬、山茱萸、丹参、炒酸枣仁、桑寄生、赤芍、土鳖虫、甘松、黄连、南五味子、龙骨。益气养阴，活血通络，清心安神。本品用于治疗气阴两虚，心络瘀阻引起的冠心病室性早搏，症见心悸不安、气短乏力，动则加剧，胸部闷痛，失眠多梦，盗汗，神倦懒言等。

13. 稳心颗粒　党参、黄精、三七、琥珀、甘松。益气养阴，定悸复脉，活血化瘀。本品主治气阴两虚兼心脉瘀阻所致的心悸不宁，气短乏力，头晕心烦，胸闷胸痛。适用于各种原因引起的早搏、房颤、窦性心动过速等心律失常。

注：以上中成药均按说明书使用。

五、针 灸 疗 法

1. 传统针刺疗法　常用穴位有内关、心俞、膻中、阴郄、中脘、丰隆、血海、太冲、肾俞等。遇寒加重者宜加用灸法，每日 1 次，10 天为 1 疗程。

2. 温针灸疗法　吴长岩等选取心俞、厥阴俞、膻中和内关进行温针灸，能明显减少冠心病心绞痛发作频率，改善患者静息心电图 ST 段、T 波，认为温针灸具有改善心肌缺血的作用，对冠心病心绞痛有较好的疗效。

3. 挑刺疗法　毛爱民用背俞穴挑治配合针刺治疗冠心病室性心律失常，取双侧心俞、厥阴俞，用利多卡因局部麻醉，自制挑治针刺入穴位后，由浅入深挑断白色纤维，期间针刺内关、神门、合谷、足三里、三阴交，临床总有效率 93.3%。

4. 穴位注射法　闫海龙等取穴内关、厥阴俞、足三里，用丹参注射液穴位注射治疗稳定型心绞痛患者 64 例，每日 1 次，双侧交替治疗，10 次为 1 个疗程，疗程间隔 2 天，共治疗 2 个疗程后，总有效率为 85.9%。

5. 贴敷法　疏心膏贴敷心俞、厥阴俞、膻中：处方：当归、丹参、王不留行、鸡血藤、葛根、元胡、红花、桃仁、姜黄、郁金、三七、血竭、乳香、没药、木香、透骨草、熟附子、桂枝、炙甘草。以上药物打粉，蜜调，应用时加少量麝香，外敷相应穴位，根据患者皮肤感觉情况，贴 1～4 小时，每天 1 次，七天为一疗程。

六、练 功 疗 法

太极拳或八段锦等，在不饱不饥时如午后，每天练功半小时，以既活动量充足且不过于劳累为度。

七、四季药膳养生法

1. 春季　枸杞陈皮茶。大枸杞子 15g，陈皮丝（以淡红黄色，气香者佳）6g，泡茶，每日 2 次。滋肝肾，行气生津，解春困。枸杞对血糖、血脂等有轻微改善作用，有增强免疫、抗衰老作用。

2. 夏季　苦瓜大蒜黄芪汤。鲜苦瓜 200g，大蒜 1 个，黄芪 50g，煲汤。清暑益气，生津降糖。苦瓜素有较明确的降血糖作用，大蒜降糖、降脂，黄芪增强免疫。

3. 秋季　黑豆芝麻大麦粥。各适量，煮粥吃。滋肝肾，养阴润燥，抗衰老。

4. 冬季　当归生姜羊肉赤豆汤。当归 15g，生姜 20g，羊肉半斤，赤小豆 30g，煲汤，喝汤吃肉。补虚温经。

八、西药常规治疗

严格控制血糖、血脂、血压。尽量使用副作用小、不影响糖脂代谢、长效制剂。

1. 糖尿病　参看糖尿病篇治疗方案。

2. 冠心病　急性心肌梗死有条件者宜尽快行介入或溶栓治疗；并予以冠心病二级预防。常用药物有：阿司匹林肠溶片 0.1～0.2g，qd、氯吡格雷 75mg，qd、阿托伐他汀 20mg，qn、富马酸吡索洛尔（清晨心率大于 55 次/分）1.25～5mg，qd、ACEI/ARB、单硝酸异山梨酯缓释片 20～40mg，qd、泮托拉唑 40mg，qd 等。

3. 慢性心力衰竭　富马酸比索洛尔（稳定期且清晨心率大于 55 次/分）1.25～5mg，qd、琥珀酸美托洛尔 23.75～47.5mg，qd、地高辛（收缩型心衰）0.125～2.5mg，qd～qod、呋塞米 20mg，bid、螺内酯 20mg，bid、单硝酸异山梨酯缓释片 20～40mg，qd。

4. 心脏自主神经病变　控制心率、加强冠脉血供、减少心肌耗氧、营养神经、营养心肌，可用富马酸比索洛尔、硫辛酸等。

【研究述评】

1. 治疗现状　本病至今尚无有效的根治方法与药物，西医药主要是对症处理、改善胰岛素抵抗、抑制心肌重构，即控制血糖（包括改善胰岛素抵抗）、血脂、血压、抗血小板聚集等。但这些药物一般要求终身服用，成本高、胃肠道等不良反应、对体质改善无优势等，无疑又影响着本病的防治效果，部分患者因之不能耐受或引发其他疾病。中医药研究热点重在活血化瘀，对痰瘀同治较少，邪正同调更少。因此，有效而副作用少的药物研发，同样是目前面临的重要"课题"。

2. 中药复方治法　马子密博士认为，从"津血同源"的相似性角度来考察，来源于津液的痰与来源于血液的瘀具有认知交互性，痰可致瘀，瘀能生痰，痰瘀同治具有重要的临床意义。化痰活血法在防治消渴胸痹过程中虽具有积极作用，但并不意味着单用祛邪法而不配合他法，不主张把中医的化痰活血药当成西医不加辨证来应用。邪与正是一种特殊的辩证关系，两者可以互为因果。其中不少化痰活血药为耗气伤血之品，多应结合体质加用固护正气之药。如李娇等认为 2 型糖尿病合并冠心病的治疗重在治脾，益气以升阳，化气以养阴，协调五脏，行血以化瘀，防治血管炎性增生，健脾理气以调畅气机，以助化痰去瘀，防治消渴变证。从根源上讲，痰瘀作为病理产物，由脏腑功能失调产生，特别是老年人，脏腑功能减退，肾脏排泄逐渐不足，血管老化，气血运行变慢，自我调节功能下降，更应该辨证运用祛邪法。中医的活血化瘀与西医的抗血小板聚集、抗栓，中医的化痰与西医的降脂，实为殊途同归；中医的健脾益气、滋阴和阳与西医的调节内分泌、抑制心肌重构同为治本之招；不少虫类活血中药对胃肠道有刺激作用，但多数弱于阿司匹林；不少活血中药对凝血有双向调节作用，活血而不会引起出血，这一点优于阿司匹林等西药。随着保鲜包装与自动煮药机技术的成熟，煎中药不再是一件麻烦事，甚至完全可以由医院代煎，但质量仍有待提高。

3. 中成药研发与应用得到了普及，且得到广大患者的认可。由于服用方便，性价比较高，副作用少，可搭配性强，多靶点调节作用，医生开药省时省事，操作性强，值得进一步大力推广。与活血剂相比，化痰剂或痰瘀共治剂较少，益气养阴、化痰活血的复方制剂可能是今后的发展方向。

4. 练功与药膳疗法是中医文化的来源及延伸，可发挥养生保健作用，且可由患者自由把握，生活性强，为患者增添色彩，但目前尚未普及，可由医生主导，制作糖尿病及其并发症防治知识专题光盘，结合患者实际情况，加以具体指导。

5. 针灸治疗糖尿病及其并发症形式多样，特别在合并神经病变方面的研究较深入，当然其他情况也可根据治疗者操作经验等实际情况选用，皮肤破损处或高危足部位宜慎用。

【主要参考文献】

1. 赵进喜. 关于糖尿病及其相关病症名词术语规范的意见［C］. 世界中医药联合会糖尿病专业委员会专家文集，2005：437-439.

2. 王吉耀，内科学［M］. 第2版. 北京：人民卫生出版社，2010.

3. 陈灏珠，林果为. 实用内科学［M］. 第13版. 北京：人民卫生出版社，2009.

4. 杨旭斌，朱延华，陆莹，等. Ewing试验及心率变异性对初诊2型糖尿病患者心血管自主神经病变诊断的比较［J］. 中华糖尿病杂志，2012，6（4）：328-333.

5. 赵益业，林晓忠. 邓铁涛教授以心脾相关学说诊治冠心病经验介绍［J］. 新中医，2007，39（4）：5-7.

6. 王辉. 郭子光教授应用芪葛基本方治疗冠心病经验［J］. 中国中医急症，2012，21（8）：1240-1241.

7. 李赛美，方剑锋，林士毅，等. 降糖三黄片对热瘀互结型代谢综合征的影响［C］. 第四届国际中医糖尿病大会论文汇编：254-261.

8. 金末淑. 基于数据挖掘的仝小林教授应用干姜黄芩黄连人参汤治疗T2DM用药规律研究［D］. 北京中医药大学博士论文，2012年：54-81.

9. 杨利，李翔. 国医大师郭子光［M］. 北京：中国医药科技出版社，2011：39-47.

10. 吴长岩，贾乐红，吕志军. 温针灸对冠心病心绞痛发作频率及静息心电图的影响［J］. 针灸临床杂志，2009，25（6）：32-34.

11. 闫海龙，刘元峰，宋盼. 穴位注射治疗稳定型心绞痛64例［J］. 广西中医药，2011，34（5）：28.

12. 毛爱民. 背俞穴挑治配合针刺治疗冠心病室性心律失常疗效观察［J］. 上海针灸杂志，2010，29（5）：294-295.

13. 蓝元隆，黄苏萍，衡先培. 建立以"脾虚痰蕴血瘀"为核心机制的2型糖尿病辨治理论体系［J］. 福建中医药大学学报，2013，23（2）：44-46.

14. 李赛美，林培政. 糖尿病心脏病中医研究近况［J］. 中医药学，2006，24（6）：989-992.

15. 李娇. 糖尿病合并冠心病重在治脾［D］. 辽宁中医药大学硕士论文，2012：23.

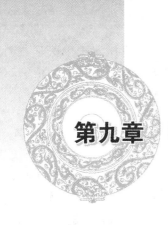

第九章 糖尿病合并高血压

糖尿病（diabites mellitus，DM）和高血压（hypertension，HBP）是威胁人民健康的两类慢性疾病，世界卫生组织调查发现，在糖尿病患者中高血压的发病率为20%～40%，比普通患者高1.5～3倍，平均患高血压的年龄比正常人提前10年。2010年我国调查显示2型糖尿病住院患者中高血压患病率为34.2%。糖尿病与高血压有共同的发病因素，两者都是心血管事件的独立危险因素，合并存在将加速心、脑、肾血管严重疾病的发生、发展，使心血管疾病的死亡率增加2～8倍，因此防治糖尿病同时必须控制高血压。

糖尿病合并高血压属于中医"消渴病"范畴。据其发病机制和临床表现与中医的消渴病并发"眩晕"、"头痛"等病症相似，在古籍中多散见于其他并发症的描述中。如《杂病源流犀烛·三消源流》中已认识到消渴病可"有眼涩而昏者"，引发眩晕诸病证。如张元素、虞抟、戴思恭、何梦瑶、喻昌等医家指出：消渴之人可有"头目昏眩，中风偏枯"，"渴饮不止或心痛者"，"三消久之，经血亏，或目无所见，或手足偏废如中风"等。

【病因病机】

一、中 医

中医并无糖尿病合并高血压病的病名，中医是通过其症状来认识其病因病机的。糖尿病属中医学"脾瘅""消渴""消瘅"范畴，中医学古老的经典著作《黄帝内经》里就有论述，《素问·奇病论》曰"有病口甘者，此五气之溢也，名曰脾瘅，此人必数食甘美而多肥也，肥者令人内热，甘者令人中满，故其气上溢，转为消渴"。高血压病属于中医学"眩晕"、"头痛"等范畴，并与"厥证"、"心悸"、"胸痹""中风"等密切相关。《灵枢·大惑论》谓："故邪中于顶，因逢其身之虚……入于脑则脑转，脑转则引目系急，目系急则目眩以转矣"。糖尿病合并高血压属于中医学"消渴病"兼"眩晕"范畴，消渴与眩晕在病因病机上有密切的关系，消渴与眩晕的发生均是多种因素共同作用的结果，包括先天禀赋不足以及后天因素影响等，故糖尿病合并高血压病病因病机复杂多变。

1. 禀赋不足，五脏柔弱　人体禀赋来源于先天，"肾为先天之本"，肾气的强弱受之于父母，消渴兼眩晕的发病与先天禀赋有关。中医学认为，人的体质有阴阳偏盛、偏衰的区别。《灵枢·本脏》曰："心脆则善病消瘅热中"，"肺脆则苦病消瘅易伤"，"肝脆则善病消瘅易伤"，"脾脆则善病消瘅易伤"，"肾脆则善病消瘅易伤"，又曰："耳薄不坚者，肾脆"。指出之所以发消瘅，皆因五脏脆弱所致。清代张隐庵认为："盖五脏主藏精者也，五脏脆弱则津液微薄，故成消瘅"。五脏柔弱易发消渴病的主要机制认为：五脏之中，肾为先天之本，起到主导作用，为元阴元阳之脏，水火之宅。肾的生理功能为：肾主津液，肾主藏精；五脏之精气皆藏于肾；五脏六腑之津均赖于肾精之濡养；五脏六腑之气皆赖于肾气之温煦。如禀赋偏于肾阴不足，则阴阳失衡，易产生阴虚阳亢的病理变化，表现为心肾不交，肝阳上亢或肝风上扰等证；若禀赋偏于阳虚阴盛则脾肾无以温化，导致阴寒水湿停滞，水湿内阻，清阳不升则生眩。

2. 情志不调，郁久化火　七情所感，脏气内伤，长期情志不舒，肝失调达，气机不畅，肝郁气滞，久郁化火，耗伤阴液，而致消渴。《灵枢·五变》谓："怒则气上逆，胸中蓄积，血气逆流，髋皮充肌，血脉不行，转而为热，热则消肌肤，故为消瘅。"叶天士在《临证指南医案·三消》中指出："心境愁郁，内火自燃，乃消渴大病。"而七情所伤，内生痰涎结饮，随气上逆，可令人眩晕，如宋·陈言在《三因极一病证方论·眩晕证治》中曰"喜怒忧思，致脏气不行，郁而生涎，涎结为饮，随气上厥，伏留阳经，亦令人眩晕呕吐，眉目疼痛，眼不得开"。如思虑劳神过度，导致心脾两虚，出现神志异常和脾失健运的症状；恼怒伤肝，肝失疏泄，血随气逆而引起头痛、眩晕，甚则中风；肝郁日久化火，肝火可夹痰夹风上扰清窍，这些均可导致高血压的发病。

3. 饮食不节，蕴热生痰　饮食入胃，有赖脾胃运化精微，化生气血，濡养五脏六腑，四肢百骸。若饮食不节，过食肥甘厚味，或过度饮酒，可损伤脾胃，致脾胃气机升降失常，脾不运化，诸疾由生，发为消渴。正如《素问·通评虚实论》曰："消瘅、仆击、偏枯、痿厥、气满发逆，肥贵人，则膏粱之疾也"，《丹溪心法·消渴》篇说："酒面无节，酷嗜炙……于是炎火上熏，腑脏生热，燥热炽盛，津液干焦，渴饮水浆而不能自禁。"《素问·奇病论》亦言"消渴者必数食甘美而多肥也，肥者令人内热，甘者令人中满，故其气上溢，转为消渴。"脾失运化则水谷不化精微而聚湿生痰，蕴久化热，痰热上扰，痰浊犯于头则眩晕、昏冒，或嗜食咸味，过量食盐，可使血脉凝滞，耗伤肾阴，致肾阴亏虚，肝失所养，肝阳上亢，亦可导致眩晕。

4. 劳逸失度，房劳伤肾 《素问·上古天真论》云："起居有常，不妄劳作，故能神与形俱"，阐明了生活起居必须有规律，不能过度操劳，方能形神俱备，身体健壮。宋代陈无择在《三因极一病证方论》中指出："消病有三，曰消渴，消中，消肾。消肾属肾，盛壮之时，不自谨惜，快情纵欲，极意房中，年长肾衰，多服丹石。"《外台秘要·消渴消中》篇说："房室过度，致令肾气虚耗故也，下焦生热，热则肾燥，肾燥则渴"。《内经》中有"久卧伤气，久坐伤肉"之说，劳逸过度皆可使人体气血运行不畅，脾胃功能减弱，痰瘀湿浊内生，郁久化火，痰火上扰，可导致血压升高；劳动过度伤脾气，而聚湿生痰，上扰清窍，导致眩晕，劳神过度则暗耗阴血，房劳过度则耗伤肾阳，均可导致肝肾阴虚，肝阳上亢，引起眩晕。

二、西 医

目前，糖尿病合并高血压的病因及发病机制尚未完全明确，可能发病机制论述如下。

1. 血管内皮细胞损伤和炎症反应 高血压合并 2 型糖尿病患者由于血管痉挛收缩引起缺血、缺氧，氧化应激反应增强等因素，损伤血管内皮，引起炎症反应，使 TNF-a、IL-1 和 IL-6 等炎症细胞因子升高，导致血管内皮细胞损害。

2. 胰岛素抵抗 胰岛素对血管系统的作用，主要表现在能够诱导内皮细胞增殖，并且促进内皮细胞释放 NO。由于存在胰岛素抵抗，导致自由基生成增加和抗氧化防御系统功能减弱，产生氧化应激，故使胰岛进一步受损，增强胰岛素抵抗，升高血糖，并导致脂质的过氧化。氧化应激从多方面影响脂质的代谢，加速高血压的发生。

3. 血清脂联素水平降低 研究表明，糖尿病合并高血压患者血清脂联素水平明显低于血压正常的糖尿病患者。其机制可能是脂联素水平降低促进血管内皮细胞黏附分子的表达，损伤血管内皮细胞和血管平滑肌细胞。同时血清脂联素水平降低可诱导 RASS 系统的激活，是导致糖尿病合并高血压的另一重要原因。

4. 动脉粥样硬化 糖尿病患者常合并有血脂异常，长期血糖控制不佳导致糖基化蛋白终产物（AGES）增加，促进动脉粥样硬化发展，导致动脉血管阻力增加。高胰岛素血症刺激生长因子表达，刺激动脉平滑肌生长，导致动脉血管阻力增加。

5. 生活方式 通常是由长期营养过剩及极度运动缺乏而导致严重超重引起的。同时也是糖尿病合并高血压的危险因素，吸烟亦为高发因素。此外，高盐饮食也可促进其发病。

【临床表现】

多数的糖尿病—高血压患者开始并无血管及其他并发症，症状可不明显，但在病变进展及老年时可发生各种并发症，出现多种症状。

1. 肾脏病变 糖尿病—高血压患者少数可能以高血压为首发疾病。但多数是进行性糖尿病肾小球病变发展至肾功能不全、肾衰而出现高血压。糖尿病肾病常表现有蛋白尿，微量白蛋白尿常在蛋白尿发生之前出现。浮肿、乏力、易倦等症状常见。

2. 心血管病变 糖尿病—高血压患者由于具有两个冠心病独立危险因素，因而增加了发生冠心病的风险。未治疗的高血压是左室肥厚的主要原因，加之糖尿病的微血管病变也损伤左心室功能，故高血压—糖尿病患者较早出现左心室功能异常，随之可发生充血性心力衰竭。

3. 脑血管病变 高血压是脑梗死的主要危险因素。糖尿病患者发生中风约 $2 \sim 6$ 倍于非糖尿病患者。而在糖尿病患者中有高血压者中风的发生约 2 倍于血压正常者。高血压—糖尿病患者中风发生率高的机制尚不清楚，有报道血清葡萄糖水平 $>8.9mmol/L$ 者发生粥样硬化性血栓性脑梗死的速率 2 倍于较低的葡萄糖水平患者。

4. 卧位性高血压伴立位性低血压 立位时正常的循环调节来自于心肺及动脉的压力反射的激活，这些反射能增高血管阻力及心率，使血流重力性流入身体下部并维持平均动脉压不变。站立时舒张压下降（$>10mmHg$）可见于约 12% 的糖尿病患者；收缩压下降可见于老年且伴有久病的严重糖尿病患者，也可发生于坐位的十分虚弱的糖尿病患者。有自主神经功能紊乱的糖尿病患者常有卧位性高血压伴立位性低血压。

5. 肾血管疾病（肾动脉狭窄） 糖尿病患者较非糖尿病患者更早出现动脉粥样斑块。动脉粥样斑块可导致 $1 \sim 2$ 支肾动脉狭窄，发生肾血管性高血压。

6. 其他 除上述可能出现的症状外，高血压—糖尿病患者还可发生视网膜病变，视力减退；糖尿病男性患者约 20% $\sim$ 30% 发生阳痿。许多抗高血压药物亦有致阳痿的副作用，在选用药物时应予重视。

【辅助检查】

高血压病常用辅助检查：

1. 基本项目　血生化（钾、空腹血糖、血清总胆固醇、甘油三酯、高密度脂蛋白胆固醇、低密度脂蛋白胆固醇和尿酸、肌酐）；全血细胞计数、血红蛋白和血细胞比容；尿液分析（尿蛋白、糖和尿沉渣镜检）；心电图。

2. 推荐项目　24 小时动态血压监测（ABPM）、超声心动图、颈动脉超声、餐后血糖（当空腹血糖≥6.1mmol 时测定）、尿白蛋白定量（糖尿病患者必查项目）、尿蛋白定量（用于尿常规检查蛋白阳性者）、眼底检查、胸片、脉搏波传导速度（PWV）以及踝臂血压指数（ABI）等。

3. 选择项目　对怀疑继发性高血压患者，根据需要可以分别选择以下检查项目：血浆肾素活性、血和尿醛固酮、血和尿皮质醇、血游离甲氧基肾上腺素（MN）及甲氧基去甲肾上腺素（NMN）、血和尿儿茶酚胺、动脉造影、肾和肾上腺超声、CT 或 MRI、睡眠呼吸监测等。对有并发症的高血压患者，进行相应的脑功能、心功能和肾功能检查。

【诊断与鉴别诊断】

一、诊 断 标 准

糖尿病患者达到高血压诊断标准即可诊断糖尿病高血压。

（一）糖尿病诊断标准

1. 临床症状　具备多饮、多尿、多食、消瘦等典型"三多一少"症状者。

2. 实验室诊断标准　采用 1999 年 WHO 专家委员会修订的标准：

（1）糖尿病症状加：①随机血浆葡萄糖水平≥11.1mmol/L（200mg/dl）；②空腹血浆葡萄糖（FPG）≥7.0mmol/L（126mg/dl）；③口服葡萄糖耐量试验（OGTT）2 小时（2h）静脉血浆葡萄糖值≥11.1mmol/L（200mg/dl）。

（2）两次检测结果均高确诊糖尿病。

（二）高血压诊断标准、分级及危险分层

1. 诊断标准　未应用降压药，不同日 2 次测量血压收缩压≥140mmHg和（或）舒张压≥90mmHg 为高血压；既往有高血压史者，目前正在应用降压药，血压即使低于 140/90mmHg，亦为高血压。

2. 分级及危险分层　参照 2005 年修订后的《中国高血压防治指南》（表 9-1～表 9-3）。

表 9-1　血压水平分类和定义

分　　类	收缩压（mmHg）	舒张压（mmHg）
正常血压	＜120 和	＜80
正常高值	120～139 和/或	80～89
高血压：	≥140 和/或	≥90
1 级高血压（轻度）	140～159 和/或	90～99
2 级高血压（中度）	160～179 和/或	100～109
3 级高血压（重度）	≥180 和/或	≥110
单纯收缩期高血压	≥140 和	90

当收缩压和舒张压分属于不同级别时，以较高的分级为准。

表 9-2　高血压患者心血管风险水平分层

其他危险因素和病史	血压（mmHg）		
	1 级高血压 SBP140～159 或 DBP90～99	2 级高血压 SBP160～179 或 DBP100～109	3 级高血压 SBP≥180 或 DBP≥110
无	低危	中危	高危
1～2 个其他危险因素	中危	中危	很高危
≥3 个其他危险因素，或靶器官损害	高危	高危	很高危
临床并发症或合并糖尿病	很高危	很高危	很高危

表 9-3　影响高血压患者心血管预后的重要因素

心血管危险因素	靶器官损害（TOD）	伴临床疾患
·高血压（1～3 级）	·左心室肥厚	·脑血管病：
·男性 55 岁；女性＞65 岁	心电图：Sokolow-Lyons＞38mV	脑出血
·吸烟	或 Cornell＞2440mm·mms	缺血性脑卒中
·糖耐量受损（2 小时血糖 7.8～11.0mmol/L）和/或空腹血糖异常（6.1～6.9mmol/L）	超声心动图 LVMI：男≥125g/m²，女≥120g/m²	短暂性脑缺血发作
·血脂异常 TC≥5.7mmol/L（220mg/dl）或 LDL-C＞3.3mmol/L	·颈动脉超声 IMT＞0.9mm 或动脉粥样斑块 ·颈-股动脉脉搏波速度＞12m/s（＊选择使用）	·心脏疾病： 心肌梗死史 心绞痛 冠状动脉血运重建史 充血性心力衰竭

续表

心血管危险因素	靶器官损害（TOD）	伴临床疾患
（130mg/dl）或 HDL-C＜1.0mmol/L（40mg/dl） ·早发心血管病家族史 （一级亲属发病年龄＜50岁） ·腹型肥胖 （腰围：男性≥90cm 女性≥85cm） 或肥胖（BMI≥28kg/m²）	·踝/臂血压指数＜0.9 （＊选择使用） ·估算的肾小球滤过率降低（eG-FR＜60ml/min/1.73m²） 或血清肌酐轻度升高： 男性 115 ～ 133μmol/L（1.3 ～ 1.5mg/dl）， 女性 107 ～ 124μmol/L（1.2 ～ 1.4mg/dl） ·微量白蛋白尿：30 ～ 300mg/24h 或 白蛋白/肌酐比：≥30mg/g（3.5mg/mmol）	·肾脏疾病： 糖尿病肾病 肾功能受损 血肌酐： 男性＞133μmol/L（1.5mg/dl） 女性＞124μmol/L（1.4mg/dl） 蛋白尿（＞300mg/24h） ·外周血管疾病 ·视网膜病变： 出血或渗出，视乳头水肿 ·糖尿病 空腹血糖：≥7.0mmol/L（126mg/dl） 餐后血糖：≥11.1mmol/L（200mg/dl） 糖化血红蛋白：（HbA1c）≥6.5％

TC：总胆固醇；LDL-C：低密度脂蛋白胆固醇；HDL-C：高密度脂蛋白胆固醇；LVMI：左心室质量指数；IMT：颈动脉内膜中层厚度；BMI：体质量指数。

二、鉴别诊断

1. 西医　需与其他可引起血压升高的内分泌性疾病相鉴别，例如嗜铬细胞瘤、库欣综合征以及原发性醛固酮增多症等。

2. 中医　本病应与口渴症及瘿病相鉴别。

【治疗】

一、基础治疗

糖尿病高血压的治疗　糖尿病患者一经发现合并有高血压，应立即采取药物治疗和非药物的干预。其中，非药物干预包括合理膳食（如低盐、低脂饮食），肥胖者限制热卡摄入，减肥，进行中等强度的体育锻炼（每周至少 5 次、每次 0.5 小时以上），另外还要戒烟、限酒，保持心理平衡，减轻工作压力。

二、辨 证 论 治

中医药对糖尿病合并高血压的治疗主要是根据临床症状及舌象脉象进行辨证论治。临床上可分以下六型。

1. 阴虚阳盛

主症：头晕头痛，耳鸣眼花，失眠多梦，腰膝酸软，五心烦热，舌红苔少，脉弦数。

治则：滋阴潜阳，平肝息风。

方药：天麻钩藤饮加减。天麻 20g，钩藤 10g，石决明 20g，黄芩 15g，山栀 10g，川牛膝 10g，杜仲 15g，桑寄生 10g，益母草 20g，夜交藤 20g，茯神 10g，夏枯草 20g。眩晕、肢麻甚者加白僵蚕 10g、天南星 10g，息风通络；肥胖多痰者加法半夏 10g、全瓜蒌 10g 以化痰；兼血瘀头痛者加延胡索 15g、丹参 20g 以活血化瘀；兼失眠者加酸枣仁 15g 以安神。

2. 肝肾阴虚

主症：头晕耳鸣、目涩视蒙、腰膝酸软、五心烦热、小便黄短、大便干结，舌红少苔或无苔、脉弦细或细数。

治则：滋补肝肾。

方药：杞菊地黄丸加减。枸杞子 20g，菊花 20g，熟地 20g，山茱萸 20g，山药 20g，泽泻 20g，丹皮 20g，茯苓 20g，杜仲 15g，怀牛膝 15g。若症见手足心热、盗汗、咽干、舌红少苔等虚火上炎者，加知母 15g、黄柏 10g、龟板 10g（先煎）以滋阴泻火；若畏寒肢冷甚、小便清长、夜尿频数者，加鹿角胶 10g（烊化）、淫羊藿 15g 以温补肾阳。

3. 痰浊中阻

主症：头晕头重、困倦乏力、心胸烦闷、腹胀痞满、呕吐痰涎、少食多寐、手足麻木、舌淡苔腻、脉象弦滑。

治则：健脾化湿、除痰息风。

方药：半夏白术天麻汤加减。半夏 10g，白术 15g，天麻 20g，地龙 15g，厚朴 10g，茯苓 20g。若痰阻血瘀、胸痹心痛者加丹参 15g、延胡索 15g，以活血止痛；若脘闷腹胀、纳呆便溏者，加砂仁 15g（后下）、藿香 10g 以行气化浊止泻；若痰浊化热、舌苔黄腻者，加黄连 10g 以清热。

4. 血脉瘀阻

主症：头痛经久不愈、固定不移、偏身麻木、心痛胸痹、面唇紫黯、脉象弦涩。

治则：活血祛瘀，疏通血脉。

方药：血府逐瘀汤加减。当归 20g，生地 15g，桃仁 10g，红花 10g，枳壳 10g，赤芍 15g，柴胡 15g，甘草 5g，桔梗 10g，川芎 15g，川牛膝 15g。兼气虚自汗者，加黄芪 30g 以补气固表涩汗；若兼血瘀化热者，加丹皮 15g、地骨皮 15g 以清瘀热。

5. 气阴两虚

主症：眩晕、头目胀痛、眼花目糊、耳鸣、咽干、腰酸肢麻、心悸失眠、少气乏力、动则气短、形体肥胖、面足虚肿、大便溏、舌质淡胖、边有齿印、脉沉细。

治则：健脾利湿，气阴双补。

方药：四君子汤合六味地黄丸加减。党参 30g，茯苓 10g，白术 10g，甘草 5g，熟地 15g，山萸肉 15g，山药 10g，泽泻 15g，丹皮 15g，黄芪 20g。若自汗甚加五味子 10g；若食欲不振，食后腹胀加扁豆花 20g，鸡内金 15g。

6. 阴阳两虚

主症：头晕眼花、头痛耳鸣、心悸气短、腰酸腿软、失眠多梦、遗精阳痿、肢冷麻木、夜尿频数或少尿水肿、舌淡苔白、脉象弦细。

治则：补肾养肝，益阴助阳。

方药：金匮肾气丸加减。桂枝 10g，附子 10g，熟地 20g，山萸肉 15g，山药 15g，茯苓 15g，丹皮 15g，泽泻 15g。若兼见手足心热、盗汗、咽干、舌红少苔等虚火上炎加知母 15g、黄柏 10g、龟板 10g（先煎），以滋阴泻火；若畏寒肢冷甚、小便清长、面色苍白者，加鹿角胶 10g（烊化）、杜仲 15g 以温肾补阳。

三、特 色 专 方

1. 左归双降方　主要药物有熟地、黄芪、山茱萸、枸杞、菟丝子、杜仲、丹参、丹皮、双钩、夏枯草、牛膝等。湖南中医学院第三附属医院临床运用表明该方用于糖尿病高血压气阴两虚兼肝阳上亢证的总有效率为 93.3％（25/30），临床显效率为 53.3％（16/30）。

2. 济阴助阳镇逆汤　济阴助阳法适用于阴损及阳，阴阳两虚证。

3. 降糖Ⅰ号方胶囊　以生地、知母、黄连、蛤蚧、人参须、鬼箭羽、珍珠母为主药，以滋阴清热，平肝潜阳为治法，李肇安等治疗糖尿病合并高血压 36 例，总有效率 91.67％。长期服用未见不良反应。

4. 降糖胶囊　药物组成：生地、山萸肉、黄芪、党参、丹参、黄连、玄参、云苓等，张氏等以之治疗 82 例，3 个月疗程前后相比血糖、糖化血红蛋白、血压、血脂等均有显著性差异。

5. 糖宁降压方　药物组成：牛膝、龙骨、牡蛎、代赭石、草决明、白芍、槐花、地龙。吴轶以滋阴潜阳为治法，治疗总有效率达 81.8%，与对照组有显著差异。

6. 滋肾养肝合剂　主要组成包括熟地、山药、山萸肉、丹参、葛根、柴胡、菊花等。每日 100ml，早晚各一次温服。治疗组在改善症状方面，显效率为 10%，总有效率为 90.0%，均优于对照组（分别为 3.3%，53.3%），两组间比较有显著性差异（$P<0.05$）。

7. 滋阴活络方　药用黄芪、全蝎、淮山药、田七、丹参、葛根、天花粉、山茱萸、女贞子、旱莲草。郭明娥以之治疗 30 例糖尿病伴高血压患者，总有效率为 68%，治愈率为 65%。

8. 滋阴降压方　药用生地、沙参、天冬、白芍、龟板、夜交藤、酸枣仁、天麻、钩藤、菊花、石决明等。耿以安以之治疗 62 例 2 型糖尿病伴高血压 1～2 个月，显效 39 例，有效 17 例，无效 6 例，总有效率为 90.3%。

9. 养阴降压汤　药用生地黄、玄参、天冬、麦冬、山茱萸、枸杞子、天花粉、旱莲草、女贞子、葛根、菊花、天麻、钩藤、代赭石、龙骨、牡蛎、丹皮、怀牛膝、益母草、丹参，在改善患者症状、血压、血糖、血脂方面，亦取得了满意的疗效。

10. 益寿康方　药用人参、黄芪、茯苓、泽泻、山药、三七、淫羊藿、山茱萸、生何首乌、生地黄、决明子、僵蚕、地龙、丹参、葛根、益母草、乌梅，刘荣魁等用之治疗糖尿病伴高血压，具有较好的降压、降糖、降脂作用。

四、中药成药

1. 糖脂消胶囊　主要成分为：丹参、汉防己、黄连、水蛭、黄芪、山药、丹皮、左旋精氨酸、牛磺酸等，每次 10 粒，每日三次，改善糖尿病患者乏力、虚弱、头晕、嗜睡等临床症状的效果显著。

2. 消渴平片　含五味子、沙苑子、枸杞子、五倍子、天冬、知母、丹参、黄芪、黄连、人参、天花粉、葛根。每日 3 次，每次 3 片。益气养阴，健脾补肾，生津止渴。治疗糖尿病合并高血压气阴两虚型。

五、中药外治

中药外治法包括中药外敷、中药足浴、中药药枕等。

1. 中药外敷　取吴茱萸、附子各 20g，冰片 10g，全部研成细末，再把生姜 100g 捣烂如泥，加入药末调和成膏状，每晚贴双足涌泉穴，10 天为 1 个疗程，连用 3 疗程。

2. 中药足浴　通过药液浸泡双足，内病外治，上病下取，起到养阴益气，生津止渴，清热除烦，活血通络的作用；达到降低血糖、尿糖、改善临床症状的目的。药物可辨证处方用药。有学者亦提出用怀牛膝、川芎、天麻等浴足可降血压。但应避免皮肤起疱，继发感染。

3. 中药药枕　取野菊花、杭白菊、冬桑叶、夏枯草、辛夷 300g，薄荷 200g，红花 100g。混合粉碎后，另拌入冰片 50g，共同装布袋作枕头，每晚睡觉使用，2 个月更换 1 次药枕心即可。

六、食 疗 疗 法

"药食同源"是中华原创医学之中对人类最有价值的贡献之一。糖尿病合并高血压患者通过选择合适的药食选材，不仅提高饮食生活的质量，亦可同时对治疗产生裨益。

1. 渴而多饮者　多因肺热炽盛，耗液伤津而起，故见口干舌燥，频渴多饮，尿频、尿多，治宜清热润肺，生津止渴，食疗配以白茅根煎水代茶，玉竹、花粉各 20g 煎水，用此水加荤、素菜做汤，或用此水蒸蛋，取其清热生津、滋阴润肺养胃、清热利尿。膳食多选用绿豆、冬瓜、南瓜、苦瓜、黄瓜、藕汁及绿叶菜等食物。

2. 消谷善饥者　多因胃火炽盛，腐熟水谷力强而起，故见多食易饥，形体消瘦，大便干燥，宜清胃泻火，养阴增液，润燥通腑，食疗配以山药、黄芪、生地等，取其补气养阴，清热生津，膳食宜选用饱腹食物及含纤维素相对较高的食物，如全麦、荞麦、豆类、未经精加工面粉、豆粉、粉条、糙米、玉米、山药、魔芋、南瓜、洋芋、芋艿等作主食，选用粗纤维蔬菜如芹菜、油菜、白菜、海带、洋葱、胡萝卜等作副食。

3. 渴而便数者　多因肾阴亏虚，无以约束小便，水谷精微下注而起，故见尿频量多，小便浑浊，尿甜，宜滋阴固肾，食疗配以山药 10g，枸杞 15~20g 煮粥或用枸杞蒸蛋、炖鸡，首乌 20g 加水煎半小时，取汁煮鸡蛋，每日 1 个，取其益气固肾，补益精血功效。通用方：山药薏米粥：山药 60g，薏米 30g，共煮粥食，每日两次。猪胰薏米山药粥：猪胰 1 个，薏米 30g，山药 60g 煲汤，每日 1 次。滋碎饮：黄芪 40g，生地、山药各 60g，猪胰粉 10g 煎汤代茶饮或以此汤加荤、素菜做汤。

七、针 灸 推 拿

1. 针刺法　毫针针刺百会、曲池、太冲、行间用泻法，针刺太溪、照海、复溜、三阴交用补法。

2. 推拿法　可取双侧内关穴、足三里穴等。

八、运动疗法

体育锻炼能改善血糖控制，提高胰岛素敏感性。"运动缺乏"是健康杀手，糖尿病高血压患者应在医生指导下进行适当的体育活动。作为高血压患者，甚至是高血压合并糖尿病患者，必须定期安排一些时间进行体育活动。适度的体育活动是维持良好新陈代谢的重要手段之一。进行体育活动时应选择时间持续长、强度低的运动，比如：散步、骑自行车、慢跑，中国传统太极拳、五禽戏、八段锦等。在控制心跳频率的条件下有节制地进行体育活动，不仅能使人心情愉快，还能改善新陈代谢，同时也能减轻体重，适度的体育活动将有效降低得病的概率。高血压合并糖尿病患者在进行体育活动时需预防低血糖发生，如果将体育活动安排在服用降血糖药物或注射胰岛素之后，则应在运动前摄入相应量的碳水化合物。一般在进行体育活动时应减小胰岛素剂量，并且补充足够的碳水化合物。

九、西药常规治疗

防治心脑血管病的发生要建立在血压良好控制的基础上。对于糖尿病合并高血压患者降压最重要的是要达标，即<130/80mmHg，但单用 ACEI 或 ARBs 类药物很难使血压达标，故必须联合小剂量的利尿剂和（或）长效 CCB 才能满意控制血压。总的来说，当糖尿病合并高血压患者血压>130/80mmHg 时，就应该采取非药物治疗措施并严密观察血压。如血压>140/90mmHg，就应该尽早用药物治疗。如患者 24 小时尿蛋白>1g 时，血压应降至 125/75mmHg 以下，这时常需要联合三种或三种以上的降压药物，只有这样才能明显降低糖尿病合并高血压患者的各种并发症发生率及病死率。

（一）常用药物

1. 血管紧张素转化酶抑制剂（ACEI） 目前临床仍将 ACEI 作为糖尿病合并高血压治疗的首选药物。它不仅能安全有效降低血压，还能较其他药物更好地减少尿蛋白，进而阻止和延缓终末期肾病的发生，同时可降低心血管事件发生率；其对糖、脂代谢无不利影响，并可改善机体对胰岛素敏感性，减轻胰岛素抵抗。代表药物有卡托普利，新型制剂有培哚普利（雅施达）、盐酸贝那普利（洛汀新）、福辛普利钠（蒙诺）等。

2. 血管紧张素Ⅱ受体阻断剂（angiotensin Ⅱ receptor blocker，ARB）ARB 是一种新型有效、耐受性良好的口服降压药。它可以特异性地阻断血管紧张素Ⅱ与 AT-1 受体的相互作用，进而松弛血管平滑肌，抑制血管收缩，减少血浆容量，减少儿茶酚胺及抗利尿激素的释放，抑制血管平滑肌及心肌细胞的增殖，故其主要通过降低外周血管紧张性而降低血压。常用药物有氯沙坦、缬沙坦、依贝沙坦等。

3. 钙拮抗剂（calcium channel blocker，CCB）　钙拮抗剂能选择性地作用于血管平滑肌及心肌细胞膜，阻止 Ca^{2+} 内流，降低外周动脉阻力，使血压下降。因此，适用于各类糖尿病高血压，尤其是老年糖尿病合并大小血管硬化并发症者。但大剂量（主要指短效二氢吡啶类）可能有潜在的抑制胰岛素释放作用，对糖耐量异常及糖尿病患者应密切随访血糖。常用药物有硝苯地平，长效制剂有硝苯地平控释片（拜新同）、非洛地平片（波依定）、苯磺酸氨氯地平片（络活喜）等。

4. 利尿剂　传统观念认为，利尿剂（噻嗪类、袢利尿剂）长期使用可以使血糖、血脂、血尿酸增高，血钾降低，并可引起男性性功能障碍等，但吲达帕胺具有利尿和钙拮抗的作用，对糖、脂代谢无不利影响，可以首选使用，小剂量利尿剂联合其他降压药疗效显著，而且价格便宜，不良反应少。

5. β-肾上腺素能受体阻滞剂（Beta adrenergicreceptorblocker）　β-受体阻滞剂为早期临床基础降压药之一，如心得安、氨酰心安等，能有效减少糖尿病慢性并发症的危险性；但其有抑制内源性胰岛素分泌的作用，长期应用可降低胰岛素敏感性，增加肝糖原输出，引起血糖升高；同时其可抵抗糖原分解和糖原异生，阻碍儿茶酚胺刺激的肝糖原输出，使发生低血糖的患者难以恢复，且能掩盖低血糖时的临床征象。因此，除非同时合并心绞痛或心肌梗死，一般糖尿病高血压患者不宜首选 β 受体阻断剂。非选择性β 受体阻断剂（如普萘洛尔、纳多洛尔）可通过抑制胰岛素 β 受体，使胰岛素分泌减少，使血糖升高，甚至发生高渗性昏迷。选择性 β 受体阻断剂（如美托洛尔、阿替洛尔）则无以上不利影响。在使用 β 受体阻断剂时应防止发生停药综合征，需要定期进行血脂、血糖监测。

6. α-肾上腺素能受体阻滞剂（alpha adrenergicreceptorblocker）　α-受体阻滞剂可选择性地阻滞血管平滑肌细胞膜上的 α-受体，舒张小动脉及静脉，降低外周血管阻力，从而有效降低血压。长期应用可改善脂代谢，降低胆固醇、甘油三酯、低密度脂蛋白，升高高密度脂蛋白，对糖代谢无影响。α-受体阻滞剂还能减轻前列腺增生患者的排尿困难，故适用于伴有前列腺增生的糖尿病高血压患者。使用时应注意其首剂效应和容易引起直立性低血压的不良反应，对老年患者更应注意。

（二）药物的联合应用

高血压最佳治疗研究结果证实，联合用药对高血压控制非常重要。多种药物互补，既能增加降压效果，又能降低各药物的不良反应。合理的配伍有 ACEI＋CCB、ACEI/ARB＋利尿剂、CCB＋β 受体阻断剂、利尿剂＋β 受体阻断剂、α-受体阻断剂＋β受体阻断剂。目前已推出几种 ACEI 和 CCB 的固定复方制剂。这样不仅增加疗效，还增加患者的治疗依从性。但具有相似或重叠机制的药物（如 ACEI 与β-受体阻滞剂）一般不联用。研究表明，此类联合疗效并不优于单独应用其中任何一种药物。美国 FDA 已通过 4 种联合应用的制剂，其成分及含量如下：①Lexxel（非洛地平）（2.5mg 或 5mg）＋马来酸依那普利（5mg）；②Lotrel（氨氯地平）（2.5mg 或 5mg）＋盐酸贝那普利（10mg 或 20mg）；③Tarka（盐酸维拉帕米）（缓释剂 180mg 或 240mg）＋群多普利（1.2mg 或 4mg）；④Teczem（马来酸地尔硫草）（180mg）＋马来酸依那普利（5mg）。Lotrel 和 Tarka 具有几种不同的剂量组合，提高了应用灵活性。有研究表明，ACEI 和非二氢吡啶类钙拮抗剂联合应用可能较其他组合更能降低尿蛋白，有加强肾脏保护功能，但对糖代谢无影响，故特别适用于糖尿病高血压患者。同时其在不同的剂量组合中可产生最大的降压效果，该联合对于降低清晨高血压效果最为明显，故成为清晨高血压患者的最佳选择，并且该药对老年高血压的治疗同样安全有效。因为它可以改善碳水化合物代谢参数并纠正高尿酸血症，不影响脂代谢，特别适用于 2 型糖尿病患者。本联合可替代那些含 β-受体阻滞剂或利尿剂的联合制剂。ACEI 与钙拮抗剂联用可减轻左室肥厚，增加冠心病与左心衰竭患者的左室射血分数，改善室壁运动指数，减少心绞痛发作次数。

（三）降糖药物治疗

由于 IR 是 2 型糖尿病和高血压的共同发病基础，因此，改善 IR 对糖尿病合并高血压患者尤为重要。目前认为罗格列酮、二甲双胍均有改善 IR 的作用，故对 2 型糖尿病合并高血压患者肯定是有益的。

1. 罗格列酮　为噻唑烷二酮类药物，目前被公认为是改善 IR 最好的药物，不但可以降血糖，而且可以通过改善 IR 纠正多种代谢紊乱，如高血压、微量白蛋白尿、血脂异常。但该药可致水、钠潴留，故伴有严重心力衰竭者禁用。

2. 二甲双胍　主要是通过提高胰岛素的敏感性、抑制肝糖输出而达到降低高血糖的作用，还有降低胆固醇、甘油三酯、游离脂肪酸水平和轻微降血压，减轻体重等作用。但该药禁用于合并肝肾功能不全（血肌酐＞135μmol/L）或严重心肺功能不全患者。

【研究述评】

1. 目前单纯应用西医控制糖尿病合并高血压的公认方法是在控制血糖的前提下，应用降压药物，其优点是起效快，效果确切。但降压药的选择在糖尿病合并高血压患者的应用受到了限制，且对慢性并发症发生发展缺乏有效控制，因此，如何减缓糖尿病高血压并发症的发生、发展，改善预后，提高患者生活质量已成为本病治疗的关键。而中药在控制血糖、血压及并发症方面已有肯定的疗效，及许多成功的经验。中西医结合治疗，可以相互取长补短，标本兼治，综合治疗，极大地改善了临床症状，提高了治疗效果，是值得推崇治疗糖尿病合并高血压主要方法。所以说中医药治疗糖尿病合并高血压有很好的发展前景。

2. 由于历史的原因，中医古代医家对眩晕与消渴病之间的关系认识有限，文献无糖尿病合并高血压的病名，历代中医名家虽对消渴病并发症的认识颇多，但对消渴病兼见眩晕头痛者记载不多，经后人不断的探索，才形成了消渴病阴虚为本，燥热为标，病本于肾为主的病机观点。消渴的病机演化、病理趋势是由轻渐重，阴损及阳，变证百出。《丹溪心法·头眩》提出"无痰则不作眩"的观点。血瘀与痰湿互结，是糖尿病合并高血压的发病病理基础，贯穿于整个病程，且津血同源，痰乃津液病理产物，瘀乃血液阻滞，痰瘀相辅相成。祝谌予指出糖尿病以气阴两虚型最为多见，施今墨认为糖尿病以肝肾阴虚最为常见，史载祥等认为高血压并糖尿病可以用消渴性眩晕来命名。

3. 关于糖尿病高血压的辨证分型认识尚不完全统一，从两病的流行病学及发病机制的研究表明，合并出现两病的患者人数众多，所以对于两病合并患者的证型的研究也逐渐引起重视。目前分型方法及种类相当多，2007年中华中医药学会《糖尿病中医防治指南》将糖尿病合并高血压病分为肝阳上亢证、肝火上炎证、痰浊上蒙证、阴阳两虚证，并认为要重视分辨患者的体质状况，病变的脏腑定位及证候的标本虚实。李兰舫等根据辨证将糖尿病合并高血压分为肝肾阴虚、风阳上亢；痰湿中阻、浊阴不降；气阴两虚、瘀血阻络、阴阳并损、虚阳上越四型，并指出临证辨证论治要侧重肝肾，本病之阴虚，其本在肾，必须密切注意肝肾病机的矛盾转化，分清标本虚实。刘喜明等认为糖尿病高血压属于消渴病兼眩晕，将其分为肝肾阴虚、肝阳上亢和痰瘀阻窍型，并认为以肝肾阴虚为本，夹肝阳、瘀阻、痰浊为标。刘英哲等调查672例糖尿病并高血压病患者，将其分为：热盛伤津证、肝肾阴虚证、气阴两虚证、阴阳两虚证、湿热内蕴证，其证候中以气阴两虚型最常见，占5种基本证候的49.9%。

4. 对于本病的治疗，大多数医家均强调针对本病辨证论治，以及尽早治疗防止传变。鲁氏认为，糖尿病合并高血压总的治则为养阴，即立足于解决消渴基本病理来解决高血压的治疗，基础方为生地黄、玄参、西洋参、枸杞子。阴虚阳亢型选加钩藤、天麻、夏枯草、川牛膝、决明子、生白芍、生龙骨、生牡蛎等。气阴两虚型选加黄精、山药、苍术、天花粉、天冬、黄芪、罗布麻等；气阴虚血虚型选加党参、当归、川芎、丹参、益母草、白术；在阴阳虚痰湿血瘀型选加巴戟天、杜仲、淫羊藿、补骨脂、泽泻、车前子、葶苈子、姜竹茹等。

【主要参考文献】

1. 姚春鹏，译．黄帝内经［M］．北京：中华书局，2009.
2. 熊曼琪，朱章志．糖尿病中医疗法［M］．广州：华南理工大学出版社，2004.
3. 邱雅维，陈燕铭．高糖诱导内质网应激对血管内皮细胞炎症反应的作用［J］．中山大学学报，2013，01：59-64.
4. 胡绍文，郭瑞林．实用糖尿病学［M］．北京：人民军医出版社，1998.
5. 陈灏珠，林果为．实用内科学［M］．北京：人民卫生出版社，2013.
6. 易蔚．左归双降方治疗2型糖尿病合并高血压临床与实验研究［J］．湖南中医学院学报，2004，04：36-38.
7. 曲丽卿．降糖Ⅰ号治疗糖尿病性高血压病36例［J］．陕西中医，1997，2：50-51.
8. 郭明娥．自拟方剂滋阴活络汤治疗糖尿病伴高血压临床体会［J］．中国医疗前沿，2007，2（14）：88-89.
9. 吴卓，王旭．中医治疗糖尿病合并高血压述要［J］．实用中医内科杂志，2008，11：54-59.
10. 李玉明，周玲玲．"糖脂消"降糖调脂降压作用的临床研究［J］．武警医学，2003，04：219-222.
11. 李兰舫．辨证治疗糖尿病并发高血压症［J］．江苏中医，1993，09：41-43.
12. 鲁万强．谈糖尿病合并高血压的治疗［J］．河南中医药学刊，1998，13：5-6.

第十章　糖尿病合并脑血管病

　　糖尿病（DM）合并脑血管病是糖尿病最常见的并发症之一，同时糖尿病也直接影响脑血管病的临床表现、病情严重程度以及预后等方面。糖尿病是脑卒中的主要危险因素，而脑卒中则是糖尿病死亡的主要因素。DM可导致多种并发症，其中脑卒中已成为DM致残和死亡的重要原因之一。糖尿病合并脑血管病为糖尿病并发的系列脑血管疾病，其中以脑动脉粥样硬化所致缺血性脑病最为常见，其发病机制较为复杂，且尚未完全阐明，主要与糖尿病代谢紊乱，内分泌失调，血液高凝状态，微血管病变以及吸烟、肥胖等因素有关，表现为如短暂性脑缺血发作（TIA）、腔隙性脑梗死、多发性脑梗死、脑血栓形成等。糖尿病合并脑血管病的患病率为16.4%～18.6%，高于非糖尿病患者群，其中脑出血的患病率低于非糖尿病患者群，而脑梗死的患病率为非糖尿病患者群的4倍，糖尿病患者脑卒中的死亡率、病残率、复发率较高，病情恢复慢。

　　我国古典医籍中没有"消渴病脑病"这一名称，但对本病的发病机制和临床表现却早有论述。消渴病脑病属消渴病并发症，归类"消瘅"，其发于"五脏柔弱"，是"甘肥贵人则膏粱之疾也"。消渴病脑病即糖尿病合并脑血管病，临床常见糖尿病合并急性脑血管病，即消渴病中风病。

【病因病机】

一、中　医

　　消渴病脑病的病因主要是消渴病阴虚燥热日久，伤阴耗气，气阴两虚，心、肝、肾三脏阴阳失调，加之劳倦内伤，忧思恼怒，嗜食肥甘厚味，变生痰瘀，痰热内蕴，或外邪侵袭等诱因，以致气血运行受阻，肌肤筋脉失于濡养；风痰瘀血，上犯清空，神气闭阻所致。

　　糖尿病合并脑血管病（消渴病中风）的发生，主要在于糖尿病（消渴病）患者阴虚燥热日久，伤阴耗气，气阴两虚，气虚运血无力，气虚运化无力，变生痰瘀，阻于脑脉，窍络窒塞，气血不相接续，神机失用；或阴亏于下，肝阳暴张，阳亢风动，血随气逆，夹痰夹火，横窜经隧，夹风动肝，风痰瘀血，上犯清空，蒙蔽清窍，而形成上实下虚，阴阳互不维系，闭脑卒中，神机失用。总之，糖尿病合并脑血管病其病位在清窍之脑，涉及心肝肾诸脏；其病理因素有虚、火、风、痰、气、血六端，病性多为本虚标实，上盛下虚；基本病机为阴阳气血俱虚，痰湿瘀阻或风痰瘀血阻络而致气血逆乱，上犯于脑，脑脉痹阻，神机失用。

1. 禀赋不足 "年四十而阴气自半，起居衰矣。"年老体弱，或久病气血亏损，元气耗伤，脑脉失养。先天禀赋不足，肾精衰少，五脏六腑之精失却肾精之濡养，五脏六腑之气失却肾气之温煦，以致五脏柔弱而生化乏力，气、血、津液之生化、运行、敷布失常，糖、脂肪、蛋白质代谢紊乱则发为本病。病变日久，精微不得运化敷布而正气日亏，浊阴不得运化排泄，并随邪浊阻滞部位的不同，继发多种并发症。瘀血、痰浊滞于脑络闭阻，或破溢，脑髓神机受损，则发为本病。

2. 饮食不节 过食肥甘醇酒，导致脾胃运化失职，脾失健运，聚湿化痰，痰郁化热，引动肝风，风痰痹阻脑之脉络则发病。《素问·通评虚实论》指出："消瘅，仆击，偏枯……甘肥贵人则膏粱之疾也。"最早阐述了过食肥甘，形体肥胖是发生本病的重要原因。临床观察及流行病学研究表明糖尿病及糖尿病合并急性脑血管病的发病与高热量、高脂肪膳食有着密切关系。

3. 五志所伤，情志过极 七情失调，肝失条达，气机郁滞，血行不畅，癖结脑脉，暴怒伤肝，则肝阳暴张，或心火暴盛，风火相煽，血随气逆，上冲犯脑。从而导致气血逆乱，上扰清窍而发生本病。

二、西 医

在糖尿病合并脑血管病患者中，缺血性脑血管病的发病率明显高于出血性脑血管病。人们在探讨糖尿病患者脑梗死发病率高和预后差的原因时，发现糖尿病患者在血管改变方面不仅具有与高血压等疾病相似的大、中、小动脉粥样硬化，而且有微血管基底膜增厚的改变，基底膜糖类沉积，脂肪样和透明变性，微血管内皮细胞功能失调。长期糖尿病患者的脑血流自动调节受损，使局部脑血流量下降。此外糖尿病时血液中，血小板黏附力增加，对二磷酸腺苷、肾上腺素、胶原纤维、花生四烯酸的敏感性增加，缩血管作用增加，并促使加速血小板聚集的血栓素合成增加，而前列环素的合成、减少，糖尿病时红细胞聚集性增强，变形能力减弱。以上诸因素促使糖尿病时血液处于高凝状态，加重微循环障碍，导致脑梗死发病率增加。

已有的研究证实以血管病变为主，在此基础上出现血液成分和血流动力学改变，大脑自动调节功能失调，脑局部血流量下降，脑血栓形成。病理基础为动脉粥样硬化及微血管基底膜增厚，糖原沉积，脂肪样及透明变性。血管病变的产生：

（1）高血糖：对血管内皮有直接的毒性作用，它能抑制人体内皮细胞DNA 合成，损害内皮屏障。体内极低密度脂蛋白（VLDL）生成增多，转变为高密度脂蛋白（HDL）受限，血中低密度脂蛋白（LDL）浓度增高。LDL 是一种高效的致动脉粥样硬化的因子。

（2）高胰岛素血症：①影响体内的脂质代谢。脂蛋白脂肪酶（LPL）对胰岛素的调节作用产生抵抗，使 VLDL 合成增多，清除减少，导致或加重了高甘油三酯血症，刺激动脉内膜增厚。②促进动脉粥样斑块形成。在内皮受损部位，胰岛素可促使脂肪酸在细胞内合成，抑制胆固醇水解，使细胞内胆固醇沉积而导致血管粥样硬化损害。增强交感神经系统的活性，促进肾小管对钠的重吸收，而诱发高血压。③诱导动脉壁细胞成分的生长与繁殖。胰岛素是一种促生长因子，直接作用于血管平滑肌细胞，使其增殖，并向内膜移行。

（3）蛋白非酶糖化：最终形成较为稳定的糖基化终末产物（AGEs）。使毛细血管基底膜增厚。LDL 被糖化后形成 GLYLDL，它能促使血小板聚集，具有细胞毒性。糖化后的 LDL 不能与特异性 B、E 受体结合，造成胆固醇在血管壁内堆积。GLYLDL 很难被成纤维细胞识别，而被巨噬细胞摄取，形成泡沫细胞，促进动脉粥样硬化形成。另外，GLYLD 极易被 AGEs捕获，促进血管壁纤维外脂质的堆积，进一步加速动脉粥样硬化。

（4）氧化应激：可使多种细胞成分发生氧化应激而导致组织损害。毛细血管基底膜脂质过氧化，导致血管通透性增高，血浆蛋白渗出增加及基底膜增厚。氧化的 LDL（OX-LDL）可直接损伤内皮细胞，又可增强单核细胞和 T 淋巴细胞对内皮细胞的黏附和向内皮下移行，还可诱导内皮细胞表达多种黏附因子，最后形成泡沫细胞，诱发或参与了动脉粥样硬化形成。

（5）糖尿病患者常有血浆蛋白、纤维蛋白原升高，血浆内第Ⅷ因子增加；使红细胞变形能力降低，对血管内皮细胞黏附性增强，导致血液黏度增加。使血小板功能亢进，内皮素（ET）异常表达和释放增加，血栓素和前列环素比例失调，加速了血小板聚集，使血管舒缩功能失调，导致血液高凝、高滞。

（6）大脑自动调节功能失调：不能代偿脑灌流压的改变，导致脑局部血流量下降。发生机制中自主神经病变是重要的。

(7) 脑缺血是脑细胞死亡的直接原因。研究表明,当脑血流量减少到 20ml/100g 脑组织·min 时,神经元电活动衰竭,小于 15ml/100g 脑组织·min 时离子泵进行性耗竭,至 10ml/100g 脑组织·min 时,神经元不可逆死亡。脑缺血的结果主要导致:①细胞酸中毒,使乳酸增加;②细胞膜磷酸代谢障碍,损伤线粒体;③有害神经递质释放,主要释放兴奋性氨基酸、自由基、溶酶体和一氧化氮。

(8) 高血压、肥胖、吸烟等。

【临床表现】

前驱症状主要表现为头晕、头痛、记忆力减退、肢体感觉异常或乏力、语言不利等。发作时表现头痛较剧,伴恶心、呕吐,或意识丧失,或有抽搐,或突然肢体偏瘫,或肢体突然变得痿弱不利。主要体征:①颈内动脉系统:绝大多数以偏瘫为主要表现。颅内动脉闭塞,患侧视力障碍,偏盲。大脑前动脉闭塞,瘫痪以足和小腿为主,旁中央小叶受累则尿失禁。大脑中动脉闭塞,内囊受累出现偏瘫、偏身感觉障碍及偏盲;主侧半球有运动性失语,非主侧半球有失用、失认及体象障碍。表浅支受累时,对侧面部和上肢轻瘫。②基底动脉系统:大脑后动脉由基底动脉发出,一侧病变对侧同向偏盲,中央视力存在;双枕叶梗死者出现皮质盲,视力丧失,光反射存在;累及主侧半球颞、顶叶者有失写、失读、失认等。脑干受累的基本症状为交叉性麻痹,病变侧脑神经及对侧肢体瘫痪。延髓外侧综合征(Wallenberg syndrome)表现为眩晕、球麻痹(讲话不清,吞咽困难,病侧软腭及声带麻痹)、眼球震颤、病侧 Horner 征和小脑性共济失调,面部及对侧肢体感觉障碍。病侧外展及面部神经麻痹称为桥脑腹外侧综合征(Millard-Gubler syndrome);若伴向病侧凝视不能,称桥脑旁内侧综合征(Foville syndrome)。基底动脉本身闭塞出现闭锁综合征,意识保留,四肢、面部及延髓麻痹,只能用眼球上下运动示意。中脑下脚综合征(Weber syndrome)的病变侧动眼神经麻痹,对侧偏瘫;双侧病变则意识不清,四肢瘫,瞳孔散大,光反射消失,眼球上视受限,上肢有粗大舞动。

【辅助检查】

1. 实验室检查

(1) 血糖检测及糖耐量试验,一般血糖偏高。

（2）脑脊液（CSF）检查：一般为阴性。

（3）血脂、肾功能、血液流变学等。

2. 影像学检查 CT检查，磁共振（MRI）是明确诊断，确定病灶部位、大小、性质的主要手段。

3. 介入放射学 DSA（数字减影血管造影）可发现阻塞血管的部位、范围（长度）、程度及侧支循环情况。

4. 经颅彩色多普勒超声（TCD） TCD是检测脑血液动力学最先进的手段之一，其对脑动脉狭窄的部位、范围、程度的诊断，准确率为87%～95%，特异性为95%～97%。透颅超声波（TCD）可诊断颅内血管痉挛、狭窄和闭塞。局部狭窄血流，异常增高的峰值流速（VS）提示该血管供血区可能有梗死灶。

5. 同位素脑血流测定

（1）局部脑血流量（rCBF）：吸入133氙（133Xe）或注射放射性同位素，探测脑血流量［ml/(100g·min)］并成像，可显示缺血部位及程度。糖尿病脑梗死者，低于糖尿病脑出血者。

（2）正电子发射脑断层扫描（PET）：回旋加速器产生的18F-去氧葡萄糖等能参与脑代谢并发出β射线，经探头摄取，计算出脑代谢血流和氧耗量并成像，用于超早期诊断，但价格较贵。

（3）单光子发射断层扫描（SPECT）：注射99mTcHM-PAO后，在脑内分布同rCBF，发出γ射线，扫描后重建图像。适用于大面积梗死。

（4）同位素脑显像：注射99mTcHM-PAO后，在脑内分布同rCBF，发出γ射线，扫描后重建图像。用99锝（99mTc）显示病变，临床少见。

6. 脑电图（EEG） 急性期异常率约75%。病灶处α波消失或波幅、波率低，δ和θ慢波增多。椎-基底动脉闭塞，45%呈双侧低电活动，或有"α昏迷"电活动。

7. 脑电图脑电地形图（BEAM） 用计算机对脑电信号进行分析。直观，以不同灰度阶图显示脑功能状态；敏感，对散在慢波检出优于EEG；定量分析，以UV2代表不同频段能量。急性期局限性δ波功率高，水肿时θ波功率高，α波功率下降且慢化，异常率达80%～93%。可与EEG互补分析。诱发电位：体感、视觉、脑干听觉诱发电位（SEPt、VEP、BAEP）等急性期阳性率为70%～90%，VEP急性期阳性率为25%～30%，出现波潜伏期延长，波幅低或无典型波。对半球、视路、脑干病变有定位参考价值。

【诊断与鉴别诊断】

一、诊 断 标 准

有关糖尿病合并脑血管病的诊断：既往有明确的糖尿病史，或在发病过程中确诊为糖尿病，并符合中风诊断条件：①主症：神志恍惚、迷蒙，甚至昏迷或昏愦，半身不遂，口眼㖞斜，或舌强言謇或不语，偏身麻木；②多急性起病。突然肢体偏瘫；或肢体突然变得痿软无力；或头痛较剧，伴恶、呕吐；或意识丧失；或有抽搐；③病发多有诱因，主要表现为头晕、头痛、记忆力减退、肢体感觉异常或乏力、肢体麻木、语言不利等；④发病年龄多在 40 岁以上。具有 2 个以上主症，结合年龄、诱因、先兆症状等方面的特点即可确定诊断。腰穿、头颅 CT 扫描、头颅 MRI 检查，更有助于脑血管病的诊断。

二、病 理 分 型

1. 缺血性脑血管疾患　①可有前驱的短暂脑缺血发作史；②多数在静态下急性起病，动态起病者以心源性脑梗死多见，部分病例在发病前可有 TIA 发作；③病情多在几小时或几天内达到高峰，部分患者症状可以进行性加重或波动；④临床表现决定于梗死灶的大小和部位，主要为局灶性神经功能缺损的症状和体征，如偏瘫、偏身感觉障碍、失语、共济失调等，部分可有头痛、呕吐、昏迷等全脑症状；⑤血液检查，如血小板、凝血功能、血糖等；⑥脑的影像学检查可以直观地显示脑梗死的范围、部位、血管分布、有无出血、陈旧和新鲜梗死灶等，帮助临床判断组织缺血后是否可逆、血管状况，以及血流动力学改变。帮助选择溶栓患者、评估继发出血的危险程度。

2. 出血性脑血管疾患　①多在动态下急性起病；②突发局灶性神经功能缺损症状，可伴有血压增高、意识障碍和脑膜刺激征；③血液检查可有血糖升高等；④影像学检查，如头颅 CT 扫描、头颅 MRI 检查。脑出血破入脑室或蛛网膜下腔时，腰穿可见血性脑脊液。

三、鉴 别 诊 断

1. 西医　本病应与脑卒中伴应激性高血糖、颅内占位性病变、颅脑外伤等鉴别。

2. 中医　本病应与口僻、痫病、厥证、痉病、痿病等相鉴别。

【治疗】

一、基础治疗

中风急性期应绝对保持安静，减少搬运。恢复期保持起居适宜，顺应四时，保精养生。可以进行适当的体育锻炼，如五禽戏、气功、太极拳等有助于身体恢复和预防复发。饮食方面，应当遵循糖尿病饮食治疗原则，根据患者标准体重及劳动强度计算每天所需的总热量，按比例 3 餐或 4 餐分配定制食谱。

二、辨证论治

首辨病位深浅，邪中经络者浅，中脏腑者深。二辨病程的急性期、后遗症期等不同阶段。三辨标本主次，虚、火、风、痰、气、血六端的盛衰变化。四辨病势的顺逆，根据不同的表现分别予以治标、治本或标本同治。

（一）中经络

1.肝阳上亢证

主症：半身不遂，舌强言謇，口舌歪斜，眩晕头痛，面红目赤，心烦易怒，口苦咽干，便秘尿黄，舌红或绛，苔黄或燥，脉弦有力。

治法：平肝潜阳。

方药：天麻钩藤饮加减。天麻、钩藤、石决明、栀子、黄芩、川牛膝、杜仲、桑寄生、益母草、夜交藤、茯神。本方为平肝降逆之剂。以天麻、钩藤、石决明之平肝祛风降逆为主；辅以清降之山栀、黄芩，活血之牛膝、益母草，滋肝肾之桑寄生、杜仲等滋肾以平肝之逆；并辅夜交藤、茯神以安神镇静。加减：面红烦热加知母、丹皮；失眠加龙齿、生牡蛎。

2.风痰阻络证

主症：半身不遂，口舌歪斜，舌强言謇，肢体麻木或手足拘急，头晕目眩，舌苔白腻或黄腻。

治法：化痰息风。

方药：导痰汤合牵正散加减。半夏、陈皮、枳实、茯苓、制天南星、白附子、僵蚕。半夏、天南星、白附子燥湿化痰，陈皮、枳实行气，僵蚕化痰祛风。加减：痰涎壅盛、苔黄腻、脉滑数，加天竺黄、竹沥；头晕目眩加天麻、钩藤。

3.痰热腑实证

主症：半身不遂，舌强不语，口舌歪斜，口黏痰多，腹胀便秘，午后面红烦热，舌红，苔黄腻或灰黑，脉弦滑大。

治法：清热攻下，化痰通络。

方药：星蒌承气汤加减。全瓜蒌，胆南星，石菖蒲，地龙，丹参，郁金，枳壳，厚朴，大黄，芒硝。方中生大黄荡涤肠胃，通腑泄热；芒硝咸寒软坚；枳实泄痞；厚朴宽满；瓜蒌、胆南星清热化痰；丹参、郁金活血通络；辅以石菖蒲开窍醒神。热象明显者，加山栀、黄芩；年老体弱津亏者，加生地、麦冬、玄参。

4. 气虚血瘀证

主症：半身不遂，肢体软弱，偏身麻木，舌喝语謇，手足肿胀，面色白，气短乏力，心悸自汗，舌质黯淡，苔薄白或白腻，脉细缓或细涩。

治法：补气化瘀。

方药：补阳还五汤加减。生黄芪、当归尾、川芎、赤芍、桃仁、红花、地龙。方中重用生黄芪为君，补益元气而起废，使气旺能行血，有助于瘀血消散，祛瘀而不伤正；当归尾活血化瘀，地龙性善走窜，长于通经活络，配合生黄芪则力更专而周行全身，共为佐使。加减：语言謇涩可选加石菖蒲、白附子、僵蚕等；吐痰流涎，加半夏、石菖蒲、制天南星、远志。

5. 阴虚动风证

主症：半身不遂，肢体软弱，偏身麻木，舌歪语謇，心烦失眠，眩晕耳鸣，手足拘挛或蠕动，舌红或黯淡，苔少或光剥，脉细弦或数。

治法：滋阴息风。

方药：大定风珠加减。白芍、阿胶、生龟板、生鳖甲、生牡蛎、五味子、干地黄、鸡子黄、火麻仁、麦冬、甘草。方中鸡子黄味甘入脾，镇定中焦，上通心气，下达肾气；阿胶补血滋阴，是治血虚之要药，二药合用为君，滋养阴液以息内风。白芍苦酸微寒，甘草甘平，五味子酸温，三药合用酸甘化阴，滋阴柔肝；地黄养阴生津，麦冬养阴润肺，麻仁质润多脂滋养补虚，以上六药皆能加强鸡子黄、阿胶滋阴养血之效，共为臣药。复用龟板、鳖甲、牡蛎三种介类药，既可填补真阴，又能重镇息风，是为佐药。其中甘草又可调和诸药，兼做使药。诸药合用，使阴液复，浮阳潜，则虚风自息。病证可愈。加减：头痛、面赤，加川牛膝、代赭石。

（二）中脏腑

1. 痰热内闭证

主症：突然昏倒，昏愦不语，躁扰不宁，肢体强直，项强；痰多息促，两目直视，鼻鼾身热，大便秘结；甚至抽搐，拘急，角弓反张，舌红，苔黄厚腻，脉滑数有力。

治法：清热涤痰开窍。

方药：导痰汤或安宫牛黄丸。半夏、制天南星、陈皮、枳实、茯苓、甘草。半夏、天南星燥湿化痰，陈皮、枳实行气，茯苓健脾利湿，甘草调和诸药。加用安宫牛黄丸清热开窍，豁痰解毒。加减：抽搐强直，合镇肝熄风汤加减，或加羚羊角、珍珠母，大便干结加大黄、芒硝、瓜蒌仁。

2. 痰湿蒙窍证

主症：神昏嗜睡，半身不遂，肢体瘫痪不收，面色晦垢，痰涎壅盛，四肢逆冷，舌质黯淡，苔白腻，脉沉滑或缓。

治法：燥湿化痰，开窍通闭。

方药：涤痰汤加减送服苏合香丸。制天南星、半夏、枳实、茯苓、陈皮、竹茹、石菖蒲、党参、甘草。党参、茯苓、甘草补心益脾而泻火；陈皮、南星、半夏利气燥湿而祛痰；菖蒲开窍通心，枳实破痰利膈，竹茹清燥开郁，使痰消火降，则经通而舌柔矣。合苏合香丸芳香开窍，行气止痛。加减：痰涎壅盛、苔黄腻、脉滑数，加天竺黄、竹沥。

3. 元气衰败证

主症：神昏，面色苍白，瞳神散大，手撒肢厥，二便失禁，气息短促，多汗肤凉，舌淡紫或萎缩，苔白腻，脉微。

治法：温阳固脱。

方药：参附汤加减。人参、附子、生姜、大枣。人参、附子回阳救逆，固脱，辅以生姜、大枣温中健脾。加减：汗出不止加山萸肉、黄芪、煅龙骨、煅牡蛎。

（三）后遗症期

1. 半身不遂

（1）肝阳上亢，脉络瘀阻证

主症：头晕目眩，面赤耳鸣，肢体偏废，强硬拘急，舌红，苔薄黄，脉弦有力。

治法：平肝息风，活血舒筋。

方药：天麻钩藤饮加减。天麻、钩藤、石决明、栀子、黄芩、川牛膝、杜仲、桑寄生、益母草、夜交藤、茯神。以天麻、钩藤、石决明之平肝祛风降逆为主；辅以清降之山栀、黄芩，活血之牛膝、益母草，滋肝肾之桑寄生、杜仲等滋肾以平肝之逆；并辅夜交藤、茯神以安神镇静。加减：肢体僵硬加鸡血藤、伸筋草。

（2）气血两虚，瘀血阻络证

主症：面色萎黄，体倦神疲，患侧肢体缓纵不收，软弱无力，舌体胖，质紫黯，苔薄，脉细涩。

治法：补气养血，活血通络。

方药：补阳还五汤加减。生黄芪、当归尾、川芎、赤芍、桃仁、红花、地龙。方中重用生黄芪为君，补益元气而起废，使气旺能行血，有助于瘀血消散，祛瘀而不伤正；当归尾活血化瘀，地龙性善走窜，长于通经活络，配合生黄芪则力更专而周行全身，共为佐使。加减：气虚甚者，加党参、茯苓、白术；血虚甚者，加白芍、何首乌；血瘀重者，加三棱、莪术。

2. 音喑

（1）肾虚音喑证

主症：音喑，腰膝酸软，下肢软弱，阳痿遗精早泄，耳鸣，夜尿频多，舌质淡体胖，苔薄白，脉沉细。

治法：滋阴补肾，开音利窍。

方药：地黄饮子加减。熟地、巴戟天、山萸肉、五味子、肉苁蓉、远志、附子、肉桂、茯苓、石斛、麦冬、石菖蒲。方用甘温的熟地与酸温的山茱萸滋补肾阴；肉苁蓉、巴戟天温壮肾阳，四药合用以温补下元为君。附子、肉桂助阳益火，并能引火归原，使浮阳返归肾脏；石斛、麦冬、五味子滋阴壮水，是为臣药；石菖蒲、远志、茯苓合用，开窍化痰，配诸补肾药能交通心肾，是为佐药。用法中少加薄荷、姜、枣为引，薄荷辛凉轻散，善利咽喉，引诸药上行以宣窍；姜、枣健胃和中，调和营卫，有利于诸药的吸收与输布。加减：兼有痰热者，去附子、肉桂，加天竺黄、胆南星、川贝，兼有气虚者，加党参、黄芪。

（2）痰阻音喑证

主症：舌强语謇，肢体麻木，或见半身不遂，口角流涎，舌红，苔黄，脉弦滑。

治法：祛风化痰，宣窍通络。

方药：解语丹加减。胆南星、远志、石菖蒲、白附子、全蝎、天麻、天竺黄、郁金。上几味中药皆为燥湿化痰通络之品，以达祛风化痰，宣窍通络之功。加减：若气虚不能行气者，可加党参、黄芪等。

3. 口眼歪斜

主症：口眼歪斜，语言謇涩不利，舌红苔薄，脉弦细。

治法：化痰通络。

方药：牵正散加减。白附子、僵蚕、全蝎。全蝎色青善走者，独入肝经，风气通于肝，为搜风之主药；白附之辛散，能治头面之风；僵蚕之清虚，能解络中之风；三者皆治风之专药，用酒调服，以行其经。加减：在临证中多合温胆汤、导痰汤、涤痰汤加减运用。病久气血亏虚者，加黄芪、当归。

4. 痴呆

（1）髓亏证

主症：头晕耳鸣，腰脊酸软，记忆模糊，神情呆滞，动作迟钝，肢体痿软，舌淡苔白，脉弱。

治法：补精益髓。

方药：补天大造丸加减。紫河车、熟地、枸杞、杜仲、白术、生地、怀牛膝、五味子、黄柏、茴香、当归、党参、远志。紫河车、熟地、生地滋补肾精，枸杞补肝肾之阴，党参、白术健脾补气，黄柏坚阴，五味子收敛固摄精液，当归补血，怀牛膝补肾阳，茴香行气。

（2）肝肾亏损证

主症：头晕眼花，耳鸣，腰膝酸软，颧红盗汗，舌红少苔，脉弦细数。

治法：滋补肝肾，安神定志。

方药：左归丸或合二至丸加减。熟地、鹿角胶、龟板胶、山药、枸杞、山茱肉、怀牛膝、菟丝子、女贞子、墨旱莲。方中重用熟地，滋肾益精，以填真阴；山茱萸养肝滋肾，涩精敛汗；山药补脾益阴，滋肾固精；枸杞补肾固精，养肝明目，龟鹿二胶为血肉有情之品，峻补精髓，龟胶偏补阴，鹿胶偏于补阳，在补阴之中配用补阳药，体现了阴中求阳的理论法则。菟丝子、牛膝益肝肾，强腰膝，健筋骨，全方配合共奏滋阴补肾，填精益肾之功。

5. 眩晕

主症：头目眩晕，耳鸣耳聋，或兼有肢体麻木偏枯，舌红苔黄，脉弦。

治法：平肝息风，活血通络。

方药：天麻钩藤饮加减。天麻、钩藤、石决明、栀子、黄芩、川牛膝、杜仲、桑寄生、益母草、夜交藤、茯神。以天麻、钩藤、石决明之平肝祛风降逆为主；辅以清降之山栀、黄芩，活血之牛膝、益母草，滋肝肾之桑寄生、杜仲等滋肾以平肝之逆；并辅夜交藤、茯神以安神镇静。

三、特 色 专 方

1. 天麻钩藤饮（《杂病证治新义》） 天麻、钩藤、石决明、栀子、黄芩、牛膝、桑寄生、杜仲、夜交藤、益母草、朱茯神。日1剂，水煎服，分二次服，可连续服用7~14日。本方主治肝阳偏亢、肝风上扰之症，为平肝降逆之剂。用于中风肝阳上亢患者。

2. 镇肝熄风汤（《医学衷中参西录》） 怀牛膝、代赭石、生龙骨、生牡蛎、白芍、玄参、天冬、龟甲、川楝子、菊花、茵陈、麦芽、甘草。本方是针对中风初起而设立的一张经典处方。主肝肾阴虚，肝风内动，气血逆乱所致的中风。以风的表现为主，临床主要见于眩晕、手足震颤等。国医大师朱良春教授自拟"加减镇肝熄风汤",药用怀牛膝、生代赭石各 30g、生龙牡、乌梅,生龟板、玄参、天冬、黄芩、茵陈各 15g,天麻 10g,治疗中风急证,突然昏仆,口眼㖞斜,神志模糊,舌体歪斜,舌质较红,舌苔黄燥,脉弦大等症状者,屡收著效。

3. 大秦艽汤(《素问病机气宜保命集》) 川芎、独活、当归、白芍、石膏、甘草、秦艽、羌活、防风、白芷、黄芩、白术、茯苓、生地黄、熟地黄、细辛。本方组成以辛温发散之品较多,故适宜用于风邪初中经络之证,以口眼㖞斜,舌强不语,手足不能运动等,病程较短,并兼有表证者为证治要点。

4. 温胆汤(《三因极一病证方论》) 半夏、竹茹、枳实、陈皮、甘草、茯苓、生姜、大枣。本方主治胆郁痰扰,肝胃不和证。表现为胆怯易惊,头眩心悸,心烦不眠,夜眠多梦,眩晕,苔白腻,脉弦滑。

5. 补阳还五汤(《医林改错》) 黄芪、当归尾、赤芍、地龙、川芎、红花、桃仁。本方是气虚血瘀的代表方,不止用于中风后遗症,也适用于中风急性期及各种相关症候的疾病。主治气虚血瘀之中风。半身不遂,口眼歪斜,言语謇涩,口角流涎,小便频数或遗尿。舌黯淡,苔白,脉缓。任继学教授经验,在补阳还五汤基础上,重用乌梢蛇、僵蚕、全蝎、水蛭等虫类药物以搜风剔邪,逐瘀祛痰,使顽痰死血尽除。

6. 地黄饮子(《宣明论方》) 熟地黄、巴戟天、山茱萸、石斛、肉苁蓉、附子、五味子、肉桂、茯苓、麦冬、石菖蒲、远志、生姜、大枣、薄荷。本方主治喑痱证。"喑"指舌强不能言;"痱"是足废不能用。治疗下元虚衰,虚火上炎,痰浊上泛,堵塞窍道所致,其煎煮方法为用清水微煎为饮服,取其轻清之气,易为升降,迅达经络,流走四肢百骸,以交阴阳。

7. 安宫牛黄丸(《温病条辨》) 牛黄、郁金、犀角(水牛角代)、黄连、朱砂、梅片、麝香、珍珠、栀子、雄黄、黄芩。本方为治疗热陷心包的常用方,亦是凉开法的代表方。临床上脑血管疾病出现神昏谵语属邪热内陷心包者,均可应用。以高热烦躁,神昏谵语,舌红或绛,苔黄燥,脉数有利为辨证要点。

8. 小续命汤(《备急千金要方》) 麻黄、防己、人参、黄芩、桂心、甘草、川芎、芍药、杏仁各一两,附子一枚,防风一两半,生姜五两组成。上十二味咀,以水一斗二升,先煮麻黄三沸去沫。纳诸药,煮取三升,分三服;不愈更合三、四剂,取汗。功能祛风扶正。主治中风卒起,筋脉拘急,半身不遂,口目不正,舌强不能语,或神志闷乱等。

9. 牵正散(《杨氏家藏方》) 白附子、白僵蚕、全蝎(去毒)各等分(并生用)。上为细末。每服一钱,热酒调下,不拘时候。本方为治风中经络，口眼斜的常用方剂，适用于风痰阻络而偏于寒性者。以猝然口眼斜，舌淡苔白为证治要点。方中白附子和全蝎均为有毒之品，用量宜慎。

四、中药成药

1. 安宫牛黄丸　药物组成：牛黄、水牛角浓缩粉、麝香、黄连、黄芩、栀子、雄黄、冰片、郁金、珍珠、朱砂。功能主治：清热解毒，镇惊开窍。用于热病，邪入心包，高热惊厥，神昏谵语；中风昏迷及脑炎、脑膜炎、中毒性脑病、脑出血等见上述症状者。用法用量：口服，一次 1 丸，一日 1 次；或遵医嘱。

2. 华佗再造丸　药物组成：川芎、吴茱萸、冰片等药味经加工制成的浓缩水蜜丸。功能主治：活血化瘀，化痰通络，行气止痛。用于瘀血或痰湿闭阻经络之中风瘫痪，拘挛麻木，口眼歪斜，言语不清。口服，一次 4～8g，一日 2～3 次；重症一次 8～16g；或遵医嘱。

3. 消栓再造丸　药物组成：血竭、赤芍、没药（醋炙）、当归、牛膝、丹参、川芎、桂枝、三七、豆蔻、郁金、枳壳（麸炒）、白术（麸炒）、人参、沉香、金钱白花蛇、僵蚕（麸炒）、白附子、天麻、防己、木瓜、全蝎、铁丝威灵仙、黄芪、肉桂、泽泻、茯苓、杜仲（炭）、槐米、麦冬、五味子（醋炙）、骨碎补、松香、山楂、冰片、苏合香、安息香、朱砂。功能主治：活血化瘀，息风通络，补气养血，消血栓。用于气虚血滞，风痰阻络引起的中风后遗症。用法用量：口服。水蜜丸 5.5g，大蜜丸一次 1～2丸，一日 2 次。

4. 中风回春丸　药物组成：当归（酒制）、川芎（酒制）、红花、桃仁、丹参、鸡血藤、忍冬藤、络石藤、地龙、土鳖虫、伸筋草、川牛膝、蜈蚣、茺蔚子、全蝎、威灵仙、僵蚕、木瓜、金钱白花蛇。功能主治：活血化瘀，舒筋通络。用于痰瘀阻络所致的中风，症见半身不遂，肢体麻木，言语謇涩，口舌歪斜。用温水送服，一次 1.2～1.8g，一日 3 次，或遵医嘱。

5. 清开灵注射液　药物组成：胆酸、珍珠母（粉）、猪去氧胆酸、黄芩苷、水牛角（粉）、栀子、板蓝根、金银花。功能与主治：清热解毒，化痰通络，醒神开窍。用量用法：肌内注射，一日 2～4ml。重症患者静脉滴注：一日 20～40ml，以 10％葡萄糖注射液 200ml 或氯化钠注射液 100ml 稀释后使用。

6. 醒脑静注射液　药物组成：麝香、冰片、栀子、郁金。功能主治：清热解毒，凉血活血，开窍醒脑。用于气血逆乱的脑脉瘀阻所致的中风昏迷、偏瘫口歪；外伤头痛，神志昏迷；酒毒攻心，头痛呕恶，昏迷抽搐；脑栓塞、脑出血急性期、颅脑外伤、急性酒精中毒见上述证候者。用量用法：肌内注射。一次2～4ml，一日1～2次；或遵医嘱。

7. 血塞通注射液　药物组成：三七总皂苷。功能主治：活血祛瘀，通脉活络。用于瘀血阻络所致的中风偏瘫，肢体活动不利，口眼歪斜，胸痹心痛，胸闷气憋；中风后遗症，视网膜中央静脉阻塞见上述证候者。用法用量：肌内注射：一次100mg，一日1～2次。静脉滴注：一次200～400mg，以5%～10%葡萄糖注射液250～500ml稀释后缓缓滴注，一日1次。

8. 脉络宁注射液　药物组成：牛膝、玄参、石斛、金银花。功能主治：养阴清热，活血化瘀。用于阴虚内热、血脉瘀阻所致的脱疽，用法用量：静脉滴注。一次10～20ml，一日1次；用5%葡萄糖注射液或氯化钠注射液250～500ml稀释后使用，10～14d为1个疗程，重症患者可连续使用2～3个疗程。

9. 灯盏花注射液　药物组成：灯盏花素。功能主治：活血化瘀，通经活络。用法用量：肌内注射，一次5mg，一日2次；静脉滴注，一次10～20mg，用10%葡萄糖注射液500ml稀释后使用，一日1次。

五、针灸疗法

对于各种中风，急性期发作治疗宜早不宜迟，选穴宜少不宜多。急性期发作多以放血配以毫针治疗；恢复期多以毫针治疗；后遗症期多以毫针配以火针灸法治疗。

1. 体针　病程急性期、恢复期可配合醒脑开窍法。处方：内关、人中、三阴交、极泉、尺泽、委中等。后遗症取手足阳明经穴为主，辅以太阳、少阳经穴。一般刺病侧穴。也可先针健侧，后针病侧。上肢瘫痪：取肩髃、曲池、手三里、外关、合谷；下肢瘫痪：取环跳、阳陵泉、足三里、解溪、昆仑。配穴：肩髎、阳池、后溪、风市、悬钟等。毫针刺用补泻兼施法；可配合灸法。如病侧经筋屈曲拘挛者，取阴经的穴位，肘部取曲泽，腕部取大陵，膝部取曲泉，踝部取太溪等。每日或隔日1次。5次为1个疗程，休息3～5天进入第2个疗程。疗程多少，视病情而定。口眼㖞斜取手足阳明经穴为主，初起单刺病侧，病久左右均刺。处方：地仓、颊车、合谷、太冲、内庭等。毫针刺用补泻兼施法；可配合灸法。

2. 头针　以调和经脉，疏通气血为治法。根据症状可选取头皮针运动区，感觉区，足运感区，语言一、二、三区等。如偏侧运动障碍：下肢瘫取对侧运动区上1/5，对侧足运感区；上肢瘫取对侧运动区中2/5；面部瘫、流涎、舌㖞斜、运动性失语，取对侧运动区下2/5。偏身感觉障碍：下肢感觉障碍，取对侧感觉区上1/5，对侧足运感区；上肢感觉障碍，取对侧感觉区中 2/5；头部感觉障碍，取对侧感觉区下 2/5。

3. 耳针疗法　取下屏尖、神门、肾、脾、心、肝、眼、胆、缘中、耳尖、瘫痪相应部位、降压沟。每次取 3～5 穴，双耳交替，用毫针刺法或耳穴贴压法。

六、推　　拿

急性期患者在头部顶颞前、后斜线上行揉、点、按、推手法，并在患侧远端的手足多做小关节活动及局部穴位的点、按，时间不宜过长，10 分钟左右即可。恢复期的治疗，可分为头面颈项、上肢、下肢、背部四部进行操作。头面颈项部推拿一般选用印堂、精明、太阳、风池、风府、百会等穴位，采用一指禅推、抹、揉、拿等手法；上肢部推拿一般选用肩髃、曲池、手三里、合谷、内关、外关等穴位，采用㨰、按、揉、拿、摇、搓、捻等手法；背及下肢部推拿一般选用天宗、膈俞、肝俞、肾俞、环跳、阳陵泉、髀关、风市、委中、承山、解溪等穴位，采用㨰、按、揉、拿、搓、擦等手法。

七、药 物 敷 贴

1. 中药脐疗法　将药物磨成粉末状，加醋、水等调和成糊状，贴于肚脐上，根据不同的药物有不同的功效。

2. 涌泉贴敷　将吴茱萸、肉桂磨成粉状，加醋调和成糊状物，贴于双侧涌泉穴，适用于肝阳上亢、虚阳上浮的患者。

3. 穴位贴敷　将药物磨成粉状，贴于相应的穴位上，就有温阳散寒、增强体质的功效。

八、气 功 疗 法

气功疗法作为一种辅助疗法，具有疏通经络、运行气血、协调阴阳等作用。主要有升降调息功、五禽健身功、中风导引法包括：①擦掌：擦至掌心发热为度；②熨目：掌热熨目，旋转双睛；③按睛明：以指按睛明穴，轻轻摇转；④转耳轮：以指按贴耳轮，手指朝上，往后旋转；⑤鸣天鼓：以指按压两耳，将二、三指扣耳屏；⑥叩击：将口闭合，上下牙齿相叩；⑦摇天柱：将头左右摇转，目往后视；⑧转辘轳：将手叉腰，以臂转摇，先左次右；⑨擦肾腰：将手擦热，先擦腹部，次擦后腰部；⑩捶环跳：以拳击敲环跳穴，先左次右；⑪掌擦脸面：将掌擦热，揉擦脸面；⑫擦涌泉：擦热手掌，搔擦脚底涌泉穴，先左次右。

九、康复治疗

具体内容包括：①患者卧、坐、立位肢体抗痉挛体位的摆放和尽可能长期保持；②肌力2级以下时，定时对患肌进行肌肤按摩，患肢关节被动性运动；③肌力2~4级，患者进行立动性运动疗法，如移动、主动翻身、桥式运动、躯干活动训练，独立完成由卧位至坐位的转移、坐位平衡，独立完成由坐位至站位的转移、站立平衡、下肢负重训练、步行指导等。日常生活活动（ADL）训练包括使用健身球、橡胶圈的训练，穿脱衣服、鞋袜的练习，抓捏食物及吞咽食物、排尿功能的训练等随患肢肌力恢复逐渐进行精细动作、下肢负重、稳定性、耐久性训练。疗程为4周。

十、西药常规治疗

1. 糖尿病缺血性脑血管病主要指脑梗死、脑动脉硬化、一过性脑缺血等　主要治疗原则是增进血供、氧供及其利用，减少梗死区或半暗带区；降低脑代谢，尤其是发热、高血糖等增高的代谢；防止并发症；预防复发。具体措施如下：①降低颅内压，控制脑水肿，脑脊液压力超过250mmH$_2$O时，可选用脱水剂和利尿剂，可选用20％甘露醇或25％山梨醇或10％甘油盐水，250~500ml静脉滴注，每日1~3次，直至颅内压正常，同时可合用糖皮质激素或速尿，每次20~60mg，每日1~3次；②改善血循环，消除血栓，起病6~8小时内开始溶栓疗法，溶栓剂：可选用尿激酶，1万~3万U溶于5％葡萄糖液或低分子右旋糖酐500ml中静脉滴注，每天1~2次，7~10天为一疗程；也用5000~20000U尿激酶溶于生理盐水20ml中，颈动脉注入，隔日1次，5天为1疗程；精制蝮蛇抗栓酶0.5~2U加入生理盐水或5％葡萄糖液250~500ml中静脉滴注，每天1次，15~20天为1疗程；链激酶2万~50万U加入生理盐水或葡萄糖液（加适量胰岛素）100ml中在30分钟静脉滴注完，继之以每小时5万~10万U静脉滴注，直至血栓溶解或病情稳定为止；③抗凝剂：抗凝治疗作为一种预防的手段已广泛用于缺血性卒中的产生和复发。选择适当的时机抗凝治疗能够干扰血栓形成过程，从而为重要侧支循环的建立及减慢脑缺血的过程争取了时间；紧急抗凝时，先用3125~5000U肝素的冲击量，加5％~10％葡萄糖液（加适量胰岛素）或生理盐水500ml液体静脉滴注，以后以1000U的速度静脉滴注；藻酸双脂钠有抗凝、降脂、降黏、扩血管的作用，可选用每公斤体重1~3mg溶于5％葡萄糖液250~500ml中静脉滴注，每天1次，10天为1疗程；④扩容和血液稀释剂：扩容主要用低分子右旋糖酐500ml静滴，每天1~2次，10~14天为1疗程，必要时可重复2~3个疗程；⑤促进脑细胞代谢，改善意识障碍，常用的有：脑活素 10～20ml 加入生理盐水 250ml 中，静脉滴注，每天 1～2 次，10～14 天为 1 疗程；胞磷胆碱，每次 0.5～0.75g，静脉滴注，每天 1～2 次，10～14 天为 1 个疗程；脑通，4～8mg 加入生理盐水或葡萄糖液 100ml 中静脉滴注，每天 1～2 次，10～14 天为 1 个疗程；1,6-二磷酸果糖 10g 加入注射用水 100ml 中，静脉滴注，20 分钟滴完，每天 1～2 次，10～14 天为 1 个疗程；能量合剂，三磷酸腺苷（ATP）40～60mg，辅酶 A100U，溶于 5％葡萄糖液中，静脉滴注，每天 1 次，10～14 天为 1 个疗程；⑥增加组织细胞供氧，促进组织细胞修复：紫外线辐射充氧自血回输：每次抽血 200～250ml，隔日 1 次，5 次为 1 疗程，可重复 2～3 个疗程；高压氧治疗，病情较轻且稳定者，应尽早应用；⑦其他药物治疗：钙拮抗剂，尼莫地平、尼卡地平 20～40mg，每日 3 次，盐酸氟桂利嗪 10mg，每日 1 次，睡前服；⑧自由基清除剂，可采用甘露醇、维生素 E、维生素 C、地塞米松等。针灸理疗，促进机体恢复。

2. 糖尿病出血性脑血管病　尽量使患者保持安静状态，避免或少搬动。保持呼吸道畅通，昏迷患者头应侧位，以免分泌物和呕吐物吸入气管。注意口腔卫生，昏迷者用生理盐水或过氧化氢清洁口腔，及时清除饭后滞留在口腔内的食物。注意调整酸碱度，纠正电解质紊乱，及时测定动脉血气分析。给予足够的热量，补充必要的糖、脂肪和蛋白质饮食，昏迷者可用鼻饲法。控制高血糖和高血压。降低颅内压，控制脑水肿。20％甘露醇 250～500ml 静脉滴注，30min 内滴完 250ml。25％山梨醇 250ml，每 6～8 小时 1 次，每日 1～2 次，静脉滴注。10％甘油 200～300ml，每 6～12 小时 1 次，每日 1～2 次，静脉滴注。速尿：20～40mg，每日 1～2 次，静脉滴注。防止进一步出血，常用的止血药为 6-氨基己酸，首次 4～6g，溶于 500ml 葡萄糖溶液中静脉滴注。抗血纤溶芳酸 400～600mg，溶于 500ml 葡萄糖溶液中静脉滴注。也可选择卡巴克洛、酚磺乙胺、止血芳酸等药。改善脑的能量代谢。脑活素：静脉滴注。胞磷胆碱：静脉滴注。脑通：静脉滴注。1,6 二磷酸果糖：静脉滴注。能量合剂：三磷酸腺苷（ATP）40～60mg，辅酶 A100U，溶于 5％葡萄糖液中，静脉滴注。

3. 防治并发症　感染，常见的感染有肺部感染、尿路感染及褥疮。消化道出血，多为应激性溃疡所致。

【研究述评】

1. 本病重在预防。其发生发展与糖尿病的病程、血糖控制的好坏、血压控制良好与否有密切的关系。因此，控制血糖、血压，合理饮食，科学锻炼，是预防本病的重要环节。尽管现代医学对本病的治疗有一定效果，但结合中医中药，尤其是针灸治疗，不仅能加快患者的康复进程，还能较大程度地减少后遗症，提高患者的生存质量。

2. 大量文献报道以及临床实践证明，在良好控制血糖、血压的基础上，只要患者生命体征平稳，应尽快加入中药的干预，且务求早期参与，中医中药的介入越早，其治疗效果越好。一旦病程迁延，耽搁超过一个月以上者，后期恢复必然难度大大增加。

3. 本病的治疗，须分清是出血性还是缺血性脑血管疾病。出血性与缺血性脑血管意外的处理原则大相径庭！因此，在医疗条件允许的情况下，应尽快作头部 CT 或 MR，以明确疾病性质。此外，还应根据是急性期还是恢复期，采取相应的治疗措施。急性期多实证热证，恢复期多虚证或虚实夹杂证。急性期的处理可以西医为主，但切不可忽视中医的及早参与；恢复期更应重视针灸、推拿、理疗以及功能锻炼。特别是在后期，功能锻炼甚至比服药还重要。

治疗中风后遗症是体现中医药优势的良好时机。中医辨证多为风、痰、瘀、血、气五字。对于糖尿病合并的脑血管疾病也是如此。祛风化痰，益气通络，活血化瘀是本病常用大法。此外，糖尿病中风多为老年患者，肾气匮乏，元阳虚损，补益肾气亦须常记。痰浊、瘀血、风寒皆属阴邪，邪之所凑，其气必虚；血溢脉外，乃气虚不摄。故温阳益气、补肾固摄，亦是糖尿病脑血管疾病后期需要注意的治疗法则。

4. 对于糖尿病脑血管疾病而言，饮食保健以及病后调护也是非常重要的一个环节。如用天麻、北芪、杜仲、当归等炖甲鱼、羊肉、牛肉等，可以帮助患者的早日康复。同时，还要在良好监测、控制血糖的基础上，多吃新鲜蔬菜，如鲜毛豆、苤蓝、小水萝卜、葱头、大白菜、韭菜、木耳菜、苦瓜等；适当食用含丰富维生素 C 和钾、镁等的水果。维生素 C 可调节胆固醇的代谢，防止动脉硬化的发展，同时可以增强血管的致密性。并多进食蒜、姜、葱、醋、含乳酸菌类饮料，抑制肠道有害细菌；及时饮水补液，绿茶、牛奶、豆浆、低糖天然果蔬汁、骨头蘑菇汤均可适量饮用。少吃胆固醇含量高的食物：如内脏（脑、肝、腰子等）、肥肉、蟹黄、虾卵、鱼卵等。有血胆固醇过高的人，则每周摄取的蛋黄，以不超过三个为原则。并控制盐的摄取：摄取过量的盐分会使人体内的水分滞留，引起血压上升。腌渍食品、腊味食品及调味浓重的罐头食品等较咸的人工或加工食物尽量少吃。避免饮用含有咖啡因的饮料：如咖啡、茶类都属于含咖啡因的饮料，应适可而止。饮用时，应避免添加奶精及蔗糖。

【主要参考文献】

1. 周仲瑛．中医内科学［M］．北京：中国中医药出版社，2003.

2. 陈灏珠，林果为．实用内科学［M］．第 13 版．北京：人民卫生出版社，2010.

3. 陆再英，钟南山．内科学［M］．第 7 版．北京：人民卫生出版社，2010.

4. 张红星，艾宙．中风病的中医治疗与康复指南［M］．北京：中国中医药出版社，1988：88-198.

5. 王守运，韩辉．糖尿病合并脑梗死的中医药治疗研究进展［J］．北京中医药，2011，30（1）：67-69.

6. 中华中医药学会糖尿病分会．糖尿病合并脑血管病中医诊疗标准［J］．世界中西医结合杂志，2011，6（4）：357-364.

7. 杨漓寒．中西医辨治糖尿病合并脑血管病［J］．实用中医内科杂志，2013，27（3）：59-60.

8. 孙华．糖尿病合并脑血管病的针灸治疗［J］．中国临床医生，2011，39（11）：24-25.

9. 杨改清，李彩霞．糖尿病对脑梗死康复疗效影响的临床分析［J］．中国实用神经疾病杂志，2008，11（2）：75-76.

10. 张善举，韩冠先．中风病（脑梗死）急性期中医药疗法的运用及效益研究［J］．现代中西医结合杂志，2013，22（1）：3-5.

11. 焦书文，何斌，孙春英．胰岛素泵治疗糖尿病合并脑卒中的临床观察［J］．临床荟萃，2012，27（11）：971-972.

12. 倪青．糖尿病脑血管病的中西医结合诊断与治疗［J］．实用糖尿病杂志，2011，8（1）：58-61.

13. 中华中医药学会．糖尿病中医防治指南糖尿病合并脑血管病［J］．中国中医药，2011，9（19）：2-3.

第十一章　代谢综合征

代谢综合征（metabolic syndrome，MS）是以中心性肥胖、糖尿病或糖调节受损、高血压、血脂异常以及胰岛素抵抗（insulin resistance，IR）为共同病理生理基础，以多种代谢性疾病合并出现为临床特点的一组临床综合征。其临床重要性在于与之相关的高危心血管疾病和糖尿病等。随着经济的发展，生活水平的提高，人们的生活方式和饮食结构发生很大变化，MS的发病率逐年上升，其导致的心血管并发症的危险性也明显增加。MS已成为一个新的公共卫生问题，并引起了医学界的广泛重视。

中医学并无MS病名，依据MS发病和临床表现，现代医家大多从其对应的中医病名"头痛"、"眩晕"、"湿阻"、"消渴"、"肥胖"等来论治，总体认为本病相当于中医"痰湿瘀浊综合征"。近年来，随着中医、中西医结合研究的不断深入，MS无论在基础理论研究，还是临床经验的积累方面，均取得了可喜的成果。

【病因病机】

一、中　医

本病的发生，多与饮食不节、情志失调、过逸少动、起居无常、年老体虚等有关。外感六淫、内伤七情、饮食劳逸不节影响水湿的敷布、运化、排泄，可聚湿生痰，痰湿停于体内既可阻滞气机，影响脏腑气机的升降，又可以流注经络，阻碍气血的运行，形成瘀血，因此痰、湿、瘀可互相影响，互为因果，而发本病。

1. 饮食不节　中医认为"过食"和"少动"是MS的两大主因。"饮食自倍，脾胃乃伤"，饮食过剩，壅滞中焦之气，有碍脾胃升降，枢机不得斡旋，最终导致运化失职，脾气郁滞；多食肥甘，肥者令人内热，甘者令人中满，所碍的也是中焦气机。少动即活动减少，过度安逸，"脾合肌肉，主四肢",活动的减少必然影响脾的健运。脾不能为胃行其津液,脾不散精,物不归正化则为痰、为湿、为浊、为脂,故发为本病。

2. 情志失调 肝主疏泄,调情志,助脾胃之运化。若情志失调,疏泄失常,肝木乘脾,则脾胃运化不健,水湿不化,聚而为痰,为饮;或情志不舒,肝气郁结,血行艰涩,水液代谢受阻,也可为痰为湿。

3. 肾气亏虚 年老体虚,肾气亏虚,不能化气行水,或肾阳虚衰,蒸腾气化功能减弱,津液不能蒸化而为痰浊。《素问·阴阳应象大论》曰:"年四十而阴气自半也,起居衰矣。"中年以后,肾气渐衰,肾阳不足则不能化气行水,脾土失其温煦而健运失司,又过食肥甘,运化不及,以致水液内停,湿浊内聚,痰瘀渐生,而发此病。

由此可知,本病发病,脾肾两虚是内因,饮食不节,运动过少等是外因,肝失疏泄是其重要环节,"痰浊瘀血"是其主要的发病机制。

二、西　医

现代医学有关 MS 的病因,迄今尚未完全明了。普遍认为 MS 的发病可能与糖、脂代谢紊乱,胰岛素生物效应、作用途径及信号传导异常,以及下丘脑-垂体-肾上腺轴调控异常、神经体液调节异常、炎症反应或氧化应激等因素有关。其中,中心性肥胖与胰岛素抵抗已被公认为 MS 的重要致病因素。

【临床表现】

一、症　状

MS 的主要临床症状为头痛、头晕、胸胁闷胀、气短懒言、神疲乏力、口渴欲饮、多食善饥等;亦有部分患者可表现为无明显症状。

二、体　征

MS 临床典型特征为:中心性肥胖、体重超重、血压偏高等。(根据身体脂肪分布,以上半身或男性为主的肥胖称为中心性肥胖,WHR 值男性≥0.9,女性≥0.85,其脂肪主要分布在腹部,另一类以下身或女性为主的肥胖称为外周性肥胖。)

【辅助检查】

1. 血脂异常 根据 2007 年出版的《中国成人血脂异常防治指南》,血脂水平分层标准如下：

表 11-1　血脂水平分层标准

分层	总胆固醇（TC）	低密度脂蛋白（LDL-C）	高密度脂蛋白（HDL-C）	甘油三酯（TG）
合适范围	<5.18mmol/L（200mg/dl）	<3.37mmol/L（130mg/dl）	≥1.04mmol/L（40mg/dl）	<1.70mmol/L（150mg/dl）
边缘升高	5.18～6.19 mmol/L（200～239mg/dl）	3.37～4.12 mmol/L（130～159mg/dl）		1.70～2.25 mmol/L（150～199mg/dl）
升高	≥6.22mmol/L（240mg/dl）	≥4.14mmol/L（160mg/dl）	≥1.55mmol/L（60mg/dl）	≥2.26mmol/L（200mg/dl）
降低			<1.04mmol/L（40mg/dl）	

LDL-C 是导致冠心病的重要危险因素，其控制目标为 LDL-C＜2.5mmol/L。由于 LDL-C 占 TC 60%～70%，随 LDL-C 的降低，TC 也可降至目标水平。低 HDL-C 水平与冠心病患病率呈反比，HDL-C 水平应＞1.1mmol/L。近年来的一些研究和分析表明高 TG 是冠心病的独立危险因素，这主要是因为某些富含甘油三酯的脂蛋白（TGRL）具有致动脉粥样硬化性，此外，高 TG 常合并有低 HDL-C 等其他血脂异常和代谢综合征，TG 应控制在＜1.5mmol/L。

2. 血糖代谢异常　血糖主要是指血液中的游离葡萄糖（free glucose），属于己醛糖，分子式 $C_6H_{12}O_6$，不包括其他的糖类如糖脂和糖蛋白等含糖成分。其检查方法过去有 Folin-吴法、磷甲苯胺法、Benedict 法等，因为特异性差或易于被其他物质干扰而被废止。目前国内外多应用葡萄糖氧化酶法进行测定。

测定血糖的方法常用的有三种：静脉血浆葡萄糖（VPG），毛细血管全血葡萄糖（CBG）和静脉全血葡萄糖（VBG）。其中以前二者最常采用。以不同方法测得的结果略有差异，VPG 方法测得的结果较 CBG 高 10%，较 VBG 高 15%左右。血液中的红细胞可以消耗一定量的葡萄糖，故全血应该在 1 小时内分离血浆并进行相关检查。

分析血糖报告时还须注意除外引起葡萄糖浓度增高的其他情况，如注射糖后、各种内分泌疾患、脑部病变及应激性情况等。空腹血糖应做到禁食 8 小时以上，并于第二天清晨取静脉血。采集标本后应尽快进行相应的实验室检测。餐后血糖是指负荷后（进食碳水化合物或糖类后）的血糖，多应用餐后 2 小时的血糖，一般是从进食开始计算时间。诊断时应用静脉血糖作为指标，负荷的葡萄糖为 75g 无水葡萄糖。

3. 体脂分布异常 中国人腰围：男性≥90cm、女性≥80cm 为腹型肥胖。WHR＝腰围÷臀围，WHR 是区分体脂分布类型的指标，正常人：男性＜0.90、女性＜0.80。若男性＞0.90 为中心性肥胖，女性＞0.80 为中心性肥胖。

WHO 推荐的 WHR 测量方法是：腰围是受试者取站立位，双足分开 25～30cm，在肋骨最下缘和髂骨最上缘之间的中间水平，在平稳呼吸时测量，臀围在臀部最突出部位测量周径。该法能反映腹内脂肪的变化，但受测量人手法及经验的影响。

【诊断与鉴别诊断】

一、诊断标准

国际糖尿病联盟 2005 年诊断标准：一个个体在具有必备指标的基础上至少还具有其他指标中的任何两项可被诊断为 MS。目前多以此标准为准。

1. 必备指标 中心性肥胖（不同种族腰围有各自的参考值，推荐中国人腰围切点：男性≥85cm；女性≥80cm）。值得一提的是，中国人群腰围的确定，主要基于中国上海市和香港的流行病学资料；而采纳空腹血糖作为高血糖的诊断标准，并非排除负荷后血糖的重要性，只是为了简化临床操作，更有利于标准的执行，因此在空腹血糖≥100mg/dl（5.6mmol/L）的人群强烈推荐进行口服葡萄糖耐量试验（OGTT）。

2. 其他指标 甘油三酯（TG）水平升高：＞1.7mmol/L（150mg/dl），或已接受针对性治疗。高密度脂蛋白-胆固醇（HDL-C）水平降低：男性＜0.9mmol/L（40mg/dl），女性＜1.1mmol/L（50mg/dl），或已接受针对性治疗。血压升高：收缩压≥130mmHg 或舒张压≥85mmHg，或已接受降压治疗或此前已被诊断为高血压。空腹血糖（FPG）升高：FPG≥5.6mmol/L（100mg/dl），或此前已被诊断为 2 型糖尿病。如果 FPG≥5.6mmol/L（100mg/dl），强烈推荐进行口服葡萄糖耐量试验（OGTT），但是 OGTT 在诊断 MS 时并非必要。

二、鉴别诊断

1. 西医 该病需与皮质醇增多症相鉴别。前者患者的肥胖呈向心性分布，同时伴有满月脸、高血压、多血质外貌、痤疮等。单纯性肥胖与皮质醇增多症的实质区别是确定有无皮质醇分泌过多。通过实验室检查（24 小时尿游离皮质醇测定、皮质醇昼夜节律测定、过夜 1mg 地塞米松抑制试验）

可供参考。

2. 中医　主要是与虚劳、痞满等疾病相鉴别。

【治疗】

一、基 础 治 疗

(一) 辨体质论饮食

饮食疗法是 MS 的基础。按照中医理论将食物分为寒凉、温热、平性三类，在 MS 的不同时期，可以根据患者的具体体质和表现出来的病理体征采用不同的饮食剂型，如药粥、药膳汤羹、药膳菜肴等，使食物的性味结合，可以显示出食品独特的口感和功用。

辨证论治是中医学的一条基本原则，它是中医的精髓之一，优势所在。中国食物学针对不同的体质给予相应的饮食，即为辨体质论饮食。根据 MS 的发病人群，大致可辨为以下体质：

1. 痰湿体质　平素喜食肥甘厚味，从而损伤脾胃功能，聚湿成痰所致。临床多表现为：形体肥胖，腹部肥满，面色萎黄，大便不实，舌质淡胖，边有齿印，苔滑腻或白腻，脉濡而滑。

饮食原则：多以健脾利湿，化痰为原则。

(1) 以淡味、性温食物为主。淡以渗湿，温以化阴。如薏苡仁、扁豆、黑豆、豆腐等。

(2) 辅以健脾补气的食物以助脾运，如生姜、黄芪等。

(3) 适当添加理气的食物以行气化湿，如陈皮、佛手瓜等。

(4) 低盐饮食。食宜清淡、易消化。

(5) 忌油腻厚味、酸涩、甘甜、寒凉食物。总之，要以清淡、温食为主。

(6) 三餐定时，食不过饱，禁吃夜宵。

2. 阳虚体质　指阳气偏虚，人体生理功能减退。临床多表现为：形寒肢冷，畏寒喜暖，少气懒言，面色苍白，口淡不渴，大便溏薄，小便清长，舌淡胖嫩，边有齿痕，脉象沉细无力。

饮食原则：日常食物应以温、热食物为主，还应配合补气的食物，以助脏腑之功能，顾护脾胃，增强抗寒能力，宜温补阳气、温里散寒。

(1) 食以甘、温为主。甘温以补阳气，如羊肉、狗肉、鹿血、淡菜等。

(2) 适当佐以辛、热之品。用辛热之物散寒、温阳，如生姜、桂皮、茴香等。

（3）忌用寒凉、生冷食物。如芹菜、绿豆、棒冰、生萝卜等。

3.气虚体质　以元气不足，脏腑功能减退，抗病力下降为特征。临床多表现为：倦怠无力，少气懒言，容易出汗，动则气喘，易于感冒，食欲不振，消化不良，大便溏薄，舌淡苔薄白，舌胖大或有齿痕，脉虚缓。

饮食原则：多以益气健脾为基础

（1）以甘、平为主。多选用以味甘、平性食物以补气。如鸽子、鹌鹑、鸡肉、粳米等。

（2）辅以辛温之品。辛温助阳升气，保障气机通畅，如陈皮、生姜、砂仁等。

（3）食不宜过饱。气虚之人脾胃运化功能减退，不宜过饱，以七分为度。

（4）控制肥甘厚味。肥甘厚味有碍消化吸收，不可过食肥厚。

（5）忌用寒凉、苦味食物。寒凉伤气，苦伤脾胃，如苦瓜、莲子心等。

（二）中医学四气、五味与膳食平衡

膳食平衡通常是指膳食中寒热、温凉的平衡，或者利用食物的不同性味来调整已经失衡的机体，祛邪扶正，使人体气血阴阳恢复平衡，达到阴平阳秘，促进健康。中医食物学用五行关系类比五脏关系、五味关系和五方关系，以"实则泻其子，虚则补其母"作为应用原则，饮食中夏天用咸，秋天用苦，春天用辛，冬天用甘；补肝用酸，补肺用辛，补心用苦，补脾用甘等。虽说有用，但也不能为过，过则反伤。

二、辨 证 论 治

MS与脾、肝、肾三脏关系密切，以痰浊、瘀滞为其病机核心。脾失健运，肝失疏泄，脾肾不足；水湿内生，痰浊停滞，瘀血内阻而为本病。病久郁积化热，耗气伤阴，本虚标实。

痰浊瘀血既是病理产物，生成之后又可作为致病因素，渗透到机体的各个脏腑、经络，引发多种病变，临床治疗上要早期介入、积极治疗。

1.气滞湿阻证

主症：患者可没有明显不适，仅有体胖腹满、食多、不耐疲劳等症状，舌苔厚腻，脉象弦或略滑。

治法：行气化湿。

方药：四逆散（《伤寒论》）合平胃散（《太平惠民和剂局方》）加减。柴胡、白芍、枳实、甘草、苍术、厚朴、陈皮。

加减：口苦目赤加决明子、夏枯草；大便干结加生大黄。

体胖为形体症状，腹满、食多为肠胃症状，不耐疲劳为气虚湿阻表现，

舌苔厚腻，脉象弦或略滑均为湿阻之象。患者处于疾病初起阶段，以"郁"为其病机特点，治宜行气化湿，以解郁滞。四逆散原治阳郁厥逆证，后世多用作疏肝理脾之通剂，方中柴胡、白芍以敛阴合阳条达肝气，佐以枳实理气解郁，与柴胡一升一降，加强疏畅气机之功；平胃散为湿滞脾胃的主方，方中苍术臣以厚朴，燥湿以健脾，行气以化湿，佐以陈皮理气和胃，甘草和中，调和诸药，使湿浊得化，气机调畅，诸症自除。

2. 痰瘀互结证

主症：胸脘腹胀，头身困重，或四肢倦怠，胸胁刺痛，舌质黯、有瘀斑，脉弦或沉涩。

治法：祛痰化瘀。

方药：二陈汤（《太平惠民和剂局方》）合桃红四物汤（《医宗金鉴》）加减。陈皮、半夏、茯苓、桃仁、红花、川芎、当归、赤芍、生地黄。

加减：眩晕加天麻、白术；胸闷加瓜蒌；大便黏滞加槟榔；胸中烦热、痞满胀痛加黄连、半夏、瓜蒌。

胸脘腹胀、头身困重、四肢倦怠、脉弦为痰湿内蕴之象，胸胁刺痛、舌质黯、有瘀斑、脉沉涩为瘀血内阻之象，痰瘀既是病理产物，生成之后又可作为致病因素，渗透到机体的各个脏腑、经络，引发多种病变。治疗上以二陈汤化痰，桃红四物汤活血化瘀。

3. 气阴两虚证

主症：疲倦乏力，气短自汗，口干多饮，大便干结，舌质淡红，少苔，脉沉细无力或细数。

治法：益气养阴。

方药：生脉散（《内外伤辨惑论》）合防己黄芪汤（《金匮要略》）加减。太子参、麦冬、五味子、黄芪、汉防己、白术、茯苓。

加减：纳差加焦山楂、炒神曲；胃脘胀闷加苍术、厚朴。

口干乏力是气阴两虚证的主要症状，此时已经进入"虚"的阶段，临床表现常为虚实夹杂，治疗尤须着力辨清主次，当虚实两顾，灵活用药。治疗中防己黄芪汤偏于补气，而生脉散则为气阴双补之品。

4. 脾肾气虚证

主症：气短乏力，小便清长，腰膝酸痛，夜尿频多，大便溏泄，或下肢水肿，尿浊如脂，阳痿，头昏耳鸣，舌淡胖，苔薄白或嫩，脉沉细或细弱无力。

治法：补脾益肾。

方药：四君子汤（《太平惠民和剂局方》）合右归丸（《景岳全书》）加减。党参、白术、茯苓、肉桂、附子、鹿角胶、山药、山茱萸、地黄、菟丝子。

加减：腰膝酸痛加炒杜仲、补骨脂；下肢水肿加茯苓皮、大腹皮；畏寒肢冷加桂枝、生姜。

此阶段已经进入"损"的阶段，气短乏力、大便溏泄为脾虚之象，为后天之本受损之表现；小便清长、腰膝酸痛、夜尿频多下肢水肿、尿浊如脂、阳痿、头昏耳鸣为肾虚之象，为先天之本亏虚之表现，治疗以四君子汤健脾以补后天，右归丸补肾以补先天。以上方药，水煎服，每日1剂。

三、特色专方

1. 轻身消脂汤　此方适用于脾虚湿阻、痰瘀互结型单纯性肥胖。

轻身消脂汤组成：何首乌、生山楂各15g，白术、泽泻、荷叶、炒草决明各10g，冬瓜皮30g，柴胡、红参、三七粉各6g，生大黄5g，水蛭3g。

适应证：形盛体胖，心慌，胸闷，气短，头晕目眩，神疲乏力，大便稀溏，舌质淡，苔白腻，脉弦滑或濡滑。

加减：兼有食欲不振，脘腹胀满者，加厚朴、鸡内金；面目浮肿者，加车前子、大腹皮；痰多者，加半夏、橘红。

2. 五苓散　五苓散为温阳化气、健脾利水之剂，《金匮要略》治痰饮，遵原书制散剂服用。

药物组成：猪苓、茯苓、泽泻各30g，白术60g，桂枝18g。服法：每次服3～6g，早、晚各服1次，温水送下。

白术用量加倍，因为肥胖、冠心病及高血脂患者，均为久病中虚之人，白术补脾益气，服用耐久。《本草通玄》载："白术补脾胃之药，更无出其右者……土旺则清气上升而精微上奉，浊气善降，而糟粕下输……"，所以白术不仅能利尿而且能润通大便。

据现代实验报道：白术有降低血糖，促进胃肠分泌，促进血液循环，利尿及升高白细胞的作用；桂枝扩张血管，并能镇静止痛，促进胃液分泌，增强消化功能；茯苓、猪苓均有利尿、镇静、提高免疫力、抗肿瘤的作用；泽泻具有降压降血脂，解除血管平滑肌痉挛的功能。

3. 黄连温胆汤加味　中医学对消渴病和肥胖之间的关系早已有了认识，《景岳全书》记载："消渴病，其为病之肇端，皆膏粱肥甘之变，富贵人病之而贫贱者少有也。"即过食肥甘，损伤脾胃，滋生痰热，发为消渴。肥胖痰湿型体质者血糖、血胰岛素显著高于非痰湿型体质。此与现代医学认为的"肥胖"是产生胰岛素抵抗并最终导致糖尿病发生的主要因素之一的观点相符。

中医学治疗消渴多采用益气养阴、生津止渴法，验之多数如此。而此类患者用之实难奏效，改用清热化痰之法，效如桴鼓。

药物组成：黄连 15g，半夏 10g，茯苓 18g，竹茹 15g，陈皮 10g，枳实 10g，天花粉 15g，白术 12g，泽泻 12g，甘草 5g。服法：每日 1 剂，水煎 2 次分服。

加减：头晕者，加天麻、石菖蒲；心悸、失眠者，加远志、炒酸枣仁；大便干者，加生大黄、全瓜蒌；肢麻疼痛者，加鸡血藤、地龙、丹参。

黄连温胆汤加味方中黄连、半夏、竹茹清热化痰、燥湿和胃，现代药理研究，黄连有增加胰岛素敏感性、降低血糖的作用。加白术、泽泻助茯苓健脾化痰利湿，脾旺湿祛则痰无以生，且白术有降糖、泽泻有降脂之功；陈皮、枳实理气散结；天花粉清热、生津止渴以降血糖；甘草调和药性。诸药合用，使痰热清，气阴得复，则诸症解。

4. 达原饮　方药组成：槟榔 12g，厚朴、草果各 9g，知母、黄芩各 10g，白芍 15g，甘草 6g。服法：水煎服，每日 2 次。待症状好转后，按原药量比例制成散剂，每服 6g，一日 3 次。服药 1 个月为一个疗程，一般服用 3 个疗程。

达原饮中槟榔降气破滞；厚朴除湿化痰，行气散满；草果辛香辟秽、燥湿止呕，宣透伏邪，直达募原，使邪气溃散、速离膜原，痰湿等病邪得以祛除。痰湿内郁则可弥留三焦，故用黄芩清上焦、芍药清中焦、知母清下焦；又可和营护津，祛邪外出。共合药用之，可祛除伏于血内痰湿、体内湿浊，从而起到降脂减肥的作用。

采用达原饮化湿祛痰、通腑消导、疏利肝胆，用于临床降脂减肥，总有效率达 95%。

本方经临床服用，未见任何毒副作用。检查肝功能、血、尿常规、心电图均无异常。具有疗效肯定，药源丰富，费用低廉，患者易于接受的优点，又克服了西药降脂药长期服用有胃肠反应的不足，是临床治疗本病可选择的方药。

四、中药成药

郭志华等观察四泰片（生地，葛根，女贞子，地龙，泽泻，决明子等组成）治疗高血压患者 30 例，与卡托普利组对照，四泰片组降压总有效率为 80.00%，卡托普利组为 86.67%，两组比较差异无显著性（$P>0.05$）；治疗后两组患者空腹胰岛素较治疗前均显著下降（$P<0.01$），胰岛素敏感指数明显升高（$P<0.01$），揭示四泰片具有改善高血压病胰岛素抵抗的作用。侯振民等观察糖脂消（丹参，汉防己，黄连，水蛭，黄芪，山药，丹皮，左旋精氨酸等组成）治疗糖尿病组 21 例、血脂异常组 22 例，与对照组

相比，能明显改善症状，降低血糖，调节血脂，对胰岛素抵抗也有明显作用（$P<0.05$）。黄平献等观察养心通脉片（人参，生地，桂枝，丹参，泽泻等组成）治疗胰岛素抵抗患者 33 例，与二甲双胍组治疗 34 例比较，治疗后两组患者的 FBG、FINS 均明显降低，而 ISI 显著升高（P 均<0.01），但两组之间的差异无统计学意义；治疗后养心通脉片组 IRS 患者 EIR-H 和 EIR-L 均有明显提高（P 均<0.01），二甲双胍片组 EIR-H 显著提高（$P<0.01$），表明两药均能有效地增加胰岛素受体数目及胰岛素受体亲和力。两组的差值比较，养心通脉片组的 EIR-L 显著高于二甲双胍片组（$P<0.01$），提示养心通脉片对 IRS 患者 EIR 的调节明显优于二甲双胍片。钱秋海等观察愈胰饮流膏（黄芪，山药，天花粉，知母，苍术，玄参，丹参，炒槐米，鬼箭羽，海藻，荷叶等组成）治疗胰岛素抵抗综合征 30 例，与阿卡波糖、卡托普利组治疗 30 例对比，空腹及餐后 2 小时血糖、胰岛素，糖化血红蛋白，血压，BMI 等均比治疗前显著下降，优于对照组，有显著统计学差异；胰岛素敏感指数，胰岛素抵抗指数，β 细胞功能指数及血液流变学，血脂均比治疗前改善，优于对照组。

五、单味中药

近年来，对单味中药的研究也越来越多，研究发现，葛根、丹皮、黄连、知母、黄芪、人参、大黄、麦冬、冬虫夏草等中药对胰岛素抵抗均有改善作用。刘敏重用黄芪补脾益气，升举脾气，充盈肺气；以升麻柴胡升清举陷。施今墨认为苍术有降血糖作用。

六、针灸疗法

针刺疗法是中医治疗代谢综合征的重要方法之一，它是以中医学的经络学说为指导，辨证取穴，运用体针刺激人体有关穴位，以疏通经络气血，调理脏腑阴阳的失衡使阴平阳秘，机体功能恢复常态而达到减肥降脂的目的。

《医门法律》对本症有"肥人湿多"的描述，指出"脾为生痰之源"，因此，临床上应用针刺减肥常取足阳明胃经、足太阴脾经、足太阳膀胱经、任脉等经穴，以健脾除湿、调和营卫、通利三焦，使水湿得以正常排泄，从而恢复正常的水液代谢功能及大肠传导功能而获得满意疗效。

1. 针刺胃经经穴 消谷善饥是肥胖症早期的主要表现，此外还表现为口干、口臭、大便秘塞、小便短赤等胃肠实热的症状。胃经穴位可以作用于肥胖发生和发展的多个环节，是治疗胃肠实热型肥胖的关键而有效的选穴。

治疗方法：依据中医辨证施治的理论，以胃经穴位为主，取双侧梁门、滑肉门、天枢、外陵、大巨、水道、梁丘、足三里、丰隆、上巨虚、下巨虚、内庭，每次取 6～10 对穴位为主穴，加中脘、带脉等穴。

操作：用 1.5～3 寸（29～30 号）毫针，施以提插捻转得气后，将两组主穴针柄与电针仪相接，选疏密波，频率为 40～100Hz，强度为 310～1010mA，余穴 10 分钟行针 1 次，随证补泻，留针 30 分钟。

疗程：隔日治疗 1 次，1 个月为 1 个疗程，共治疗 3 个疗程。

通过观察，发现针刺治疗 3 个疗程患者的体重、腰围、BMI 的变化，部分患者表现为腰围先于体重回降，对于胃肠实热型，胃经穴位较其他腧穴在减少腰围上作用突出，且在体重下降减慢时，腰围仍能继续减少，提示针刺可能有促进脂肪良性分布的作用。

2. 针刺华佗夹脊

针刺取穴：华佗夹脊穴（第 3 胸椎至第 5 腰椎）

操作方法：穴位常规消毒，用 0.25mm×50mm 毫针向正中斜刺或成 45°角进针深度 1～1.5 寸。施捻转泻法，以患者有酸胀感为度，留针 30 分钟，每日 1 次，15 天为 1 个疗程。

近年来有研究报道针刺华佗夹脊穴可兴奋交感神经，抑制迷走神经亢进状态，增强肥胖患者下丘脑-垂体-甲状腺系统的功能，促进新陈代谢。实验表明，针灸对患者体内的调整作用是通过多种活性物质、多种代谢途径的综合作用，致使神经、内分泌和物质代谢正常，从而达到减肥效果，使病态机体得到改善。

中医认为华佗夹脊穴分布于督脉两侧，督脉为诸阳之会，主一身之阳气。针刺华佗夹脊穴（第 3 胸椎至第 5 腰椎）并向督脉斜刺，可调节各脏腑功能，振奋阳气，调畅气机，通调上、中、下三焦。使阳气旺盛，气机通畅，三焦气化功能协调平衡，则可使水液代谢正常，水谷得以化为精微，维持人体正常生理功能，病理性的痰、浊、水饮得以消除而不能滞留成为膏脂。

3. 肥三针

取穴：肥三针（中脘、带脉、足三里）

针刺方法：使用华佗牌 30 号不锈钢毫针，患者取仰卧位，常规消毒进针。中脘、足三里穴选用 1.5 寸毫针，直刺 1.2 寸，得气后行提插泻法和大幅度、快频率捻转，产生较强的针感；带脉穴选用 4 寸针，入针后沿着腹壁向肚脐围刺，即双侧带脉透刺。接通电针仪，调至疏密波，把微电流接通于针体上，电流强度以患者能耐受为度，留针 40 分钟。

疗程：隔天治疗 1 次，10 次为 1 疗程，连续观察治疗 3 个疗程。

"肥三针"是广州中医药大学靳瑞教授从临床经验中总结出来的。足三里是足阳明胃经的合穴，同时也是胃经的下合穴，针刺足三里可以疏调阳明经气，通调肠胃。中脘属于胃经的募穴，腹部局部取穴，直接调理脾胃的消化功能。针刺中脘穴时，针刺深度比较深，过了皮肤就到脂肪，脂肪层厚，所以中脘穴是根据肥瘦来定深浅。带脉穴位于腰腹部的中部，起于少腹之侧，季胁之下，环身一周，络腰而过，约束诸经脉，如同束带。肥胖的患者，尤其是腹部肥大的患者，起因多与带脉的约束功能下降有关，所以选用带脉穴，加以电流刺激，能畅通带脉经气，管束诸经脉，且能加强局部的刺激作用而治疗肥胖之腰腹肥大者。通过针刺肥三针，可以起调整脾胃功能、化脂降浊作用，而达到减肥目的，使病态机体得以恢复。

七、其他特色疗法

1. 穴位埋线　穴位埋线作为一种复合性治疗方法，除了具有腧穴的治疗作用外，还具有其本身的优势。

首先，埋线方法对人体的刺激强度随着时间而发生变化。初期刺激强，可以抑制脏腑阴阳的偏亢部分，后期刺激弱，又可以补益脏腑阴阳之不足。这种刚柔相济的刺激过程，可以从整体上对脏腑进行调节，使之达到"阴平阳秘"的状态。

其次，埋线疗法利用其特殊的针具与所埋之羊肠线，产生了较一般针刺方法更为强烈的针刺效应。羊肠线24小时不间断地刺激穴位，对穴位产生持续有效的刺激，作用持久，不易反弹，弥补了针灸减肥时间短、次数多、疗效不持久的缺点，使繁忙的现代人更易于接受。

按中医辨证，代谢综合征中属于胃肠实热型者较为常见。患者素体阳盛，贪食辛辣油腻厚味，过食或饮食不节，积滞为热，故见消谷善饥、口渴喜饮；实热积于胃肠，腑气不通，耗伤津液，津失输布，不能下润大肠，导致大便秘结。胃肠腑热，运化失司，湿热蕴结，可见舌红苔黄腻，脉弦滑数。因此，消谷善饥、便秘、溲赤等胃肠实热症状是此类患者的主要症状，治法上当以调肠和胃、通腑导滞、清热理气、推陈致新为大法，取穴则多从手足阳明经穴或腑之下合穴考虑。

取穴：食欲亢进者取中脘、梁门、梁丘、足三里、公孙、肺俞、胃俞等；大便秘结者取曲池、支沟、天枢、腹结、上巨虚、丰隆、肺俞、大肠俞等。

操作方法：将2号羊肠线剪短至1～3cm不等长度备用，每次按穴区组织厚薄选取相应长短的羊肠线一段，穿入特制埋线针中。局部严格消毒，根据主症取3～4对穴位进行埋线。操作时先速刺穴位得气后，用针芯将羊肠线推至穴内，然后快速拔针并查看针孔处无暴露羊肠线后，用创可贴护针孔。1个疗程埋线3次，即第1次埋线为连续针刺3次后，间隔15日后埋第2次，针刺15次于疗程结束时埋第3次，每次取穴均应不同于上次选穴，选穴可同取双侧或左右交替取穴。

对于中医而言，对代谢综合征的研究有了一定的进展，中医药有改善胰岛素抵抗、保护内皮细胞、抑制高凝状态的作用，一些中药对炎症状态也有保护作用。但在中医药治疗方面也有很多问题存在，例如，对代谢综合征的分型治疗不统一，临床科研过于简单，缺乏单盲或双盲对照，针灸治疗的研究尚少等。因此，中医药治疗代谢综合征仍需要中医的进一步研究，相信一定会在治疗代谢综合征上有所突破。

2. 人丹压贴耳穴　耳为"宗脉之所聚"，故取耳郭肺、脾、肾三穴相应敏感点，以针刺或人丹施予良性、有效而持久刺激，而达到健脾、利湿、祛痰、消脂作用。故患者经治疗后，均有小便量增多的现象。

吴炳煌等医师采用耳郭的甲状腺点为主穴，配肺、脾、肾区的相应敏感点，以针刺及人丹穴位压贴方法，治疗单纯性肥胖患者，在对患者的饮食不加特殊节制，及不增加运动量情况下，经过2个治疗周期的临床观察，取得了较满意效果，总有效率为67.1%。

主穴：取耳穴甲状腺点（在耳轮切迹上，对耳轮颈段内侧面相应敏感点），配以肺、肾区（以右耳为主）相应敏感点，脾区（以左耳为主）相应敏感点。每次针3次耳郭，双耳交替选用。

操作方法：行针前先按揉耳郭，使耳郭充血潮红，患者感到耳部温热。继而用电测器或探针在上述区域内找出相应敏感点，作为治疗穴。以3%碘酒精消毒，用28号、0.5寸耳针对准穴位快速捻刺入穴，至患者感到局部胀痛为宜。其中甲状腺点及脾穴用双针刺激。

留针在1小时以上，约每隔10分钟加强刺激1次，留针期间患者可自由活动。有条件的患者可延长留针时间，适时自行取出，效果更好。

每日1次，5次为1疗程，疗程间休息2天，1个疗程为1个治疗周期。对效果明显者，按以上各穴，改用人丹压贴，嘱患者每日自行按压3次，每次约5分钟，以达到类似针刺所出现局部胀痛为度，保留5～6天取下，每次取一侧耳郭，双耳交替选取。若经第1周期治疗效果不明显者，加用三焦区内敏感点，用针刺至体重下降在3kg以上时，再改用人丹穴位压贴，方法同上。

选用以甲状腺点为治疗主穴，激发甲状腺素分泌，提高体内基础代谢，使蛋白和脂肪分解大于合成。部分患者加用三焦，主要针对有神经内分泌障碍的早期症状，如下肢轻度水肿，故刺激三焦敏感点，能促使体内水液代谢，以加强机体排泄功能，从而达到消脂、利水作用。

八、西医药常规治疗

MS 治疗的主要目标是改变 MS 的自然病程，阻止或延缓其向临床动脉粥样硬化性疾病的进展。与此关系密切的一个目标是减少临床前 T2DM 患者变为临床 T2DM 的危险。

1. 控制饮食总热量摄入 调整饮食结构，减少脂肪摄入，并控制饮食总热量摄入。

2. 增加运动 可提高代谢水平，改善 IR，全面纠正多种代谢异常，改善心肺功能，改善患者的健康状况，从而提高生活质量。

3. 纠正 IR 除饮食和运动外，药物选择首选噻唑烷二酮类。它直击 IR，并有降糖以外的 β 细胞功能保护作用，同时还有调节脂代谢、抗炎和抗动脉硬化的作用。噻唑烷二酮类和二甲双胍合用为理想的治疗方案。

4. 调节脂代谢紊乱 常用药物有：①贝特类：是一类过氧化物酶增殖体受体激动剂-a（PPAR-a），不仅能调整脂代谢紊乱，而且还有增强抗动脉粥样硬化作用。对饮食控制不能达标的高 TG 血症和高胆固醇血症，尤其适用于高 TG 血症伴 HDL-C 降低和 LDL-C 轻度升高的患者。常用非诺贝特（每次 200mg 1 次/天）；②他汀类：是治疗高 LDL-C 血症的首选药物，常用的他汀类药物有辛伐他汀（每次 20～80mg，1 次/天）、阿托伐他汀（每次 10～80mg，1 次/天）等。贝特类与他汀类合用要慎重，以免发生横纹肌溶解和肾衰等副作用。

5. 调控血压 宜选用不影响糖和脂肪代谢的药物。首选血管紧张素转化酶抑制剂和血管紧张素 II 受体阻滞剂，因为它们可增加胰岛素的敏感性。

6. 控制血糖 口服降糖药物中，双胍类、α-葡萄糖苷酶抑制剂和噻唑烷二酮类有改善胰岛素敏感性的作用，较为适用；磺脲类及胰岛素有增加体重的不良反应，选用时，应予考虑。有 MS 或伴有其他心血管疾病危险因素者，应优先选用双胍类及噻唑烷二酮类；α-葡萄糖苷酶抑制剂适合于同时有餐后血糖高者。

【研究述评】

1. 目前，代谢综合征疾病已引起国内外医学专家的关注，尽管原因不十分明确，但从发病的现状看，它与饮食结构的不合理、生活缺乏规律、缺少运动、精神压力过大、遗传因素等关系密切，可以说是现代一些不良生活方式造成的，是物质文明快速发展与人们健康知识相对滞后的产物。

2. 目前国内外尚缺乏对 MS 患者的个体化治疗或综合干预其靶器官损害及心血管事件的前瞻性、横断面或回顾性的多中心临床试验。MS 的处理应在心血管病预防的总框架内进行，以生活方式的干预为前提和基础，以降低心、脑血管病的各种危险因素为手段，强调治疗必须个体化，应针对每个个体的 MS 组成成分进行联合治疗。

3. 通过既往的临床研究，中医药治疗 MS 具有一定的优势，中药有降糖、降压、调脂、减肥和改善血液流变学等作用，强调整体观念和辨证论治，对多重心血管危险因素有干预作用，且中药副作用少，只要辨证准确，即可达到综合调理的作用。而西药本身就可以引起代谢紊乱，且这些药副作用很大，可引起多脏器的损伤。所以我们要探索 MS 的病因、病机，同时应用中医辨证论治、辨病论治、辨药论治，为治疗 MS 奠定坚实基础。

4. 西医对 MS 的治疗，关键在防治，核心问题是预防或减少心脑血管危险事件的发生，更多的是重视改变生活方式，以积极干预危险因素的形成。西医针对 MS 中多个病种进行治疗，如控制饮食、减轻体重，控制血糖和血压，纠正脂代谢紊乱，抗凝等，虽可有效控制 MS 病程进展，但存在服用药物种类繁多，副作用大，价格昂贵等缺点。而传统医学自古就有"圣人不治已病治未病，不治已乱治未乱"，"未病先防、既病防变、愈后防复"的理念，并且注重从整体来看待疾病，其理论更适用于对该病的诊治。中医药从整体出发治疗代谢综合征，成本小，副作用较少，且配合生活的调理，使本病的治疗取得更好疗效。

5. 许多学者研究发现，甲状腺素、胰岛素、脂联素、瘦素、肿瘤坏死因子与代谢综合征的发病过程密切相关，其中胰岛素、瘦素、肿瘤坏死因子与本病呈正相关，脂联素、甲状腺素与本病呈负相关，并可作为中医辨证诊治代谢综合征的客观依据，对于痰浊及血瘀型代谢综合征的辨证治疗更具有指导意义。通过中医辨证分型与客观指标的联系可以指导我们更合理的应用中药，并进一步开发应用于其他疾病，对于解决代谢综合征这一日益严重的公众健康问题及减少国家经济中的医疗负担都将有重要意义。

【主要参考文献】

1. 郭志华，袁肇凯，王东生. 四泰片治疗高血压病胰岛素抵抗的临床研究. 中成药，2004，26（2）：162-163.

2. 侯振民，李玉明，李振有，等. "糖脂消"对代谢综合征的疗效研究. 武警医学，2004，15（1）：15-18.

3. 黄献平，袁肇凯，卢芳国，等. 养心通脉片对胰岛素抵抗病人红细胞胰岛素受体的影响. 中西医结合心脑血管病杂志，2003，1（7）：373-375.

4. 刘林，吕文亮. 2型糖尿病发病机理与湿热关系的探讨. 湖北中医学院学报，2004，6（1）：29-30.

5. 李惠林，汪栋材，赵恒侠. 常见病中西医最新诊疗丛书·糖尿病. 北京：中国医药科技出版社. 2010.

第十二章　肥　胖　症

肥胖症（adiposity）是一组常见的、古老的代谢症候群。当人体进食热量多于消耗热量时，多余热量以脂肪形式储存于体内，其量超过正常生理需要量，且达一定值时遂演变为肥胖症。体重指数（body mass index，BMI）为体重（kg）除以身高（m）的平方，是评估肥胖程度的指标。在欧美，BMI≥25kg/m² 为超重，BMI≥30kg/m² 为肥胖。亚太地区人群根据BMI 不同可分为：健康 18.5～22.9kg/m²；超重 23～24.9kg/m²；1 度肥胖25～29.9kg/m²；2 度肥胖 30～34.9kg/m²；3 度肥胖＞35kg/m²。如无明显病因可寻者称单纯性肥胖症；具有明确病因者称为继发性肥胖症。

在世界范围内肥胖发病率逐年增加，WHO 已将其定位为一种重要的疾病，它已成为世界范围内重要的公共卫生问题。根据 2005 年我国调查显示：我国居民超重率为 17.16％、肥胖率为 5.16％，二者之和为 23.12％。18 岁及以上组的超重率为 22.18％，肥胖率为 7.11％，超重和肥胖人群已接近总人口的 1/4，成为影响居民健康的重要疾患。以肥胖与重度肥胖之比 20：1（即 5％）计算，我国重度肥胖患者约 335 万。最新 2010 年全国慢病调查的数据显示：我国成人超重率上升至 27.9％，肥胖率为 5.1％。随着人们生活水平的提高，该数字会增长迅速。

现代医学的肥胖症属中医学肥胖病范畴。历代医籍对肥胖病的论述非常多。对本病的最早记载见于《素问·阴阳应象大论》有"肥贵人"及"年五十，体重，耳目不聪明"的描述。在证候方面，《灵枢·卫气失常》根据人的皮肉气血的多少对肥胖进行分类，分为"有肥，有膏，有肉"三种证型。此外，《素问·奇病论》中有"喜食甘美而多肥"的记载，说明肥胖的发生与过食肥甘，先天禀赋，劳作运动太少等多种因素有关。后世医家在此基础上认识到肥胖的病机还与气虚，痰湿、七情及地理环境等因素有关，如《景岳全书·杂证谟·非风》认为肥人多气虚，《丹溪心法》、《医门法律》认为肥人多痰湿。在治疗方面，《丹溪心法·中湿》认为肥胖应从湿热及气虚两方面论治。此外，前人还认识到肥胖与其他多种病证有关，

《内经》认识到肥胖可转化为消渴，还与仆击，偏枯，痿厥、气满发逆等多种疾病有关。

【病因病机】

一、中　医

肥胖症按其临床表现，隶属于中医学"肥胖"的范畴。肥胖是由于多种原因导致体内膏脂堆积过多，体重异常增加，并伴有头晕乏力、神疲懒言、少动气短等症状的一类病证。

（一）病因

1. 先天禀赋　肾为先天之本，主水之脏，助脾化生精微；脾为后天之本，主运化水液、水谷精微，充养于肾，二者在生理上相互促进，协同作用。病理上亦是互为因果。肾阳不足，火不暖土，脾阳亦不足，则运化转输水谷精微功能下降；后天失养，损及肾本，肾精亏损，肾气虚弱，水液蒸腾气化不利，水湿泛滥，从而为膏为湿为痰，分布于肌肤、腠理、脏腑发为肥胖。加之贪食不节，嗜食肥甘厚味，加重脾肾功能失调，湿聚脂积，气血瘀阻，最终痰湿瘀阻留滞周身肌肤之间，腹膜之中，脏腑之内，肥胖病生。

2. 饮食不节　脾主身之肌肉，脾胃升降转输运化水谷精微而营养周身，使机体发达丰满，《素问·通评虚实论》曰："甘肥贵人，则膏粱之疾也。"中医认为"肥者令人内热，甘者令人中满"，若长期饮食过量，嗜食肥甘或醇酒厚味，脾胃消化吸收的水谷精微超过了正常人体所需，剩余的水谷精微转输化为膏脂，分布于皮肤腠理脏腑等发为肥胖，正所谓气血有余，化为膏脂。同时，由于水谷精微的过量摄入，超过脾胃运化功能，容易湿热内生，痰热湿浊停聚；水谷运化失司，膏脂堆积，食积湿滞，壅阻气机，使得痰湿内生，日久则痰瘀互结，逐渐导致肥胖。另外，腹部居于中焦，若脾主运化功能失调，所化生的水谷精微无法运输全身以营养机体，反而会化生脂肪，囤积于中焦腹部，从而加重肥胖的形成。

3. 七情所伤　五脏皆能藏神，七情内伤，脏腑功能失调，升降失序，导致代谢紊乱发生肥胖。七情感而不发，郁结在心，常导致肝郁气滞，清代医家魏之琇"七情之病必由肝起"之说，提出情志失调以肝脏最为明显。肝脏疏泄失司，气机紊乱，气血运化失常，肝气郁滞横逆犯脾，从而影响脾胃运化气机升降转输；肝肾同源，肝阴不足，下及肾阴，致肾阴不足，水液代谢障碍，水谷精微不能正常化生为气血津液，而为膏为湿为痰为浊而发生肥胖。还由于肝胆互为表里，肝脏疏泄功能异常，胆汁分泌失职，不能净浊化脂，浊脂代谢失常在体内蓄积，而成肥胖。此外，情志失调，肝失疏泄，则气机郁滞，脾失健运，气郁化火，则胃纳更强，形成肥胖。

4. 劳逸失度　长期不良的生活方式也会导致肥胖，《素问·宣明正气论》言："久卧伤气，久坐伤肉。"缺乏体力活动，机体气机不得鼓动激发，气化功能减弱，则气虚脾虚，脾气虚弱，运化失司，痰浊内生，水湿内停，形成肥胖；另外，久坐久卧必使气血运行缓慢，气机郁滞，运化无力，膏脂内聚，蕴积肌腠，发为肥胖。

5. 年老体衰　《素问·阴阳应象大论》曰："年四十而阴气自半也，起居衰矣。"中年以后，肾气渐衰，肾阳不足则不能化气行水，脾土失其温煦而健运失司，又过食肥甘，运化不及，以致水液内停，湿浊内聚，痰瘀渐生，发生肥胖。

6. 久病正虚　《素问·痹论》曰："病久入深，荣卫之行涩，经络时疏"，久病致正气亏耗，气血阴阳虚衰，阳虚而阴寒内生，阴虚则血行涩滞，痰浊、脂瘀变生肥胖，属于继发性肥胖。

（二）病机

病机总属阳气虚衰、痰湿偏盛。脾气虚弱则运化转输无力，水谷精微失于输布，化为膏脂和水湿，留滞体内而致肥胖；肾阳虚衰，则血液鼓动无力，水液失于蒸腾气化，致血行迟缓，水湿内停，而成肥胖。

病位主要在脾与肌肉，与肾虚关系密切，亦与心肺的功能失调及肝失疏泄有关。

本病多属本虚标实之候。本虚多为脾肾气虚，或兼心肺气虚；标实为痰湿膏脂内停，或兼水湿、血瘀、气滞等，临床常有偏于本虚及标实之不同。前人有"肥人多痰"、"肥人多湿"、"肥人多气虚"之说，即是针对其不同病机而言。

本病病变过程中常发生病机转化，一是虚实之间的转化，如食欲亢进，过食肥甘，湿浊积聚体内，化为膏脂，湿浊化热，胃热滞脾，形成肥胖，但长期饮食不节，可损伤脾胃，致脾虚不运，甚至脾病及肾，导致脾肾两虚，从而由实证转为虚证；而脾虚日久，运化失常，湿浊内生，或土壅木郁，肝失疏泄，气滞血瘀，或脾病及肾，肾阳虚衰，不能化气行水，可致水湿内停，泛溢于肌肤，阻滞于经络，使肥胖加重，从而由虚证转为实证或虚实夹杂之证。二是各种病理产物之间也可发生相互转化，主要表现为痰湿内停日久，阻滞气血运行，可致气滞或血瘀。而气滞、痰湿、瘀血日久，常可化热，而成郁热、痰热、湿热、瘀热。三是肥胖病变日久，常变生他病。《内经》中已经认识到肥胖与消瘅等病证有关，极度肥胖者，常易合并消渴、头痛，眩晕，胸痹、中风、胆胀、痹证等。

二、西 医

(一) 内因

1. **遗传因素** 流行病学调查表明：普通型单纯性肥胖症可能属多基因遗传性疾病，遗传在其发病中起着一个易发的作用，父母双方都肥胖，他们所生子女中患单纯性肥胖者比父母双方体重正常者所生子女高5～8倍。

2. **神经精神因素** 已知人类与多种动物的下丘脑中存在着两对与摄食行为有关的神经核。一对为腹内侧核（VMH），又称饱中枢；另一对为腹外侧核（LHA），又称饥中枢。二者相互调节，相互制约。当下丘脑发生病变时，不论属炎症的后遗症（如脑膜炎、脑炎后）、创伤、肿瘤及其他病理变化时，如腹内侧核破坏，则腹外侧核功能相对亢进而贪食无厌，引起肥胖。此外，精神因素常影响食欲，食饵中枢的功能受制于精神状态。

3. **高胰岛素血症** 肥胖常与高胰岛素血症并存，但一般认为系高胰岛素血症引起肥胖。高胰岛素血症性肥胖者的胰岛素释放量约为正常人的3倍。胰岛素有显著的促进脂肪蓄积作用，可作为总体脂量的一个指标，并在一定意义上可作为肥胖的监测因子。

4. **其他** 在垂体功能低下，特别是生长激素减少，促性腺及促甲状腺激素减少引起的性腺、甲状腺功能低下时，可发生特殊类型的肥胖症，可能与脂肪动员减少，合成相对增多有关。肾上腺皮质功能亢进时，皮质醇分泌增多，促进糖原异生，血糖增高，刺激胰岛素分泌增多，于是脂肪合成增多，而皮质醇促进脂肪分解。性腺功能低下时，不论是女性绝经期后、男性类无睾或无睾症患者均有肥胖表现，可能与脂肪代谢紊乱有关。

(二) 外因

当日进食热卡超过消耗所需的能量时，除以肝、肌糖原的形式储藏外，几乎完全转化为脂肪，储藏于全身脂库中，其中主要为甘油三酯，由于糖原储量有限，故脂肪为人体热能的主要贮藏形式。如经常性摄入过多的中性脂肪及糖类，则使脂肪合成加快，成为肥胖症的外因，往往在活动过少的情况下，如停止体育锻炼、减轻体力劳动或疾病恢复期卧床休息、产后休养等出现肥胖。

【临床表现】

一、一般表现

单纯性肥胖可见于任何年龄，一般呈体重缓慢增加（女性分娩后除外)，短时间内体重迅速地增加，应考虑继发性肥胖。男性脂肪分布以颈项部、躯干部和头部为主，而女性则以腹部、下腹部、胸部乳房及臀部为主。轻至中度原发性肥胖可无任何自觉症状，重度肥胖者则多有怕热，活动能力降低，甚至活动时有轻度气促，睡眠时打鼾。

二、并　发　症

单纯性肥胖可引起许多不良的代谢紊乱和疾病。

1. 肥胖症与心血管系统　肥胖可致心脏肥大，部分肥胖者存在左室功能受损和肥胖性心肌病变。高血压在肥胖患者中非常常见，也是加重心、肾病变的主要危险因素，体重减轻后血压会有所恢复。

2. 肥胖症的呼吸功能改变　肥胖患者肺活量降低且肺的顺应性下降，可导致多种肺功能异常，临床以嗜睡、肥胖、肺泡性低换气症为特征，常伴有阻塞性睡眠呼吸困难。由于腹腔和胸壁脂肪组织堆积增厚，引起活动后呼吸困难，严重者可导致低氧、发绀、高碳酸血症，甚至出现肺动脉高压导致心力衰竭。此外，重度肥胖者，尚可引起睡眠窒息，偶见猝死的报道。

3. 肥胖症的糖、脂代谢　肥胖症脂代谢活跃的同时多伴有代谢的紊乱，会出现高甘油三酯血症、高胆固醇血症和低高密度脂蛋白胆固醇血症等，易导致动脉粥样硬化。糖代谢紊乱表现为糖耐量的异常甚至出现临床糖尿病。

4. 肥胖与肌肉骨骼病变　最常见的是骨关节炎，由于长期负重造成，使关节软骨面结构发生改变，膝关节的病变最多见。肥胖患者中大约有10%合并有高尿酸血症，容易发生痛风。

5. 肥胖的内分泌系统改变　脂肪组织可以分泌雌激素，所以肥胖女孩常见月经初潮提前。成年女性肥胖者常有月经紊乱，卵巢透明化增加，出现多毛，无排卵性月经或闭经。青少年肥胖者，不育症的发生率增加，常伴有多囊卵巢并需手术治疗，或伴有卵巢功能衰退和 FSH 水平升高提早出现。男性伴有性欲降低和女性化，并且与雌激素相关肿瘤的发病率明显增高。另外，体脂堆积可引起胰岛素抵抗、高胰岛素血症。

6. 其他　由于静脉循环障碍，易发生下肢静脉曲张、栓塞性静脉炎、静脉血栓形成。患者皮肤上可有淡紫纹或白纹，分布于臀外侧、大腿内侧、膝关节、下腹部等处，皱褶处易磨损，引起皮炎、皮癣，乃至擦烂。平时汗多怕热、抵抗力较低而易感染。

【辅助检查】

肥胖患者一般应做相关检查，以便与相关疾病进行鉴别，明确是否存在并发症，并明确肥胖的病因。

1. 血脂检查　包括胆固醇、甘油三酯、高密度脂蛋白测定。

2. 血糖检查　包括葡萄糖耐量试验，血胰岛素测定。

3. 脂肪肝检查　B超、SGPT。

4. 水代谢检查　抗利尿激素测定。

5. 性激素测定　雌二醇、睾酮、FSH、LH。

6. 检查血皮质醇、T_3、T_4、TSH等用以除外间脑性、垂体性、肾上腺皮质功能、甲状腺功能和自主神经紊乱等。

但注意由于肥胖症引起的一系列内分泌功能障碍也可引起上述检查不正常。为除外继发性肥胖，可考虑做下述检查以鉴别诊断：

1. X线检查　蝶鞍是否扩大、骨质有无明显破坏。

2. 心血管检查　心电图、心功能、眼底等。

3. 肥胖患者的常规检查项目　实测体重、体重指数、肥胖体型、脂肪百分率、B超测定皮脂肪厚度、测血压。

【诊断与鉴别诊断】

一、诊 断 标 准

1. 临床症状　初期轻度肥胖仅体重增加 20%～30%，常无自觉症状。中重度肥胖常见伴随症状，如神疲乏力，少气懒言，气短气喘，腹大胀满等。

2. 实验室诊断标准　肥胖症的诊断主要根据体内脂肪堆积过多和（或）分布异常。

（1）体重指数（BMI）：是较常用的衡量指标。体重指数（BMI）＝体重（kg）/身高（m）^{2}。WHO提出BMI≥25为超重，≥30为肥胖。亚太地区肥胖和超重的诊断标准专题研讨会依据亚洲人往往在BMI相对较低时，就易出现腹型或内脏肥胖并显示患者高血压、糖尿病、高脂血及蛋白尿的危险性明显增加，故提出BMI≥23为超重，BMI≥25为肥胖。

（2）理想体重：理想体重（kg）＝身高（cm）－105；或身高减100后再乘以0.9（男性）或0.85（女性）。实际体重超过理想体重的20%者为肥胖；超过理想体重的 10% 又不到 20% 者为超重。

（3）体脂的分布特征：可用腰围或腰臀围比（WHR）来衡量。腰围为通过腋中线肋缘与髂前上棘间的中点的径线距离；臀围为经臀部最隆起处部位测得的距离，腰臀比（WHR）为腰围与臀围的比值。腰围男性≥90cm，女性≥80cm；腰臀比 WHR>0.9（男性）或>0.8（女性）可视为中心型肥胖。

（4）内脏脂肪型肥胖的判定：BMI 在 25 以上，立位自然呼吸时脐周径男性 85cm 以上，女性 90cm 以上为疑似内脏脂肪型肥胖，CT 检查中，在自然呼吸时脐水平断面上内脏脂肪面积在 $100cm^2$ 者诊断为内脏脂肪型肥胖。

二、鉴别诊断

1. 西医　肥胖症确定后可结合病史、体征及实验室资料等，鉴别属单纯性或继发性肥胖症。如有高血压、向心性肥胖、紫纹、闭经等伴 24 小时尿 17 羟类固醇偏高者，则应考虑为皮质醇增多症，代谢率偏低者宜进一步检查 T_3、T_4 及 TSH 等甲状腺功能试验。此外，常须注意有否糖尿病、冠心病、动脉粥样硬化、痛风、胆石症等伴随病。

2. 中医　主要是与水肿、黄胖相鉴别。

【治疗】

一、基础治疗

本病应以预防为主，应使人们认识到其危险性而尽可能地使体重维持在正常范围内。预防肥胖症应从儿童时期开始。目前，肥胖患病率增加的主要原因是环境，而不是代谢缺陷的"病理"影响或者个体基因的突变。由于遗传因素是不可改变的，因此，必须通过调控生活方式即合理的饮食及适宜的体力活动，来控制体重的上升。本病患者饮食宜清淡，忌肥甘醇酒厚味，多食蔬菜，水果等富含纤维、维生素的食物，适当补充蛋白质，宜低糖、低脂、低盐；养成良好的饮食习惯，忌多食，暴饮暴食，忌食零食；必要时有针对性地配合药膳疗法。适当参加体育锻炼或体力劳动，如根据情况可选择散步、快走、慢跑、骑车、爬楼、拳击等，也可做适当的家务等体力劳动。运动不可太过，以防难以耐受，贵在持之以恒，一般勿中途中断。减肥须循序渐进，使体重逐渐减轻，接近正常体重，不宜骤减，以免损伤正气，降低体力。

二、辨 证 论 治

针对肥胖本虚标实的特点，治疗当以补虚泻实为原则。补虚常用健脾益气；脾病及肾，结合益气补肾。泻实常用祛湿化痰，结合行气、利水、消导、通腑、化瘀等法，以祛除体内病理性痰浊、水湿、瘀血、膏脂等。其中祛湿化痰法是治疗本病的最常用方法，贯穿于本病治疗过程的始终。

1. 胃热滞脾

主症：多食，消谷善饥，形体肥胖，脘腹胀满，面色红润，心烦头昏，口干口苦，胃脘灼痛嘈杂，得食则缓。舌红苔黄腻，脉弦滑。

治法：清胃泻火，佐以消导。

方药：小承气汤合保和丸加减。肝胃郁热，症见胸胁苦满，烦躁易怒，口苦舌燥，腹胀纳呆，月经不调，脉弦，可加柴胡、黄芩、栀子；食积化热，形成湿热，内阻肠胃，而致脘腹胀满，大便秘结，或泄泻，小便短赤，苔黄腻，脉沉有力，可加枳实、木香、槟榔等。

2. 痰湿内盛

主症：形盛体胖，身体重着，肢体困倦，胸膈痞满，痰涎壅盛，头晕目眩，口干而不欲饮，嗜食肥甘醇酒，神疲嗜卧。苔白腻或白滑，脉滑。

治法：燥湿化痰，理气消痞。

方药：导痰汤加减。湿邪偏盛者，可加苍术、薏苡仁、赤小豆、防己、车前子；痰湿化热，症见心烦少寐，纳少便秘，舌红苔黄，脉滑数，可酌加竹茹、浙贝母、黄芩、黄连、瓜蒌仁等，并以胆南星易制南星；痰湿郁久，壅阻气机，以致痰瘀交阻，伴见舌黯或有瘀斑者，可酌加当归、赤芍、川芎、桃仁、红花、丹参、泽兰等。

3. 脾虚不运

主症：肥胖臃肿，神疲乏力，身体困重，胸闷脘胀，四肢轻度浮肿，晨轻暮重，劳累后明显，饮食如常或偏少，既往多有暴饮暴食史，小便不利，便溏或便秘，舌淡胖，边有齿印，苔薄。

方药：参苓白术散合防己黄芪汤加减。脾虚水停，肢体肿胀明显者，加大腹皮、桑白皮、木瓜；腹胀便溏者，加厚朴、陈皮、广木香以理气消胀；腹中畏寒者，加肉桂、干姜等以温中散寒。

4. 脾肾阳虚

主症：形体肥胖，颜面虚浮，神疲嗜卧自汗气喘，动则更甚，畏寒肢冷，下肢浮肿，尿昼少夜频。舌淡胖，脉沉迟无力。

治法：温补脾肾，利水化饮。

方药：真武汤合苓桂术甘汤加减。气虚明显，伴见气短，自汗者，加人参、黄芪；水湿内停明显，症见尿少浮肿，加泽泻、猪苓、大腹皮；若见畏寒肢冷者，加补骨脂、仙茅、仙灵脾、益智仁、肉桂温肾祛寒。

以上方药，水煎服，每日一剂。

三、特色专方

1. 荷芪散 由荷叶、黄芪、何首乌等组成，为中药配方颗粒，每日 1 剂；分两次冲服，饭后 30 分钟服用。益气、化痰、涤浊、轻身。临床研究表明，荷芪散可以改善脂代谢，降低 TC、TG 水平，其中对于 TG 水平的降低更为明显。

2. 防风通圣散 出自《宣明论方》，由防风、荆芥、连翘、麻黄、薄荷、川芎、当归、白芍、白术、栀子、大黄、芒硝各 15g，石膏、黄芩、桔梗各 30g，滑石 90g，甘草 60g 组成，水煎内服，日一剂，分两次服。功用：疏风发汗、通腑泄浊，用于腹型肥胖者。对便秘伴高血压倾向者尤宜。有动物研究表明，对食饵性单纯性肥胖大鼠予防风通圣散后，可见体重减少倾向，同时对脂代谢也有影响。

3. 大柴胡汤 出自《金匮要略》，由柴胡 15g，黄芩、芍药、半夏、枳实各 9g，大黄 6g，生姜 15g，大枣 5 枚组成，水煎内服，日一剂，分两次服。功用：和解少阳、内泻热结，用于躯体肥大的实证肥胖者。以 BMI＞25 以上的肥胖妇女为观察对象的研究表明，服用大柴胡汤可促进热量消耗，减轻体重。

4. 防己黄芪汤 出自《金匮要略》，由防己 12g，黄芪 15g，白术 9g，甘草 6g，生姜 4 片，大枣 1 枚组成，水煎内服，日一剂，分两次温服后取微汗。功用：益气健脾、利水消肿，用于虚证、虚实夹杂证的肥胖患者。研究表明，防己黄芪汤可能对内脏脂肪型肥胖有治疗作用，对动脉硬化亦有预防作用。

5. 血府逐瘀汤 出自《医林改错》，由桃仁 12g，红花、当归、生地黄、牛膝各 9g，赤芍、川芎、桔梗、枳壳各 6g，柴胡、甘草各 3g 组成，水煎内服，日一剂，分两次服。功用：活血化瘀行气，用于气滞血瘀型肥胖者。有动物研究显示，使用血府逐瘀汤喂养大鼠后，其体质量、脂肪组织含量等均明显降低，表明此方有减肥功效。

四、中 成 药

1. 轻身降脂乐 由何首乌、夏枯草、冬瓜皮、陈皮等 16 味中药组成。每次 1 袋，日两次，温水冲服。功用：养阴清热、滋补肝肾、润肠通便、化痰散结，主治单纯性肥胖病脾胃湿热型和阴虚内热型。此为我国第一个

"准"字号减肥中成药。

2. 轻身消胖丸 由黄芪、白术、薏苡仁、滑石、泽泻、山楂、罗布麻叶组成。每次 30 粒，日两次，口服。功用：益气降脂、利湿消胖，主治单纯性肥胖病。此为北京同仁堂制药厂生产。

3. 三叶减肥茶 由荷叶、决明子、普洱茶、桑叶、山楂组成。每次 1 袋，日 1～2 次，水冲服。功用：化痰逐饮、润肠通便，主治单纯性肥胖病。此为我国卫生部门批准的保健食品。

4. 保和丸 由焦山楂、炒神曲、半夏、茯苓、陈皮等组成。口服，水丸 1 次 6～9 克，大蜜丸 1 次 1～2 丸，1 日 2 次，小儿酌减。功效：消食导滞，和胃助运。适用于胃热滞脾、食积停滞之肥胖。

5. 参苓白术丸 由党参、白术、茯苓、山药、白扁豆等组成。空腹口服，6～9 克/次，2 次/日。功效：补脾益气，调胃和中。用于脾肺气虚之肥胖，临床上多伴见食少便溏、肢倦乏力等证。

6. 湿消丸 由熟地黄、生地黄、北沙参、白术、白芍等组成。口服，1 次 1 丸，1 日 2 次。功效：滋阴补肾，健脾益胃，利湿消肿。适于脾肾阴虚、湿盛所致单纯性肥胖、水肿等。

7. 香砂枳术丸 由木香、砂仁、白术、枳实组成。口服，1 次 10 克，1 日 2 次。功效：健脾开胃，行气消痞。用于脾胃虚弱、饮食不化、气滞不行之肥胖的治疗。

五、中药单药

研究表明，具有减肥作用的中药有何首乌、荷叶、菟丝子、枸杞子、玉竹、地黄、山楂、莱菔子、栀子、防己、泽泻、赤小豆、薏苡仁、猪苓、茯苓、柴胡、菊花、茵陈、大黄、女贞子、旱莲草、苍术、夏枯草、丹参、决明子、番泻叶、冬瓜皮、车前子、麻仁等，可做食材或水煮或冲泡饮用。临证可酌情选用。

六、拔罐疗法

基本取穴：中脘、天枢、水分、建里、足三里、三阴交、丰隆。

每次选穴 4～5 个，根据患者肥胖程度或局部脂肪厚薄程度选用 2♯～4♯的火罐，在局部先反复闪罐，直至皮肤潮红，再留罐 10～20 分钟每周 3 次，10 次为 1 个疗程。

七、气功疗法

气功疗法历史悠久，是我国独特的一种保健方法。气功减肥功能以调身、调息、调心来疏通任督二脉、十二经络，从而引导真气。通过长期的气功锻炼，使人体内的精气内聚，真气运行，阴平阳秘，经络通畅，促使过多的脂肪分解代谢，从而达到减肥的目的。

练功前5～10分钟做准备，放松全身，集中意念，排除杂念，使大脑处于清醒而安静的状态，有助于提高质量。练功的时间可根据体力循序渐进，一般每次20～30分钟，每日1～2次，一般在早上、下午或睡前。

具体练功方法：

1. 静功法　①意想法：意想肥胖部位多余脂肪在"气"的作用下，沿两下肢到涌泉穴排出，意想体型恢复正常；②意境法：想象自己处在美好的环境中，使自己形体和精神处在最佳放松状态，使大脑充分休息，从而调整全身内分泌系统的功能；③经络疏通法：意想全身气血沿手三阴经、手三阳经、足三阳经、足三阴经依次运行，上吸下呼，配合任督二脉气血运行，周而复始，疏通各经，达到减肥的目的。

2. 动功法　此法应与静功相结合，目的在于激发调整人体的生理功能，起到平衡阴阳、疏通经络、培育真气的功效。①太极拳：此法运动量较大，且需配合逆呼吸法，一般以杨氏太极拳为基础起练，不仅能强体健身延年，也可达到减肥健美的要求，其作用已被大量临床实践证明；②五禽戏：此法乃华佗根据古代导引术，模仿五种动物（虎、鹿、熊、猿、鸟）的动作要点创造出来的保健运动，不仅能使体态均匀，还能延年益寿。

研究表明，小强度的有氧运动，强度适中，动作和缓，通过对人体形、意、气的调节，改善人的精神状态，增加细胞活性，有效调节人体的免疫平衡能力。适合各种肥胖人群，特别适合体质虚弱、老年肥胖者。

八、推 拿 疗 法

推拿减肥是安全有效、无创伤、无副反应、见效快、易接受的减肥的方法，可以疏通经络、减少脂肪堆积、调理胃肠功能，达到减脂减重的目的。

共同手法：一指禅推法、肘推法、擦法等疏经活络，激发经气；直推法、捏法（分捏督脉与捏任脉）、旋推法、拿法等泻阴经，补阳经；摩法、擦法、蝶转法、抖腹法等消脂、排脂。

各型特异手法：

脾肾阳虚型　擦肾俞、命门；拳击大椎；擦督脉；按揉百会。

胃肠热结型　推下七节骨；振小腹；按揉三阴交、阴陵泉。

寒湿困脾型按揉三阴交、阴陵泉；捏脊；擦督脉；摩腹；指振中脘。

肝郁气滞型按揉太冲、期门、太阳；擦胁肋。

阴虚内热型按揉太溪、三阴交、阴陵泉；捏脊。

一般每日1次，隔天治疗，每次30～40分钟，轻中度肥胖10～15次为一疗程，重度肥胖20次为一疗程。

九、针灸疗法

1. 体针疗法

(1)整体减肥：针刺可使基础胃活动水平降低，并延迟餐后胃排空时间而降低食欲，多以脾经、胃经经穴为主。以足三里、天枢、阴陵泉、丰隆、梁丘、三阴交、关元、中脘为基础穴，辨证加减：①脾虚痰湿型：内关、水分、公孙；②胃热湿阻型：曲池、四满、内庭；③肝郁气滞型：膻中、太冲、期门、血海；④脾肾两虚型：脾俞、肾俞、命门、阳陵泉；⑤肠燥便秘型：支沟、腹结、上巨虚；⑥阳虚水泛型：复溜、上脘、水道、阴谷。

(2)局部减肥（围刺法）：腹部沿肚脐旁开1.5寸围刺1周，针与针之间相距1.5寸，不计针数；第2圈沿肚脐旁开3寸围刺，于第1圈两针之间取穴；第3圈沿肚脐旁开4.5寸围刺，于第2圈两针之间取穴，依据患者腹部具体情况选择2圈或3圈围刺即可。其他部位：选取肌肉丰厚部位四周围刺，针与针之间相距1.5寸，不计针数，中心刺1针。根据虚实施以补泻手法。留针30分钟，隔日1次，10次为1疗程。

2. 电针疗法　取穴参照体针，主穴接通电针治疗仪，施以疏密波，输入电流量以患者能耐受为度，每次留针为半小时。

3. 耳穴疗法取胃、内分泌、神门、脾、饥点、皮质下、交感为主穴，配以其他穴位。

耳穴压丸法：一般每次选择2～3个主穴，1～2个配穴，将贴有王不留行的医用胶布固定于相应耳穴上，每天于饭前半小时或饥饿时、睡前自行由下至上按压各穴3～5次，每次按压3～5分钟，以局部酸痛感为度。夏天2～3天换1次，春秋冬天3～5天换1次，10次为1个疗程，每次贴压一侧耳郭两耳交替应用，直至疗程结束。

耳穴埋针法：每次选穴2～4个，选取针感较强的穴位治疗，两耳交替应用，采用图钉型皮内针，埋藏后以小方块胶布固定，每日于饭前15分钟或饥饿时按压刺激，按压次数以局部酸痛感为度。一般留针3～5天，5次为一疗程，疗程之间间隔5～7天。

4. 穴位埋线法　基本取穴位：中脘、天枢、大横、关元、足三里、丰隆。

取穴主要为任脉、足太阳膀胱经、脾胃大肠经穴及阿是穴（腹部、腰部、臀部及腿部脂肪厚实处），根据病情辨证选穴。

局麻后将针刺入穴位，患者出现针感时将肠线推入组织中。一般根据需要埋穴，每次选穴 10～30 个不等，各穴位可交替使用，2～4 周埋线一次，3～5 次为一疗程。

5. 梅花针疗法　取脊柱两侧、上下腹部、腿部内侧，中-重度叩刺。

6. 穴位刮痧法　胸腹部取膻中、中脘、关元；背部取背俞穴，主要为脾俞、肾俞；腿部取三阴交、丰隆穴。

根据皮肤粗嫩及脂肪厚薄程度选用不同刮具，亦可用手指，涂上润滑剂，由上而下刮拭，以局部皮肤出现红色或紫色的斑瘀点，伴轻微疼痛感为度。一般两次刮痧之间间隔 1 周左右。

7. 艾灸疗法　中脘、脾俞、胃俞、三焦俞、足三里、丰隆、命门、阴陵泉。

辨证选穴，每次选穴 2～3 个，对于脾虚湿盛、脾肾两虚型可选用温和灸、回旋灸，以局部皮肤潮红、有温热感为度，胃热湿阻、肝郁气滞型可选用雀啄灸。脾肾阳虚还可选用隔姜灸。每日 1 次，15 次为一疗程。

8. 其他　针灸治疗还有芒针疗法、穴位贴敷疗法、磁疗等，均具有明显的临床疗效。

十、西药常规治疗

常规减重药分为中枢作用和非中枢作用 2 大类。

1. 中枢作用常用药物

（1）苯丙醇胺及芬特明（去甲肾上腺素 A1 兴奋剂，刺激去甲肾上腺素释放）；

（2）右芬氟拉明及芬氟拉明（作用于 5-HT 通路，促进 5-羟色胺释放，抑制 5-羟色胺再摄取）；

（3）西布曲明（同时作用于去甲肾上腺素和 5-HT 通路，抑制肾上腺素、5-羟色胺和多巴胺的摄取）；中枢作用的减重药疗效确切，但多数不良反应明显，且具有成瘾性。

2. 非中枢作用常用药物　常选用能抑制脂肪酶的奥利司他。非中枢作用减重药不良反应较前者少，无成瘾性，但慢性吸收障碍综合征、胆汁淤积者、器官性肥胖如继发性甲状腺功能减退症及妊娠期和哺乳期妇女禁用，且长期服用者应适当补充脂溶性维生素。

【研究述评】

近年来，肥胖症患者有低龄化趋势，说明肥胖症正逐渐困扰我们的下一代，影响祖国的未来。因此研究肥胖症的发病机制和相关疾病的发生机制等，怎样采用有效措施，如何科学地预防和积极有效地治疗肥胖，已成为当今世界关注的焦点，这是 21 世纪科学研究的急切任务，也是放在我国医学领域面前的新课题。

目前，对于肥胖的治疗主要有饮食行为疗法，运动疗法，药物治疗和外科手术。对于大多数肥胖者来说，节食和运动是远远不够的，难以坚持且反弹快，而选择外科手术（常用的有垂直绑扎胃成形术和胃旁路术）又觉得存在手术并发症的风险，不易接受。

中医疗法是个性化治疗，"简、便、廉、验"。治疗肥胖根据患者不同的病因病机，采用相应的治疗，方法多样，有食疗、健身气功、中药（内服、外用）、针灸、推拿按摩、穴位埋线、拔罐、刮痧等。其中食疗方有上千种；按摩又分全身按摩、经络按摩、局部按摩、足部反射区按摩；针灸又有耳针、电针等。这些方法还可结合使用，如体针加电针、针刺加耳穴、电针加拔罐、体针加推拿、拔罐结合耳压、针药并用、灸疗、点穴、中药三者配合等，根据肥胖的各种证型灵活应用，多管齐下，疗效更佳、更快。

中医药在治疗肥胖病的应用中也存在许多问题：

1. 中药复方辨证施治是中医特有的特点，因此目前尚未形成具有中医特色的诊断标准及统一的辨证分型标准，导致在中医诊断及辨证论治方药方面各持己见。

2. 临床报道较普遍，但多数是个案及小样本的报道，多中心大样本的中药临床研究较少，且从文献报道来看，大多数疗效均较高，但具体组方用药却大相径庭。关于中医药治疗肥胖病的动物实验研究和减肥机制研究较少。

3. 临床疗效差异较大，缺乏统一的疗效判定标准，治疗方法有待进一步筛选，远期疗效和反弹情况有待进一步追踪，因而难以对实际疗效做出客观的评估。

4. 中医药治疗肥胖更适合于单纯性肥胖，而且对轻度肥胖效果较好，对继发性肥胖虽然也有一定的作用，但还是要以治疗原发病为基础。

针灸临床减肥有一定疗效，方法多样灵活，一般以综合疗法为主，但各种治疗方法孰优孰劣尚难判定，各不同方法间的横向比较较少；且目前的研究多是即时疗效的观察，远期疗效报道较少。在今后的研究中，应注重开展研究针灸在减重、改变体型的同时，机体相关健康因素，如血脂、血糖、血尿酸、血压等参数的信息，从中摸索出各证型治疗方法的选穴标准，为针灸的规范化治疗提供有力的临床依据。

早在 20 世纪 80 年代初就有研究关注中医在减肥方面的作用，时至今日，中医治疗肥胖病已取得了较大的进展，我国的传统医学是从肥胖的病因着手辨证施治的。西药治疗肥胖症虽然疗效确切，机制清楚，但普遍存在较大的不良反应，近年来也不断有减肥西药问世，但因其明显的副作用，仅适用于因肥胖而致疾病危险性增加的患者，不适合临床广泛使用。而中医药治疗肥胖，因其疗效肯定、无副作用或毒副作用小的优势，得到了广大患者的认可。另外，中医治疗肥胖的优势还在于一些非药物疗法的综合运用，如针灸、推拿、药膳、气功等方法，不仅不良发应较小，且具有历史文化背景，这方面也得到越来越多人的青睐。因此，应大力提倡和推广中医药在肥胖病防治中的作用。而随着时代的进步，我们在继承和利用中医药减肥的同时，应注意利用现代的科技手段，对中医药减肥进行深入的研究，努力探索出更简便有效标准化的治疗方案。

【主要参考文献】

1. 廖二元 . 内分泌代谢病学［M］. 第 3 版 . 北京：人民卫生出版社，2012：1444-1460.
2. 杨旭光 . 肥胖［M］. 北京：中国医药科技出版社，2012.
3. 仝小林，毕桂芝，李敏 . 肥胖及相关疾病中西医诊疗［M］. 北京：人民军医出版社，2010.
4. 裴海呈，刘志民，邱明才，等 . 实用肥胖病治疗学［M］. 北京：人民军医出版社，2006.
5. 王强虎 . 中医特效减肥法［M］. 北京：人民军医出版社，2012.
6. 刘焰刚，赵吉平 . 特效减肥图解针灸推拿［M］. 北京：人民军医出版社，2013.
7. 范晓清 . 肥胖症中医自诊自疗［M］. 北京：化学工业出版社，2008.
8. 王文远 . 平衡针法临床精要［M］. 北京：中国中医药出版社，2013.
9. 中华人民共和国卫生部疾病控制司 . 中国成人超重和肥胖症预防控制指南［M］. 北京：人民卫生出版社，2006.
10. 徐小萍 . 肥胖症中医治疗—疑难病中医丛书系列［M］. 南京：江苏科学技术出版社，2005.
11. 林政宏 . 中医养生洞悉肥胖症与高脂血症［M］. 广州：广东科技出版社，2007.
12. 朱智明，俞金龙 . 肥胖症的最新治疗［M］. 北京：人民军医出版社，2007.

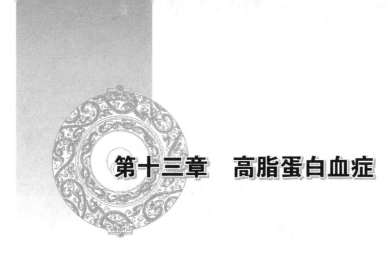

第十三章　高脂蛋白血症

由于脂肪代谢或运转异常而使血浆中的一种或多种脂质浓度超过正常范围的一类疾病，称为高脂血症（hyperlipidemia），脂质不溶或微溶于水，必须与蛋白质结合以脂蛋白的形式在血液循环中转运，因此，高脂血症常为高脂蛋白血症（hyperlipoproteinemia，HLP）的反映。可表现为高胆固醇血症、高甘油三酯血症、混合型高脂血症、低高密度脂蛋白血症。高脂蛋白血症是一种慢性非传染性疾病，是导致动脉粥样硬化的重要因素。随着人民生活水平的不断提高，人群膳食结构发生变化，我国人群血脂异常患病率在近15年间整整增加了一倍以上。

中医学并无高脂血症的病名，根据其病因病机及临床表现，目前多认为其大体属于中医"痰浊""瘀血""湿浊""浊阻"等范畴。

【病因病机】

一、中　医

中医学认为该病是由多种原因引起的，常与饮食、情志、体质相关。

1. 体质因素　素体肥胖或阴虚，是造成本病的原因之一。"肥人多痰湿"，痰浊中阻可致本病。阴虚者多肝肾不足，肝肾阴虚，肝阳上亢，木旺乘土，脾气不足，运化失司，痰浊内阻。或因年老脏腑渐虚，运化、输布、代谢功能减退，水谷精微无以化生，凝聚成痰而发为本病。

2. 饮食因素　《素问·生气通天论》"膏粱之变，足生大丁"。《三因方》"饮食饥饱，生冷甜腻聚结不散或作痞块、膨胀满闷"。说明古人对过食肥甘引起高脂血症的危害性早有认识。若饮食不节，过食肥甘，膏粱厚味等高糖高脂饮食，易损伤脾胃，脾失健运，化生无力则生痰湿，痰湿中阻，精微物质输布失司，而酿为本病。

3. 情志因素　情志不调，肝失条达，疏泄失常，气血运行不畅，气滞血瘀，瘀血内阻，伤及脾胃，内生痰湿，痰瘀内阻，可致本病。

因此，高脂蛋白血症的中医病机以脾肾两虚为本，痰浊瘀血为标，治以补肾健脾为主，尤以补肾为先，化痰活血为辅。

二、西 医

高脂血症的病因，分为原发性和继发性两种。原发性主要是由于脂质或脂蛋白代谢的先天性缺陷或由于某些环境因素，如饮食、醇类的摄入及药物等而引起，属遗传性脂代谢紊乱疾病；继发性则继发于某些疾病，如甲状腺功能减退、糖尿病、肾病综合征、肾移植、胆道阻塞、口服避孕药等。其发病机制，或遗传可发生在细胞水平上，表现为细胞表面脂蛋白受体缺陷以及细胞内某些酶的缺陷，也可发生在脂蛋白或载脂蛋白的分子上，多由于基因缺陷所引起。或由饮食不当，糖类摄入过多，影响胰岛素分泌，加速肝脏极低密度脂蛋白的合成引起血中甘油三酯增多。或胆固醇和动物脂肪摄入过多，或不论由于生理或病理引起的激素（如胰岛素、甲状腺素、肾上腺皮质激素等）的改变以及代谢的异常均可引起血浆中脂质浓度增高而发病。

【临床表现】

高脂蛋白血症主要的临床表现有两方面，即脂质在皮下沉积引起的黄色瘤以及脂质在血管内皮沉积引起的脑血管病、动脉粥样硬化和周围动脉疾病。部分高脂血症患者体格检查可见黄色瘤、角膜环和高脂血症眼底改变。但多数患者无明显的症状和异常体征，不少人是由于其他原因进行检查时才发现。

【辅助检查】

1. 血脂测定 常规检查血浆总胆固醇（TC）和甘油三酯（TG）的水平。TC、TG 可随着年龄的增长而增高。TC<5.2mmol/L（200mg/dl）为合适范围，在 5.23～5.69mmol/L（201～219mg/dl）为边缘升高，>5.7mmol/L（220mg/dl）为升高；TG<1.70mmol/L（150mg/dl）为合适范围，>1.7mmol/L（150mg/dl）为升高。

2. 脂蛋白 流行病学研究表明，低密度脂蛋白胆固醇（LDL-C）和高密度脂蛋白胆固醇（HDL-C）比总胆固醇更有意义。血浆总胆固醇的 50％与 LDL 结合，25％与 HDL 结合。日常临床工作中不需要常规作脂蛋白电泳。如血浆胆固醇和甘油三酯明显升高或异常降低，应用电泳法结合血脂分析，大部分高脂蛋白血症类型可以确定。LDL-C 的合适范围是＜3.12mmol/L（120mg/dl），3.15～3.61mmol/L（121～139mg/dl）为边缘升高，＞3.64mmol/L（140mg/dl）为升高；HDL-C＞1.04mmol/L（40mg/dl）为合适范围，＜0.91mmol/L（35mg/dl）为降低。

【诊断与鉴别诊断】

一、诊　　断

血脂高于正常人上限即为高脂血症。

二、高脂蛋白血症分型

1. 为指导治疗，临床常采用简易分型法。可将高脂血症简单分为四类：

表 13-1　高脂蛋白血症分型

分　　型	TC	TG	相当于 WHO 表型
①高胆固醇血症	↑↑		Ⅱa 型
②高甘油三酯血症		↑↑	Ⅳ 型、Ⅰ 型
③混合型高脂血症	↑↑	↑↑	Ⅱb、Ⅲ、Ⅳ、Ⅴ
④低高密度脂蛋白血症（血清 HDL-C 水平减低）			

2. 按病因分型　按病因分型可分为原发性高脂血症和继发性高脂蛋白血症。

（1）原发性高脂血症多是由遗传缺陷所致。目前已发现有相当一部分患者存在单个或多个遗传基因缺陷，如参与脂蛋白代谢的关键酶如脂蛋白脂肪酸（LPL）和卵磷脂胆固醇脂酰基转移酶（LCAT），载脂蛋白如 ApoAⅠ、B、CⅡ、E 以及脂蛋白受体如 LDLR 等基因缺陷。也可以由后天的饮食习惯、生活方式或其他自然环境因素引起。

（2）继发性高脂血症继发于某些疾病或药物。

①糖尿病：常伴有Ⅳ型高脂蛋白血症。主要表现为血清 TG、VLDL 水平升高。

②甲状腺功能减退症（甲减）：常表现为Ⅱa 或Ⅱb 型高脂蛋白血症。患者血 TC 水平升高，可同时有血 TG 水平升高。

③肾病综合征：主要表现为血清 VLDL 和 LDL 升高，呈Ⅱb 或Ⅳ型高脂血症。

三、鉴别诊断

1. 西医　本病应与饮食性、糖尿病、甲状腺功能减退、肾病、胆道阻塞、胆汁性肝硬化等继发性高脂蛋白血症相鉴别。

2. 中医　主要应与痰饮相鉴别。

【治疗】

一、辨证论治

1. 肝郁脾虚

主症：情绪抑郁或心烦易怒，头目眩晕，胸胁胀满窜痛，倦怠乏力，腹胀纳呆，大便溏，舌淡苔薄白，脉弦细。

治法：疏肝理气，健脾和胃。

方药：柴胡疏肝散合二陈汤加减。柴胡、木香各 12g，枳壳、白芍、川芎、陈皮、制半夏、苍术各 9g，甘草 6g。诸药合用，既能疏肝解郁，又能健脾和胃。若气短乏力者加黄芪、党参各 15g；若烦躁易怒，头目眩晕甚者加钩藤、栀子各 12g，菊花 9g；若大便溏者加山药、薏苡仁各 15g。

2. 胃热滞脾

主症：多食，消谷善饥，体胖壮实，胃脘胀痛，大便秘结，口干口苦，舌质红，苔黄腻，脉弦滑。

治法：清胃泻热。

方药：保和丸合小承气汤加减。山楂 15g，神曲、半夏、茯苓、大黄各 12g，陈皮、连翘、莱菔子、枳实各 9g，厚朴 6g。诸药配伍，共奏清胃泻热之功。两若脘腹胀满、大便秘结者，加黄芩、知母各 9g，胃热腹胀甚者，加石膏 6g。

3. 脾肾两虚

主症：畏寒肢冷，体倦乏力，面色㿠白，腰膝酸软，腹胀纳呆，耳鸣眼花，大便稀溏，或五更泄泻，舌淡红，苔薄白，脉沉细。

治法：补肾健脾。

方药：附子理中汤加减。附子 6g，党参 15g，干姜、炙甘草、白术各 9g。全方共奏温补脾肾之效。畏寒肢冷甚者，加仙茅、补骨脂各 15g；腹胀便溏者加陈皮、苍术各 9g；若气虚自汗者，加黄芪、党参各 15g；若下肢浮肿者，加牛膝、车前子各 12g。

4. 肝肾阴虚

主症：头晕眼花，失眠多梦，腰膝酸软，耳鸣健忘，五心烦热，颧红，盗汗，口干咽燥，舌红，苔少，脉弦细。

治法：滋养肝肾。

方药：杞菊地黄丸加减。枸杞子、熟地、山药、泽泻、茯苓各 15g，山茱萸 12g，菊花 10g，牡丹皮 9g，桑寄生、杜仲各 20g。诸药配伍，起到补益肝肾，滋阴降脂的作用。若阴虚内热、盗汗者，加黄柏、知母各 10g；失眠多梦、健忘者加酸枣仁 15g，远志 12g。

5. 气滞血瘀

主症：胸胁胀闷，胁下痞块刺痛拒按，心烦易怒，心悸气短，夜不能寐，舌紫黯或见瘀点瘀斑，脉沉弦。

治法：活血化瘀，行气止痛。

方药：血府逐瘀汤合失笑散加减。当归、生地各 15g，桃仁、牛膝各 12g，川芎、红花、枳壳、赤芍各 9g，柴胡、蒲黄、五灵脂、甘草各 6g。全方既活血化瘀，又能行气止痛。瘀血甚者，加三棱、莪术各 9g；气郁重者，加元胡、郁金各 12g。

6. 痰瘀互结

主症：体形肥胖，头目眩晕，胸闷气短，脘腹痞满，食欲不振，四肢倦怠，舌质黯淡，有瘀点瘀斑，苔白厚，脉沉涩或弦滑。

治法：化痰泄浊，理气活血。

方药：二陈汤合四物汤加减。陈皮、木香、红花各 9g，茯苓、制半夏、当归、赤芍、川芎、延胡索各 12g，丹参 20g。痰湿偏重者，去赤芍、延胡索、当归、红花，加白术、泽泻、山药各 12g；瘀血偏重者，加黄芪 15g，莪术、三棱各 12g。

二、特色专方

1. 七味消脂饮治疗　菊花 10g，绿豆 30g，决明子 30g，丹参 10g，生山楂 30g，葛根 15g，泽泻 10g。经高压煎药，200 毫升/次，2 次/天，口服，疗程 8 周。

2. 泻肝活血汤　由川楝子 15g，柴胡 12g，大黄 3g，泽泻 15g，栀子 6g，茯苓 10g，山楂 10g，丹参 15g，水蛭 3g。每日 1 剂，水煎，分 2 次服。有清肝泻浊、活血化瘀作用。适用于肝郁血瘀者。

3. 降脂方　枸杞 25g，柴胡 15g，泽泻 25g，山楂 15g，丹参 30g，红花 10g，甘草 3g。可随证加减，4 周为 1 个疗程。有行气活血化瘀的作用。有研究发现，服后有明显提高高密度脂蛋白胆固醇（HDL-CH）及其亚组分 HDL_2-CH。

4. 清脂饮 葛根 20g，萆薢 20g，丹参 20g，生山楂 30g，制何首乌 30g，草决明 30g，虎杖 30g，川芎 10g，泽泻 15g，蒲黄 12g，姜黄 12g。每日 1 剂，水煎早、晚各服 1 次，30 天为一个疗程，连续服用 2 个疗程。适用于脾虚湿痰内盛者。

5. 化痰降脂汤 制半夏 10g，木香 10g，川芎 10g，苍术 12g，白术 12g，茯苓 15g，薏苡仁 15g，丹参 15g。每日 1 剂，水煎 2 次，分 3 次口服，30 天为一个疗程。适用于痰湿壅盛、瘀血阻络者。

6. 降脂平 山楂 20g，何首乌 20g，泽泻 15g，丹参 15g，赤芍 15g，补骨脂 15g，茵陈 15g，半夏 12g，茯苓 12g，菟丝子 12g，红花 6g，陈皮 6g。每日 1 剂，水煎早、晚分服。适用于各型高脂血症。

7. 滋肝养肾降脂汤 何首乌 30g，枸杞子 15g，桑寄生 15g，黄精 15g，草决明 15g，泽泻 15g，丹参 15g。每日 1 剂，水煎 2 次温服。适用于肝肾阴虚型高脂蛋白血症。

8. 降醇消脂汤 芹菜叶 50g，山楂 30g，何首乌 30g，丹参 30g，生荷叶 20g，生党参 15g，绿豆 15g，葛根 15g，菊花 10g，薤白 10g，厚朴 10g，枸杞子 10g，地龙 5g。每日 1 剂，水煎早、晚温服。适用于各型高脂蛋白血症。

三、中药成药

1. 脂必妥片 主要由山楂、白术、红曲等药物组成。每次 1 片，每日 3 次，温开水送服。功效：健脾消食，除湿祛痰，活血化瘀。用于脾瘀阻滞型者。

2. 荷丹片 由荷叶、山楂、番泻叶、补骨脂、丹参等组成。一次 2 片，一日 3 次，8 周为 1 个疗程。化痰降浊，活血化瘀。用于痰浊、瘀血所致的高脂血症。

3. 丹田降脂丸 由丹参、田七、川芎、泽泻、当归、人参、首乌、黄精等药物组成。每天 2 次，每次 1g。功效：益气通脉，健脾化浊，滋养肝肾。适用于高脂蛋白血症之肝肾阴虚者。

4. 活血降脂胶囊 由山楂、草决明、黄芪、丹参、川芎、泽泻、茵陈组成。4 粒/次，3 次/天。功效：活血化瘀降脂。适用于瘀血内阻者。

5. 血脂康 由川芎、桃仁、红花、赤芍、丹参、蒲黄、乳香、没药等药物组成。口服，一次 2 粒，一日 2 次，早晚饭后服用。功效：除湿祛痰，活血化瘀，健脾消食。适用于脾虚痰瘀阻滞者。

6. 复方降脂丸 由泽泻 500g，丹参 500g，山楂 500g，何首乌 400g，胆南星 400g，昆布 300g，龟甲 300g（炙），大黄 300g。共烘干研粉，制成小蜜丸，每次 10g，每日 3 次。适用于肝肾阴虚兼痰瘀互结者。

7. 通脉降脂片 由笔管草、三七、川芎、花椒、荷叶等组成。一次 4 片，一日 3 次。功效：降脂化浊，活血通脉。适用于瘀血阻滞者。

8. 降脂灵片 由制何首乌、枸杞子、黄精、山楂、决明子等组成。一次 5 片，一日 3 次。功效：补肝益肾，养血，明目，降脂。适用于肝肾阴虚者。

四、针灸疗法

主穴：内关、足三里、阳陵泉、丰隆、三阴交、肾俞、涌泉、大椎、厥阴俞、太白、曲池等穴位。配穴：头晕耳鸣加太冲、风池；头痛头晕加太冲、率谷、百会；胸闷胸痛加郄门、膻中。主穴交替使用，采用平补平泻的方法，留针 20 分钟，隔日 1 次，6 周为 1 个疗程。选穴、治疗原则应为：补肾养肝、疏肝利胆、健脾化痰、祛瘀行瘀。

按子午流注纳子法于每辰时（上午 7～9 时）取足阳明胃经本穴足三里，得气后行平补平泻手法留针 15 分钟，10 次为 1 个疗程。

针灸可以确切地降低胆固醇、甘油三酯、β-脂蛋白和磷脂在血液中的含量，近年的研究证明，对高脂血症患者应用电耳针，可降低血脂和改善血液流变性。针灸对冠心病患者血浆内皮素有调节作用，能改善血液循环，减轻氧自由基等有害刺激对血管内皮细胞的损伤。隔药饼灸可降低患者 TC、TG，对脂蛋白和载脂蛋白有良性调节作用。关于针灸降脂的机制，动物实验表明，它可能与针灸加强胃肠蠕动，使饮食在体内分解排泄加快，减少其在胃肠道停留时间，从而减少肠道对脂类物质的吸收以及提高脂蛋白酶的活性等因素有关。针灸在临床治疗上具有双向调节作用，通过全身经络的传导，调整气血和脏腑的功能，且针灸特定穴位有增加机体抵抗力和提高免疫力的作用。但很多人对于针刺不能耐受，难以坚持长期治疗。今后，如能进一步加强研究设计的科学性、严密性，特别突出对特定穴位的研究，达到取穴精而效果更理想的目的，进行穴位、疗程等各种组合筛选，找出降脂效果好、重复性强的最佳治疗方案，将其推广至临床治疗中，发挥中医治未病的优势。

五、背俞穴刺血疗法

首先，针刺通过对背俞穴的良性刺激，可以改善局部组织的代谢，同时通过神经系统调整内脏功能，调动起自身潜在的抗病能力，实现背俞穴对内脏和全身的良性调节作用。其次，经现代研究证实，刺血疗法能够有效地改善高血压患者血液循环，降低血液黏稠度。对血液成分进行良性调节，刺激血管引起血管平滑肌细胞复杂的信号传导变化，产生细胞内、细胞间及血管中部和整体的调节反应。并且引出的血液为脂质成分高的血，从而达到了降血脂、降低血液黏稠度的目的。再次，拔罐后，罐内形成的负压可以使局部毛细血管充血，甚至破裂，表皮瘀血，出现自体溶血现象，随即产生一种类组胺的物质，随体液周流全身，形成一种良性刺激作用，刺激各种器官，增强其功能活动。

通过对背俞穴的针刺、放血、拔罐等治疗，不但起到祛瘀血、化痰浊、调脏腑之功效，标本兼治，使气血阴阳、脏腑功能趋于平和，使脂质代谢恢复平衡，而且有效地减少甚至避免了不良反应，达到了治疗高脂蛋白血症的目的。

六、艾　灸

穴位：神阙、足三里（双侧）。每穴每次 10 分钟，隔日 1 次，6 周为 1 个疗程，连续治疗 2 个疗程（12 周）。适宜的灸温刺激是艾灸"调脂通脉"的关键因素。高脂血症属于中医学中"痰""瘀"的范畴，病机实质为本虚标实，与阳不化"气"，阻聚成"痰""瘀"有关。本试验根据课题组多年临证经验，选穴足三里、神阙。足三里穴为足阳明胃经经穴，足阳明经为多气多血之经，其穴主血所生病，善治脾胃疾患及气血、血脉等方面的病症。灸之温阳益气，健脾化痰，通调血脉。神阙穴，即"脐中"，生命之根蒂，联通百脉，经气所汇，五脏六腑之根本，灸之能通血脉，补气血，温脾肾，调阴阳。两穴相配，共奏温通气血、培元固本、健脾益肾、涤痰化瘀、通脉调脂之功。艾灸在温补阳气、温通经络、温化痰饮、温运血行方面具有针刺所不及的优势。

七、耳针、耳穴贴压法

选穴：胰、肝、小肠、前列腺；痰湿内困加脾、胃；阴液耗伤加三焦、大肠；肝阳上亢加神门；气阴两虚加肾、内分泌；胃中蕴热加外鼻、肺；肠燥便秘加大肠、肺；脾胃阳虚加脾、胃；肺脾气虚加脾、肺。进行耳穴针灸。

取肝、脾、肾、内分泌、神门穴，以王不留行籽贴敷上述诸穴，每日自行按压 3 次，每次每穴按压 60 秒。隔日换贴 1 次，两耳交替，7 天为 1 个疗程，共治疗 8 个疗程。耳穴贴压疗法可改善高脂血症患者的体重指数和腰臀比。而耳穴治疗报道案例少，疗效缺乏可靠性。本研究发现，对血脂边缘升高、血脂异常危险分层属低危的患者进行耳穴贴压、食疗的干预，患者依从性较好，在降脂方面有一定的作用。

八、气功疗法

主要功法：强壮功。自然呼吸法，坐式，意守丹田。辅助功法：太极内功。保健十三式，绕步运化功、五禽戏等。以心静体松、动静结合为要领基本功法，每次 20～30 分钟，每日 1～2 次。或坚持每天早、晚各 1 次禅密功或大雁功，每次 20 分钟。练功 1 年后，有促进脂质代谢的积极作用。

松功：选择任何体位，只要自然舒适即可，呼吸平静自然，吸气默想"静"字，呼气默想"松"字，然后依次从头、肩、上肢、胸、背、腹、腰、臀、大小腿、双脚放松，最后意守双脚，每放松一遍约 5 分钟，最后从头开始向下，直至双脚、全身放松，要缓慢反复进行。

静功：取仰卧、平坐、盘坐位，做到虚灵顶劲，沉肩坠肘，尾闾正中，舌抵上腭，鼻吸鼻呼，吸气要使真气"气沉丹田"，呼气顺其自然，意领真气沿任脉向下到丹田。

现已有不少研究表明，健身气功对脂代谢具有积极的影响。气功锻炼可以不同程度的改善中老年人的血脂及自由基代谢状况，防治高脂血症，从而降低了心血管等疾病的危险性。

九、穴 位 注 射

穴位注射组在足三里、丰隆注射丹参注射液（1 毫升/穴），每日一对穴位，交替选用；毫针针刺组每日针刺足三里、丰隆，垂直进针，上下轻轻提插数次，待局部有得气感后，抽无回血，快速推注药物。平补平泻，留针 15 分钟。10 次为 1 疗程，共治 2 个疗程。用穴位注射疗法治疗高脂蛋白血症有其独特的优势：穴位注射治法易于掌握，并且穴位注射用药量减少，减轻患者的经济负担，符合当前社会降低患者医疗费用的需求；穴位注射治疗疗程短，疗效高，操作简便，并能有效防止病变恶化，为心脑血管疾病的治疗带来新的契机，为高脂血症患者提供有效、安全、无毒副反应的治疗方法。

十、西医常规治疗

（一）饮食治疗

饮食治疗是血脂异常首要的基本治疗措施，应长期坚持。合理的膳食结构，高脂血症的饮食原则是"四低一高"即低热量、低脂肪、低胆固醇、低糖、高纤维膳食。控制总热量，减少胆固醇和饱和脂肪酸的摄入是饮食调节关键。

（二）运动治疗

高血脂的防治还要注意生活方式要有规律性，适当的参加体育运动和文娱活动，通过运动降低体重有利于降低胆固醇外，还可以降低甘油三酯，增高 HDL-C。

（三）药物治疗

当通过合理调整饮食结构、改变不良生活习惯、加强体育锻炼后，仍不能使血脂降至理想水平时，就必须用药物治疗，治疗高脂血症必须长期服药。

1. 他汀类即三羟基三甲基戊二酰辅酶 A（HMG-CoA）还原酶抑制剂，具有良好调脂疗效的一类调脂药物，也是目前临床使用最广泛的一类调脂药物。目前常用的他汀类药物有：洛伐他汀、辛伐他汀、普伐他汀、氟伐他汀、阿托伐他汀等。

2. 贝特类即苯氧芳酸衍生物。目前，常用的有非诺贝特、吉非贝齐和苯扎贝特。贝特类药物降低血清甘油三酯的水平 $20\% \sim 60\%$，总胆固醇的水平 $10\% \sim 20\%$，LDL-C 的下降为 $5\% \sim 20\%$；升高 HDL-C 的水平为 $5\% \sim 20\%$。贝特类药物还有一定的降低血浆纤维蛋白原的作用。

3. 烟酸类药物属 B 族维生素，用于治疗高胆固醇和高甘油三酯血症同时存在者，开始 0.1g，3 次/天，以后根据血脂变化和耐受程度，增加至1～2g，3 次/天，有皮肤潮红、瘙痒、胃部不适、消化不良，血糖升高，血尿酸升高，消化性溃疡等副作用，长期应用要注意检查肝功能。阿西莫司（acipimox），每晚睡前服 $250\sim500mg$，如病情需要可在早餐时加服 250mg。

4. 树脂类（胆酸螯合剂）服用树脂类药物后，总胆固醇可以下降 $10\%\sim20\%$，LDL-C 可以下降 $15\%\sim25\%$，甘油三酯可以没有变化也可以由于引起原有的 VLDL 水平增加而使得血清甘油三酯的水平更高，因此必要时可以加用降低 VLDL 的药物。该类药物的疗效与剂量有关，常从每天 20g 开始增加到 30g 左右，分 3～4 次服用。

5. 普罗布考（probucol）在服药期间可以见到患者黄瘤的消退。另外，普罗布考还是一种强氧化剂，能预防 LDL 的诱变，有利于抑制动脉粥样硬化的形成和发展。

6. 鱼油-Omega3 脂肪酸常见的副作用为鱼腥味引起的恶心。有消化道出血病史的患者不能长期使用鱼油制剂。该类制剂的疗效和安全性还有待于长期应用的证实。

【研究述评】

1. 高脂蛋白血症是动脉粥样硬化、急性脑卒中及急性心肌梗死等病的主要危险因素。近年来发病呈增加趋势，重视对该病的研究，对预防心脑血管及其他多种疾病有重要意义。西医对本病的研究和治疗已经取得了较大的成果，但长期用药所引起的肝肾功能、肌肉损害及停药后血脂反跳等副作用仍是本病治疗的难题。

2. 近年来，中医药对本病的研究报道较多，展示了中医药在高脂血症防治方面的优势。中医药治疗高脂血症具有标本同治，安全有效等特点，充分发挥中医特色和中药毒副作用少的优势，应用针灸治疗、中药复方制剂或单味中药及其他疗法治疗高脂血症，具有广阔的科研前景。

3. 早在《内经》中就提出了"治未病"的预防思想，强调"防患于未然"。对高脂血症亦应早期预防。应当注意膳食平衡，养成良好的饮食习惯，防止肥胖的发生。并且应养成体育锻炼、户外活动的良好习惯。这些措施对预防高脂血症的发生都是非常必要的。

4. 目前，中医药治疗高脂蛋白血症还存在着不尽如人意之处，主要表现在有些报道的诊断标准、疗效判断标准、辨证标准的方面的不规范，以及缺少对照，这样易造成疗效的可信度降低，这些问题必须在今后的研究中逐渐得以克服，应规定和使用统一的诊断标准和疗效判定标准，在研究设计时采用公认且高效的西药对照，采用随机双盲原则，多指标长期追踪观察中西药物对比的远期疗效，以便客观地评定治疗效果，提高中医药临床研究水平，研制出更多安全高效的新制剂。

【主要参考文献】

1. 蔡光先，赵玉庸. 中西医结合内科学［M］. 北京：中国中医药出版社，2004：622.

2. 冯建华，郭宝荣. 内分泌于代谢病的中医治疗［M］. 北京：人民卫生出版社，2001：447.

3. 张会芳，王玲玲，张建斌，等. 艾灸温通调脂临床研究［J］. 世界中医药，2013，8（8）：871-874.

4. 孙丽英，张翠. 中医药治疗高脂血症研究进展［J］. 中医药信息，2004，21（2）：8-10.

第十四章 甲状腺功能亢进症

甲状腺功能亢进症（hyperthyroidism），简称"甲亢"，归属于甲状腺毒症（thyrotoxicosis）范畴，甲状腺毒症是指血循环中甲状腺激素过多，引起以神经、循环、消化等系统兴奋性增高和代谢亢进为主要表现的一组临床综合征。其中由于甲状腺腺体本身功能亢进，合成和分泌甲状腺激素增加所导致的甲状腺毒症称为甲状腺功能亢进症。临床表现以高代谢综合征、神经兴奋性增高、甲状腺弥漫性肿大、不同程度的突眼为特征，是内分泌系统常见的一大类疾病。各年龄段均可发病，尤以 20～40 岁女性多发，据统计本病发病率为 0.5%～1%。随着我国经济的迅速增长，社会竞争激烈、家庭及工作压力的不断增大，以及饮食结构的改变，本病发病率呈日益上升趋势。

甲亢属于中医的瘿病范畴，但两者之间并不相等。临床上可根据相关突出症状将其归为"心悸"（伴甲亢性心脏病者）、"自汗"（伴泌汗功能异常者）、"消渴"（伴多饮、多食、形体消瘦者）等，更符合辨证论治的需要。甲亢病机复杂，临床表现多样，目前提倡采用中西医结合的治疗方法，取长补短，可收到较为满意的疗效。

【病因病机】

一、中　医

本病虽归于"瘿病"范畴，但中医的"瘿"是指甲状腺肿大。宋《三因方·瘿瘤证治》将"瘿"分为石、肉、筋、血、气五瘿。文中描述的五种瘿病形态既包括甲亢性甲状腺肿，也有其他颈部肿瘤，故治疗时应注意辨析。

历代医家多把"瘿病"责之于肝，强调气滞、痰浊、瘀血等邪实因素为瘿病的主要病机。近年来随着对甲亢的研究不断深入，越来越多的医家认为，先天禀赋不足，如素体阴亏，阴虚阳亢，加之情志刺激导致人体气血阴阳平衡紊乱为诱因，变生阴虚火旺、气阴两虚、阴损及阳等诸症，病程可夹杂痰瘀为患。其病位涉及肝、肾、心为主；初起多实，病久则由实致虚，尤以阴虚、气虚为主，以致成为虚实夹杂之证。

1. 先天肝肾阴虚　先天禀赋不足、肝肾阴虚是甲亢发病的内在基础。由于先天肝肾不足，脏腑失养，故阴虚之人尤易徒生虚火，扰神动怒，日久便灼津成痰，从而痰凝气结血瘀，发为瘿病。甲亢中期随着病情的发展，肝郁化火，或痰郁结火，阴伤阳亢；痰气、瘀血及火热之邪，与阴液耗伤互为因果，阴虚则痰火愈结愈炽，进一步耗伤阴液，形成恶性循环。如《证治汇补·惊悸怔忡》记载："有阴气内虚，虚火妄动，心悸体瘦，五心烦热，面赤唇燥，左脉微弱，或虚火无力者是也。"而妇人之所以好发，是以肝血为先天，若先天天癸亏虚，冲任失充，更兼妇人经、带、胎、产、乳等影响肝经气血，每遇情志不遂等诱因，更易发病。《临证指南医案》云："女子以肝为先天，阴性凝结，易于怫郁。"现代西医研究证实，甲亢与甲状腺的自身免疫反应及遗传因素密切相关，与此甚为契合。

2. 情志失调　甲亢的发生，其后天因素多由患者恼怒忧思，久郁不解，或突受精神刺激，情志不遂，肝失疏泄，气郁痰凝；或肝气横逆犯脾，脾失健运，聚湿成痰，痰气交阻；而五志过极易化火伤阴，灼津成痰，气血不畅，则痰瘀互结，交阻颈前，渐起瘿肿。而甲亢病情进退又与情志变化密切相关。《诸病源候论·瘿候》言："瘿者，由忧恚气结所生"；《圣济总录》言："瘿病，妇人多有之，缘忧恚有甚于男子也。"由于女性容易受到情绪的影响，故其较男性更易罹患甲亢。

3. 饮食水土失宜　长期嗜食肥甘厚味，或偏嗜辛辣刺激之物，一则脾胃受损，聚湿生痰；二则辛辣之品，助生胃火，肝胃火盛，灼津成痰，终致瘿病发生。瘿病发生与水土因素也有极为密切的关系，对此古人亦有观察。《吕氏春秋·尽数篇》载曰："轻水所，多秃与瘿人"；《诸病源候论·瘿候》曰："诸山水黑土中，出泉流者，不可久居，常食令人作瘿气，动气增患"，以上各论均说明本病的发生与地理环境有一定关系。

4. 失治误治，他病转化　甲亢也可由其他医源性因素导致，如过用益火伤阴药物，而致肝肾阴虚阳亢；或甲减治疗用药过度；也可因过用高碘中药，或长期服用抗心律失常、慢性咽炎的高碘药物等而诱发。这在用药泛滥的当今社会并不少见，需加强关注。他病转化者，如甲状腺炎早期未得到正确治疗，或甲减过度治疗等，均可导致甲亢。

二、西　医

西医认为引起甲亢病因复杂，发病机制尚未完全清楚。临床以 Graves

病最为常见，占所有甲亢的 85% 左右。

1. Graves 病　Graves 病（Graves disease，GD）即弥漫性毒性甲状腺肿，是一种自身免疫性甲状腺疾病，其病因和发病机制未明。主要特征是血清中存在与甲状腺组织反应（抑制或刺激作用）的自身抗体即促甲状腺受体抗体（TR-Ab）。TR-Ab 中甲状腺刺激抗体 TS-Ab 与促甲状腺激素受体（TSHR）结合后，促进甲状腺激素（TH）释放入血，甲状腺细胞受刺激而增生。另外，近代研究证明，GD 是在遗传因素的基础上，受感染、毒素、药物、精神创伤等应激因素而诱发，是抑制性 T 淋巴细胞（Ts）功能缺陷，辅助 T 淋巴细胞（Th）活化增殖，产生各种细胞因子，所导致的器官特异性自身免疫病。

2. 多结节性甲状腺肿伴甲亢　多结节性甲状腺肿伴甲亢又称毒性多结节性甲状腺肿、Plummer 病，常与地方性甲状腺肿合并存在。目前病因不明，大多表现为甲状腺中的一些细胞对促甲状腺激素（TSH）、胰岛素样生长因子（insulin-like growth factor，IGF）、成纤维细胞生长因子（fibroblast growth factor，FGF）等反应敏感而呈结节状增生，发展成为滤泡腺瘤或腺瘤样增生，进而自律性地产生甲状腺激素，引起甲状腺功能亢进。

3. 碘源性甲亢　由于长期过量摄碘所致，多见于地方性甲状腺肿地区，或长期服用含碘药物，如胺碘酮。发病机制目前仍有争议，近年来认为，发生碘甲亢的患者补碘后反应性甲状腺激素合成增加，未发挥激素调节的正常负反馈作用，提示患者的甲状腺功能可能原已存在缺陷，过量摄碘只是诱因，促进有自主分泌功能的结节 TH 释放增多，从而造成甲亢。

4. 自主性高功能甲状腺腺瘤　临床表现为甲状腺结节不受垂体 TSH 调节，而结外的甲状腺组织仍保持正常反馈作用，病因尚不明。甲亢的发生与否取决于结节的大小、细胞的功能状态和碘化物的供给。腺瘤较大（超过 3cm）时，分泌过多 TH 就可引起甲亢症状。

5. 其他类型甲亢　除新生儿甲亢因母亲孕期体内较高浓度的 TR-Ab 经胎盘传给胎儿属原发甲亢以外，另有各种原因导致血中 TSH 浓度增加的继发性甲亢，如因垂体瘤分泌大量 TSH 所致的垂体性甲亢。

【临床表现】

一、甲亢典型临床表现

甲亢症状和体征主要由循环中甲状腺激素过多引起，其严重程度与病史长短、激素升高的程度和患者年龄等因素相关。临床表现主要有：

1. 甲状腺毒症

(1) 高代谢综合征：由于 T3、T4 分泌过多，促进物质代谢，患者常有疲乏无力，怕热多汗，皮肤温暖潮湿，体重下降。TH 加速糖的吸收利用和糖原分解等，可致糖耐量异常，或使原有糖尿病加重；TH 促使脂肪分解与氧化，胆固醇合成、转化及排出，常致血中总胆固醇降低；蛋白质代谢加速，负氮平衡，尿肌酸排出增多。

(2) 精神神经系统：TH 导致大脑皮质兴奋，患者表现多言好动，紧张多虑，焦躁易怒，不安失眠等；患者对儿茶酚胺类敏感性增加，故有手、眼睑和舌肌细震颤，腱反射亢进；精神狂躁，或有幻觉。

(3) 心血管系统：TH 对心肌细胞有直接兴奋作用，且能增强儿茶酚胺作用，导致患者心悸气短，心动过速，第一心音亢进，收缩压升高、舒张压降低，脉压增大。严重者可继发甲亢性心脏病，其中心律失常表现最常见，房颤为主，伴心室率增快（＞120 次/分）；心脏增大；部分患者可有心力衰竭，右心衰多见。

(4) 消化系统：因 TH 促进代谢消耗增加，患者常有食欲亢进，多食消瘦；由于肠蠕动增加，消化吸收不良，患者排便次数增多，便中含较多不消化残渣；严重者长期腹泻。

年老或病久者可合并甲亢性肝损害：临床症状较轻微，多表现为轻度的消化障碍，如厌油、纳差、肝区不适；或无症状，仅肝功能检查提示异常；严重者可出现黄疸。

(5) 肌肉骨骼系统：由于机体负氮平衡，磷酸肌酸分解增强，临床 30%～50% 患者出现肌无力。甲亢也可影响骨骼钙含量，导致骨质疏松，尿钙增多，但血钙一般正常。严重者并发甲亢性肌病：急性甲亢性肌病，罕见，可迅速发展为延髓麻痹，表现为迅速发展的严重肌无力，无明显肌肉萎缩；慢性甲亢性肌病，多见，表现为肌无力进行性加重，甚至肌萎缩，无肌肉瘫痪和感觉障碍；甲亢伴周期性麻痹，多见于亚洲青壮年男性，表现为发作性肌无力，呈弛缓性瘫痪，伴血钾降低，但尿钾不高；甲亢伴重症肌无力，罕见，临床表现同一般重症肌无力。另有 Graves 肢端病，罕见，表现有增生性骨膜下骨炎，外形似杵状指或肥大性骨关节病变。

(6) 生殖内分泌系统：TH 常导致女性月经减少或闭经；男性有阳痿，偶有乳腺发育，催乳素水平增高。影响内分泌系统可见垂体肾上腺轴功能早期反应增强，久病反应下降，储备功能下降。

(7) 造血系统：白细胞总数偏低，但淋巴细胞比例增加，单核细胞偏高，血小板寿命缩短，有时出现血小板减少性紫癜。

(8) 皮肤及肢端：下肢黏液性水肿，多为对称性、非凹陷性，好发胫前，早期皮肤增厚，呈淡红或淡紫色，病久皮肤粗厚，如树皮样，皮损融合。

2. 甲状腺肿　视诊：甲状腺多呈弥漫性、对称性肿大，肿大程度与甲亢轻重无明显关系；触诊：甲状腺随吞咽动作上下移动，扪之震颤，质软，久病者较韧；听诊：左右叶上下级可闻及动脉收缩期杂音，为特征性表现。另有极少数甲状腺位于胸骨后纵隔内，需要同位素或 X 线检查确定。

3. 眼征

(1) 非浸润性突眼：为轻度突眼，突眼度<18mm，由于 TH 所致交感神经兴奋性增高有关，使眼外肌与上睑肌群张力增高，球后及眶内软组织改变不大，甲亢控制后可自行恢复，预后良好。其特征性表现有：瞬目减少，双目炯炯（stellwag 征）；向下看时，上眼睑不能随眼球下落（von Graefe 征）；向上看时，前额皮肤不能皱起（Joffroy 征）；两眼看近物时，眼球辐射不良（Mobius 征）。

(2) 浸润性突眼：约占 5%，突眼程度与甲亢无明显关系。眼球可显著突出，突眼度一般在 19mm 以上，两侧常不对等，有时仅一侧突眼。患者自诉异物感明显，眼球胀痛，畏光、流泪、复视，视力减退。查体：眼睑肿胀，结膜充血水肿、眼球活动受限，视野缩小。重者伴发角膜溃疡、全眼球炎，甚至失明。

二、甲亢特殊临床表现

1. 甲状腺危象　多发生于甲亢较重，治疗不充分患者，由感染、手术、创伤、精神刺激等诱发。临床表现有：高热大汗，心动过速（140 次/分以上），烦躁谵妄，恶心呕吐，严重者可并发心力衰竭，休克及昏迷，死亡率为 20% 以上。

2. T_3 型甲亢　患者 T_3 和 T_4 的比例失调，T_3 产生量显著多于 T_4，发生机制尚不清楚。临床表现同一般甲亢。实验室检查 TT_3、FT_3 升高，但 TT_4、FT_4 正常。

3. T_4 型甲亢　仅 T_4 升高见于两种情况，一是碘甲亢，大约有 1/3 碘甲亢患者的 T_3 是正常的；另一种是甲亢伴其他严重性疾病（又称"假 T_4 型甲亢"），此时 T_4 在外周转变为 T_3 障碍，T_3 主要来自甲状腺的分泌，故 T_3 正常。临床表现同一般甲亢。实验室检查 TT_4、FT_4 升高，但 TT_3、FT_3 正常。

4. 亚临床甲亢　患者不伴或伴有轻微的甲亢症状。实验室检查见血清 TSH 水平低于正常值下限，而 TT_3、TT_4 在正常范围，部分患者可发展为临床型甲亢。

5. 妊娠合并甲亢　指原有甲亢妇女怀孕后甲亢复发。除了一般甲亢表现外，孕妇体重不能随妊娠月数增加而增长，重者发生早产、流产、妊娠高血压综合征、畸胎等。注意此型需与"妊娠剧吐型甲亢"鉴别，其由于HCG 病理性升高，刺激 TSHR 出现甲状腺毒症表现。

6. 淡漠型甲亢　患者无典型甲亢症状，实验室检查同一般甲亢表现。主要症状为纳差、消瘦、精神抑郁，甲状腺常不大，也无典型突眼，起病隐匿，老年人多见，易漏诊误诊。

7. 桥本甲亢　指桥本甲状腺炎与 Graves 病同时存在，甲状腺穿刺活检结果兼具两者特征。血清 TG-Ab 和抗甲状腺过氧化物酶抗体（TPO-Ab）高滴度。当 TS-Ab 占优势时，临床表现为 Graves 病；当 TPO-Ab 占优势时，临床表现为桥本甲状腺炎或/和甲减。

【辅助检查】

1. 甲状腺功能测定

（1）血清游离甲状腺素（FT_4）与游离三碘甲状腺原氨酸（FT_3）：FT_3、FT_4是循环血中甲状腺激素的活性部分，不受血中甲状腺素结合球蛋白（TBG）变化的影响，直接反映甲状腺功能状态，有较高的敏感性和特异性。

（2）血清甲状腺素（TT_4）与血清总三碘甲状腺原氨酸（TT_3）：二者受 TBG 变化影响，故分析时必须注意。TT4 是判定甲状腺功能最基本筛选指标。TT_3为诊断甲亢初起，或治程中疗效观察与治后复发先兆的敏感指标，特别是诊断 T_3甲亢的特异指标。

（3）血清反 T_3（reverseT_3，rT_3）：rT_3一般与 T_4变化一致，部分甲亢初期或复发早期仅有 rT_3升高，可作为较敏感的指标。在严重营养不良或某些全身疾病状态时，rT_3明显升高，为诊断低 T_3综合征的重要指标。

（4）促甲状腺激素免疫放射测定分析：有很高的灵敏度，可作为单一指标进行甲亢筛查，广泛用于甲亢诊断及治疗监测。一般甲亢患者 TSH＜0.1mIU/L。但垂体性甲亢 TSH 不降低或升高。

2. 甲状腺自身抗体测定

（1）甲状腺刺激性抗体（TS-Ab）测定：TS-Ab 作用于 TSHR 是目前公认导致 GD 的根本原因。TS-Ab 阳性率在 GD 患者中可达 80％～95％以上，对本病不但有早期诊断意义，也被作为判断 Graves 病预后和抗甲状腺药物停药的指标。因 TS-Ab 可以通过胎盘导致新生儿甲亢，所以对新生儿甲亢也有预测作用。

（2）TSH 受体抗体（TR-Ab）测定：临床上检测为简便，往往通过检测 TR-Ab 推断 TS-Ab 水平，意义基本同 TS-Ab 测定。

（3）甲状腺球蛋白抗体（TG-Ab）和甲状腺过氧化物酶抗体（TPO-Ab）：二者阳性反映甲状腺自身免疫状态的存在，在 Graves 病时其滴度不及桥本氏病高，经治疗多可下降。

3. 甲状腺摄[131]I 率测定　主要是对引起甲状腺毒症原因有鉴别意义。甲状腺功能本身亢进时，[131]I 摄取率增高，高峰前移（在 3～6 小时出现）。注意本法不能反映甲亢病情严重程度。

4. 甲状腺 B 超　B 超已作为甲状腺疾病诊断的常规辅助检查，用以确定结节位置、外形、大小等。二维声像图见甲状腺对称均匀肿大，腺体回声弥漫性减低，甲状腺上下动脉内径可增宽。彩色多普勒见腺体满布搏动性的彩色血流信号，即"火海征"。病久或反复发作者可能无典型表现，仅为血流信号较正常丰富。

5. 甲状腺核素扫描　非常规检查，主要用于可触及的甲状腺结节性质的判定，可根据结节摄取核素能力的不同分为热结节、温结节、冷结节，对多结节性甲状腺肿伴甲亢和自主高功能腺瘤的诊断意义较大。

6. 甲状腺穿刺细胞学检查　非常规检查，在甲亢病因诊断困难时，可明确甲状腺细胞病变性质，排除恶变可能。

【诊断与鉴别诊断】

一、甲亢的诊断程序

1. 先明确甲状腺毒症的诊断。
2. 再确定甲状腺毒症是否源于甲状腺功能亢进。
3. 最后确定引起甲亢的原因。

二、临床甲亢的诊断标准

1. 临床高代谢的症状和体征。
2. 甲状腺体征　甲状腺肿大和/或甲状腺结节。少数病例无甲状腺体征。
3. 血清激素　TT_4、FT_4、TT_3、FT_3 增高，TSH 降低，一般 < 0.1mIU/L。T_3 型甲亢时仅有 TT_3、FT_3 升高。

三、Graves 病的诊断标准

1. 临床甲亢症状和体征。

2. 甲状腺弥漫性肿大（触诊和 B 超证实），少数病例可以无甲状腺肿大。

3. 血清 TSH 浓度降低，甲状腺激素浓度升高。

4. 眼球突出和其他浸润性眼征。

5. 胫前黏液性水肿。

6. 甲状腺 TSH 受体抗体（TRAb 或 TSAb）阳性

以上标准中，1、2、3 项为诊断必备条件，4、5、6 项为诊断辅助条件。

四、鉴 别 诊 断

1. 西医　本病应与其他可引发甲状腺毒症疾病相鉴别，如亚急性甲状腺炎、妊娠剧吐型甲亢；与甲状腺系统其他疾病相鉴别，如单纯性甲状腺肿、甲状腺癌等。

2. 中医　本病应与瘿病、消渴、虚劳、惊悸等相鉴别。

【治疗】

一、一 般 治 疗

1. 健康教育　因甲亢是需长期调理的疾病，有必要对患者进行健康教育，使之充分了解相关知识，树立正确的抗病信念，提高患者诊疗的依从性。

2. 情志调节　鼓励患者树立乐观向上的人生态度，保持心情愉悦，减轻心理压力，控制焦虑抑郁等不良情绪。

3. 饮食治疗　补充足够热量和营养，包括糖、蛋白质和 B 族维生素；适量增加钙、磷的供给；控制高碘食物的摄入；忌辛辣刺激之品和浓茶、咖啡。

二、辨 证 论 治

1. 气郁痰阻

症状：颈前正中肿大，质软不痛；颈部觉胀，胸闷，喜太息，或兼胸胁窜痛，病情的波动常与情志因素有关，苔薄白，脉弦。

治法：理气舒郁，化痰消瘿。

方药：柴胡疏肝散合二陈汤加减。方用柴胡、陈皮各 6g，炒枳实、白芍、制香附、法半夏、夏枯草、白芥子、象贝各 10g，牡蛎（先煎）30g。柴胡、香附、白芍疏肝柔肝以解郁，贝母、白芥子、陈皮、法半夏化痰散结，夏枯草平肝清热散结。咽颈不适加桔梗、木蝴蝶、射干利咽消肿。气郁甚者，加川楝子、佛手加强疏肝理气之功。

2. 肝胃火旺

主症：面赤烘热，心悸失眠，烦躁不安，汗出怕热，多食善饥，口渴，颈脖肿大，喉堵塞感明显，眼球突出。舌红、苔黄，脉弦数。

治法：清泄肝胃之火。

方药：龙胆泻肝汤合白虎汤加减。方用龙胆草、丹皮、栀子、黄芩、丹参、赤芍、知母、生地黄各 10g，瓜蒌 15g，珍珠母、生石膏各 20g。方中龙胆草、黄芩、山栀子苦寒清热泄肝，石膏、知母清泻胃火，配合生地、丹皮、赤芍清热凉血，珍珠母平肝宁神。失眠久者加酸枣仁（炒）、柏子仁以养心安神。头晕手颤者加石决明、天麻以平肝潜阳息风。但需注意本方针对的阳亢化火的高代谢症状，火盛伤阴，且方中清火药较多，易苦寒化燥，更伤津液。当中病即止，并配合养血滋阴之品。

3. 痰结血瘀

主症：颈前肿块，按之较硬或有结节，肿块经久未消，胸闷，纳差，声嘶，舌黯苔白腻，脉弦或涩。

治法：理气活血，化痰消瘿。

方药：三棱化瘿汤加减。方用三棱、莪术、青皮、陈皮、法半夏、贝母、当归、川芎各 10g，连翘 15g，生甘草 5g。方中三棱、莪术破瘀消肿，青皮、陈皮、半夏、贝母理气化痰散结，当归、川芎养血活血，稍佐连翘、生甘草清热解毒散结。结块较硬难消者，可酌加露蜂房、山甲片、丹参等，以增强活血软坚作用。郁久化火者，加夏枯草、丹皮、玄参以清热泻火。吞咽不利者，可加代赭石、旋覆花以镇逆下气。

4. 心肝阴虚

症状：瘿肿或大或小，质软，心悸不宁，心烦少寐，急躁易怒，眼干，目眩，乏力，汗多，舌质红，少苔，脉弦细数。

治法：滋养阴精，宁心柔肝。

方药：天王补心丹合一贯煎加减。方用生地、玄参、麦冬、天冬、枸杞、太子参、五味子、当归、丹参各 10g，茯苓、酸枣仁各 20g，远志、川楝子各 6g。生地、玄参、麦冬、天冬养阴清热生津，太子参、当归益气养血，丹参、酸枣仁、柏子仁、远志养心安神。大便稀溏，便次增加者，加白术、苡仁、淮山健运脾胃。病久肝肾不足，精血耗伤者，可酌加龟板、桑寄生、牛膝、山茱萸等补益正气、滋养精血之品。

5. 阴虚风动

症状：瘿肿可大可小，头晕目眩，耳鸣咽干，五心烦热，腰膝酸软，手指震颤，甚则猝然昏扑，手足拘急；常有男子遗精，女子月经量少，舌体颤动，质红少苔，脉细数。

治法：滋阴养血，柔肝息风。

方药：阿胶鸡子黄汤合大定风珠加减。方用阿胶（烊化）、白芍、天麻各 10g，熟地 12g，钩藤 20g，生龙骨（先煎）、生牡蛎（先煎）各 15g，夜交藤 20g，青蒿 15g，鸡子黄 1 枚。方中熟地滋肾填精，龙骨、牡蛎潜阳镇逆，天麻、钩藤平肝息风，鸡子黄、阿胶、白芍育阴柔肝，青蒿清肝解郁。肾虚耳鸣者，加龟板、牛膝滋肾潜阳。男子遗精早泄者，加知母、黄柏、金樱子滋阴降火固精。女子闭经者，加丹参、泽兰、益母草活血通经。

6. 气阴两虚

症状：颈部瘿肿日久，神疲乏力，口干，气促，汗多，头晕失眠，纳谷不香，五心烦热；阴虚重者有急躁易怒，两颧潮红。舌偏红，苔薄白，脉沉细数。

治法：益气养阴，散结消瘿。

方药：生脉散合牡蛎散加减。方用黄芪、生麦芽 15g，麦冬、太子参、白芍、生地各 12g，白术、陈皮、夏枯草各 10g，酸枣仁 15 克，生牡蛎 30g（先煎）。方中黄芪、太子参益气生津，生地、麦冬、白芍酸甘化阴，白术、陈皮运脾开胃，生麦芽、牡蛎、夏枯草消积散结。口渴喜饮者，酌加乌梅、天花粉生津止渴。脾虚便溏者，去生地滋腻，加山药、炒扁豆、建曲以健脾止泻。

三、特色专方

1. 甲亢益气养阴汤配合化结消囊散　浙江温州名中医邱志济仿其师国医大师朱良春调正阴阳平衡之法，总结甲亢的病因病机主要是正气衰竭，脾中元气下陷，肾水不足，阴火上乘。自拟"甲亢益气养阴汤"治疗甲亢伴结节，方用生黄芪、怀山药各 30g，太子参、炒白芍、炒白术、制香附各 12g，淫羊藿、射干各 15g，夏枯草 25g，肉桂、炙甘草各 3g，每日 1 剂，水煎服。待诸证基本消失，转投"化结消囊散"善后，以图缩小甲亢结节，药用：白头翁、射干、荔枝核、制香附、胆南星、制半夏、制首乌共碾为散，日服量 15g，分 3 次，用生黄芪 30g，大枣 6 枚煎水送散药。治疗甲亢久病，结节难消，气阴两虚患者，取效良好。

2. 舒肺达肝平突汤配合白虎汤　浙江温州名中医邱志济仿其师国医大师朱良春佐金平木，先标后本之法治疗甲亢突眼。首投大剂白虎汤，见便秘者合大承气汤加味，釜底抽薪，继用自拟"舒肺达肝平突汤"加减。药用：生黄芪、北沙参、炒川楝子、夏枯草、云母石各 30g，枇杷叶、浙贝、射干、生白芍各 15g，制香附 12g，甘草 6g，知母 18g，日 1 剂，水煎服。待诸证好转，眼球渐见回缩，白睛水肿消退。上方改为散剂，日服 35g，分 3 次，饭前半小时服。尤其是恶性突眼早期，肝火炽盛者，疗效理想。

3. **养阴清热方**　全国中医甲状腺学会主任委员许芝银认为，原发性甲状腺功能亢进症本虚以阴虚为主，标实为郁火、痰浊及瘀血，因此以养阴清热为主之方，随证加减，取得满意疗效。药用黄芩 10g，夏枯草 10g，生地黄 10g，赤芍 10g，白芍 20g，五味子 10g，黄连 3g，麦冬 10g，生牡蛎 20g（先煎），南沙参 10g，炙甘草 6g，在此基础上随症加减，心悸失眠者加酸枣仁 10g，远志 10g，茯神 10g。多食善饥者加生石膏 30g，知母 20g。手颤者加钩藤 10g，珍珠母 20g。眼突者加石决明 10g，决明子 10g。易汗者加浮小麦 20g，糯稻根 20g。2 个月为 1 个疗程，观察 3 个疗程，治疗 52 例患者中，治愈 10 例，显效 32 例，有效 8 例，总有效率 96.15%。

4. **李氏甲亢方**　河北省首届名中医李英杰认为甲亢是阴虚肝郁为主，肝火只是甲亢的一过性表现，阴虚火旺才是甲亢本质。据此拟用以养阴为主，清热为辅，配以软坚散结之甲亢方。药用炒白芍 10g，木瓜 10g，乌梅 15g，生龙牡 20g（先煎），太子参 15g，麦冬 10g，五味子 10g，黄连 10g，炒栀子 10g，柴胡 6g，桑叶 10g，莲子肉 10g，大贝母 10g，夏枯草 15g，炙甘草 10g。治疗阴虚火旺之甲亢，收效理想。

5. **防己黄芪汤加减**　湖北省名中医陈如泉善用防己黄芪汤配合活血化瘀之法治疗甲亢引起的胫前黏液水肿伴气虚血瘀者，他认为本病以治疗血瘀为急，当重用活血化瘀之品通经利水。方用生黄芪 30g，汉防己 15g，水蛭 5g，毛冬青 30g，泽兰 15g，益母草 15g，茯苓 15g，白芥子 10g，猫爪草 10g，鬼箭羽 15g，怀牛膝 15g，甘草 5g。一日 1 剂。若有瘀热之象，则易黄芪加丹皮、夏枯草等清热凉血之品。

6. **益气消瘿汤**　山东省中医院内分泌主任陈益春教授治疗甲亢多从疏肝解郁，益气养阴，滋阴潜阳入手，自拟"益气消瘿汤"为甲亢治疗基本方，药用生黄芪 30g，夏枯草 15g，连翘 12g，白芥子 9g，玄参 9g，生地 9g，牡蛎 30g，鳖甲 10g，柴胡 9g，酸枣仁 30g。每日 1 剂，一日 2 次。

7. **丹栀逍遥散加减**　唐氏运用丹栀逍遥散加减配合西药，治疗糖尿病合并甲亢患者。药用当归 10g，白芍 10g，白术 10g，柴胡 12g，茯苓 15g，生姜 5g，牡丹皮 12g，栀子 12g，苍术 10g，甘草 6g。伴心悸、失眠、汗出者加生地、丹参、炒酸枣仁、远志、龙骨、牡蛎。急躁易怒者加龙胆草、夏枯草，倍用丹皮、栀子。手指颤抖者加白蒺藜、钩藤。多食易饥者加石膏。便溏次多者加薏苡仁、麦芽，倍用白术、茯苓。消瘦乏力者，加黄芪、党参、当归、熟地黄、枸杞子。皮肤瘙痒者加地肤子、苦参。每日 1 剂，一日 2 次。同时给予原定降糖药及抗甲状腺药。结果 18 例患者中显效 6 例，有效 10 例，无效 2 例，总有效率 88.89%。

8. 芪精平亢汤　李氏用本方配合他巴唑治疗 Graves 甲亢 30 例。药用生黄芪 40g，黄精 40g，女贞子 20g，旱莲草 20g，五味子 12g，丹参 15g，生牡蛎 30g，夏枯草 20g，浙贝母 15g。烦渴、盗汗甚者加玄参、麦冬；突眼甚者加茺蔚子、决明子；心悸甚者加酸枣仁、龙齿。每日 1 剂，一日 2 次。与对照组 15 例患者单纯用他巴唑治疗 3 个月后相比，有效率分别为 96.67%、66.67%，治疗组疗效优于对照组（$P<0.01$）。

9. 益肾膏　刘氏治疗骨代谢紊乱的中老年女性甲亢患者，在用他巴唑、心得安同时，加用中药益肾膏治疗。药用女贞子、枸杞、杜仲、菟丝子、补骨脂、鹿角胶等制膏，每次 30ml，每日 3 次，6 周为 1 个疗程，疗程间歇 1～2 周，共治疗 3 个疗程，对照组单纯用西药治疗。结果两组甲亢症状控制基本一致，但试验组比对照组尿钙丢失明显减少。

四、中药成药

1. 夏枯草膏　组成：夏枯草。辅料为蜂蜜。用法用量：口服，一次 9 克，一日 2 次。适应证：肝火亢盛甲亢。

2. 甲亢灵胶囊　组成：夏枯草、墨旱莲、丹参、山药、煅龙骨、煅牡蛎等。用法用量：口服，一次 4 粒，一日 3 次。适应证：阴虚阳亢型甲亢。

3. 抑亢丸　组成：羚羊角，白芍，桑椹，天竺黄，香附，延胡索（醋灸），玄参，黄精，黄药子，女贞子，天冬，地黄，青皮等十四味。用法用量：口服一次 1 丸，一日 2 次。适应证：心肝火旺型甲亢。

4. 昆明山海棠片　组成：卫矛科植物昆明山海棠的干燥根的浸膏制成的片剂，外包糖衣。用法用量：每次 2 片，日 3 次。适应证：因本品有免疫抑制、解热、抗炎作用，主要针对 Graves 甲亢初发。但本药有较强肾毒性和抗生育作用，肾功能不全、年轻女性慎用，且普通患者服药不宜过久。

5. 瘿气灵片　组成：太子参、麦冬、五味子、黄芪、玄参、牡蛎、酸枣仁、浙贝母、夏枯草、赤芍、猫爪草等。用法用量：每次 5 粒，每日 3 次。适应证：气阴两虚型甲亢。

五、针灸疗法

1. 针刺疗法

主穴：a. 气瘿、三阴交、复溜；b. 上天柱、风池。

配穴：a. 痰热甚者，加丰隆、合谷、脾俞；阴虚火旺者，加间使、神门、太冲、太溪；气阴两虚者，加内关、足三里、关元、照海；阴阳两虚者，加命门、肾俞、关元、太溪。b. 攒竹、丝竹空、阳白、鱼腰。

操作方法：①主穴和配穴之 a 组用于甲亢之高代谢症状。每次选用 3～4 穴，气瘿穴进针后，针体作倾斜 45°角，刺入腺体 1/2 以上，再在两侧各刺 1 针；四肢穴根据病情虚实需要决定提插补泻手法。②主穴和配穴之 b 组用于甲亢性突眼。刺入上天柱穴和风池穴，针尖向鼻尖作 70°内斜，进针1.3～1.5 寸，用徐出徐入手法，使针感到达眼区；攒竹、丝竹空、阳白三针齐刺，透向鱼腰。以上各穴留针 15～30 分钟，每日或隔日 1 次，50 次为一疗程。

（注：气瘿穴位置，相当于天突穴，视甲状腺肿大程度而稍有出入；上天柱穴位置，天柱穴直上 5 分。）

2. 电针疗法　主穴取阿是穴（肿大甲状腺外侧），配穴随症加减。如心悸失眠者，配以太阳、内关、神门。针刺后针尾接上电脉冲理疗仪的电极板，以直流电 25V 对阿是穴行强刺激。各配穴予中等强度刺激。每次刺激时间为 30～40 分钟。每日 1 次，18 次为一疗程，疗程间隔 7 天。

3. 穴位注射　针对甲亢性突眼治疗。可取双侧上天柱穴，用透明质酸酶 1500U 加醋酸可的松 25mg 为单次注射量，进针后逐步向前送针至 1～1.5 寸深，略加提插，待针感向同侧眼部或头部放射，缓慢推入药液。隔日 1 次，10 次为一疗程。停治 10 天后，再作下一疗程，一般用 1～3 个疗程。

4. 艾灸疗法　主要是针对甲亢日久，阴损及阳，阴阳两虚者。艾灸可补阳益阴。取背部相应俞穴，如肝俞、肾俞等，以及命门、关元、气海等，施以艾条温和灸或隔附子饼灸，每次 5～7 壮。

5. 埋线疗法

（1）简易埋线法：适于心肝火旺，偏实证的患者。

操作方法：取双侧肝俞、心俞穴。常规消毒后局麻，用 12 号腰椎穿刺针穿入羊肠线 1.5～2cm，刺入穴位得气后埋入羊肠线，以无菌干棉球按压片刻，外敷创可贴，两周 1 次，4 次后，间隔两个月再埋线 4 次。

（2）挑筋割脂埋线法：适于甲亢症状顽固，西药治疗疗效不佳，或副反应明显者。

操作方法：主穴：阿是穴、喉2、喉3、喉4、喉6、喉7、肝俞、鸠尾；配穴：心悸者加膻中、巨阙，消谷善饥者加中脘。（注：喉 2 点的位置：颈部正中线上，从甲状软骨结节上的凹陷正中至胸骨柄上切迹正中上 1 寸处的连线上 1/3 折点处；喉 3 点的位置：颈部正中线上，从甲状软骨结节上的凹陷正中至胸骨柄上切迹正中上 1 寸处的连线下 1/3 折点处；喉 4 点的位置：即胸骨柄上切迹正中上 1 寸处；喉 6 点的位置：人迎穴直下，与喉 2 点相平；喉 7 点的位置：人迎穴直下，与喉 3 点相平。）

6. 挑筋法 患者仰卧，上述穴位常规消毒局麻后，用专用针具（如：Ⅰ型针挑针）横刺表皮，翘高针尖，抬高针体，左右摇摆，拉断挑起表皮，再挑出一些有黏性的皮下纤维，反复多次，直至把针口半径为 0.25cm 范围内的纤维挑完为止。操作完毕，创口涂上碘酊，外贴无菌小纱垫。

7. 割脂埋线法 取鸠尾穴时患者仰卧，取肝俞穴时患者俯卧。穴位常规消毒后局麻，铺洞巾，先用手术刀于矢状方向切开皮肤长约 1cm，再用止血钳分离刀口周围皮下组织，范围 2～3cm，割去少许皮下脂肪；然后将准备好的 2 号羊肠线 4～5cm，打成小结放入穴位皮下，缝合刀口，消毒后外贴无菌纱块，5 天后拆线。

挑筋每次取 1～2 个主穴或配穴，开始每日挑 1 次，待常规点挑完后，可隔 3～5 日挑 1 次，10 次为一疗程，第一及第二疗程结束时，分别于鸠尾穴和肝俞穴做割脂埋线疗法 1 次。一疗程未改善者，休息 10 天再行下一疗程。

六、推 拿 治 疗

1. 甲亢瘿肿治疗

(1) 气郁痰阻型：点按肝俞、心俞，揉拿手三阳经，点按内关、合谷，分推胸胁，点按天突、天鼎、天容。

(2) 痰瘀互结型：揉拿手三阴经，点按内关、神门，推脾运胃，点按天突、水突、天容，提拿足三阴经，点按三阴交、丰隆。

注：可采用逆经重按手法，达到泄热益阴，调节阴阳的目的。点按天突穴时，配合频咽唾液 3 分钟。

2. 甲亢伴周期性麻痹治疗 上肢拿肩井筋，揉捏臂臑、手三里、合谷部位肌筋，点臂臑、曲池等穴，搓揉臂肌来回数遍。下肢拿阴廉、承山、昆仑筋，揉捏伏兔、承扶，殷门部肌筋，点腰阳关、环跳、足三里、委中、解溪、内庭等穴，搓揉股肌来回数遍。（注：手法刚柔并济，以深透为主。每日一次，7 日为一疗程。）

3. 甲亢足部推拿

(1) 足底部反射区：头部（大脑）、脑垂体、小脑及脑干、三叉神经、颈项、眼、甲状腺、甲状旁腺、肝、心、脾、肾上腺、肾、输尿管、膀胱、胃、胰、十二指肠、盲肠（阑尾）、回盲瓣、升结肠、横结肠、降结肠、乙状结肠及直肠、小肠、肛门、生殖腺。可用拇指指端点法、食指指间关节点法、钳法、拇指关节刮法、食指关节刮法、双指关节刮法、拳刮法、拇指推法、擦法、拍法、拳面叩击法等手法刺激。

(2) 足内侧反射区：颈椎、尿道及阴道。可用拇指推法、食指外侧缘刮法等手法刺激。

（3）足外侧反射区：生殖腺。可用食指外侧缘刮法、拇指推法、叩击法等手法刺激。

足背部反射区：上身淋巴结、下身淋巴结、胸部淋巴结（胸腺）、扁桃体。可用拇指指端点法、食指指间关节点法、食指推法等手法刺激。

七、中药外治法

1. 湿敷法　针对瘿病痰瘀互结者，热毒较盛者，本方有活血化瘀，清热散结之功。药用：黄药子30g，生大黄30g，全蝎10g，僵蚕10g，土鳖虫10g，蚤休15g，明矾5g，蜈蚣5条。上药共研细末，备用。用时以醋、酒拌敷于患处，保持湿润，每3日换药1次，7次为一疗程。

2. 膏贴法　针对瘿肿硬结，顽固不消者，本方有温经通络，活血散结之功。药用川乌60g，草乌50g。乳香60g，没药60g，急性子160g，三七30g，麻黄30g，肉桂30g（后下），全蝎30g，白芷60g，川芎30g，生马钱子30g，丁香30g，紫草30g。将上药置于3600ml芝麻油中煎至药枯，滤净，加热至240℃撤火，兑入加热之章丹1200g，搅匀，凝结后放入冷水中浸15～20日，每日换水一次。用时加温摊纸或布上，大者5～6g，小者2～3g，做成膏药，外贴，5～7日换药一次。

八、气功治疗

1. 气郁痰结型

外气治疗：取天突、天鼎、足三里、翳风各穴。用点法发凉气，以调肝理脾、解郁散结；用抓法抓甲状腺10次；用导引法作全身性导引，以疏通经络、散结消瘿。

辨证施功：肝郁化热则心烦急躁，用剑指站桩功调和气血；"嘘"字功，吸短呼长，以泻肝火；逍遥步，配以"嘘"字口型长呼气，做慢步行功，以解郁散结；伴血压高者做降压功，每晚盘坐腹式调息一次，60分钟。

2. 肝胃火旺型

外气治疗：取天突、天容、天鼎、合谷、足三里。用点法发凉气，以清泻肝胃之火；用抓法抓甲状腺10次，再用剑指向甲状腺发凉气；然后以剑指导引，沿肩、臂到手，反复6次以上。

辨证施功：肝胃火旺则伤阴，用月华功以养阴清热，每晚练功40～60分钟；练"嘘"字功，以呼为主，泻肝火；"呵"字功，以呼为主，清心火，意在泻其子；逍遥步，以疏肝泄热；伴血压高者做降压功，早晚盘坐腹式调息各40分钟。

3. 心肝阴虚型

外气治疗：取曲泽、天突、天容、翳风、合谷、足三里，用点法发凉气，以滋养心肝之阴；用抓法抓甲状腺 10 次以上，再用剑指向甲状腺发凉气；然后以剑指导引，沿肩、臂到手，反复 6 次以上。

辨证施功：以剑指站桩功 40 分钟，合用月华功 60 分钟，以养心肝之阴。合"嘘"字功，以平肝火；"呵"字功、"吹"字功以补肾宁心；逍遥步，以"嘘"字功口型长呼气，作慢步行功。

4. 阳亢风动型

外气治疗：用点法对百会发凉气，配合呼气，意守下丹田或涌泉；用全身导引，泻亢阳从四肢而出；再以双手导引，配"嘘"字功口型大口吐气，连续导引 10～15 分钟，再用剑指站桩功、"嘘"字功、"吹"字功，以潜阳息风。

辨证施功：阳亢津伤则风动，以剑指站桩功、八段锦、"嘘"字功为主，可达滋水涵木、平肝息风之效；见手足抖动或肢体搐搦等症，应以逍遥步"吹"字功为主；血压升高时，可意守丹田或涌泉，以收濡养筋脉、除烦息风之功。

5. 肝郁脾虚型

外气治疗：取内关、肝俞、章门、魂门、足三里、建里，发放热气，以理脾运，用导引法进行全身性导引。

辨证施功：以逍遥步、"嘘"字功，可调肝解郁。肝木侮土见腹泻、纳差者，则应以"呼"字功，吸长呼短，补益脾气；再以"嘘"字功口型长呼气，顿足跟，搓胁肋，可收疏肝健脾、条达气机之功。

6. 阴虚火旺型

外气治疗：以揉按法向肾俞、三阴交、期门、内关、涌泉发热气；向心俞、申脉用点法发放凉气；用导引法进行全身性导引。

辨证施功：阳盛灼阴，以月华功补心肾之阴；逍遥步，配以"呵"字口型长呼气，作慢步行功，泻心火；松静功，每日两次，一次 30～40 分钟；"吹"字功，八段锦，以期滋阴降火，水火既济。

7. 气阴两虚型

外气治疗：以揉按法向肝俞、脾俞、足三里、神门、中脘发热气，益气养阴；用双掌同时发热气，一掌对百会，一掌对气海、关元，培补真元之气。

辨证施功：早做日精功，晚作月华功，达到气阴双补；八段锦、静坐深调息功、逍遥步（以呼字口型长呼气、慢步行功）可益气健脾，化生气血。

8. 痰结血瘀型

外气治疗：用揉按法向膻中、心俞、足三里、间使、劳宫、脾俞发放热气，以补气活血；肝俞、太冲穴用点法发凉气以泻肝火；再配作全身性导引。

辨证施功：瘿肿结节致胸闷发憋者，做日精功以益气健脾；练剑指站桩功、八段锦、"嘘"字功、"呼"字功等，均以呼为主，以祛痰散结，活血化瘀；静坐深调息，每天早晚各一次，每次 30～40 分钟。

九、西药常规治疗

目前，针对甲亢的西医治疗主要采用以下三种方式：①抗甲状腺药物；②[131]I 治疗；③甲状腺次全切除手术。

1. 抗甲状腺药物（antithyroid drugs，ATD）　主要药物有甲巯咪唑（MMI）、丙基硫氧嘧啶（PTU）。适用于病情轻，甲状腺轻、中度肿大的甲亢患者。年龄在 20 岁以下、妊娠甲亢、年老体弱或合并严重心、肝、肾疾病不能耐受手术者均宜采用药物治疗。治疗分初治期、减量期、维持期三个阶段。具体方法为：初治期 MMI30～45mg/d 或 PTU300～450mg/d；至血 TH 恢复正常，进入减量期，每 2～4 周减药一次，每次 MMI 减量 5～10mg/d，PTU50～100mg/d；减至维持期，MMI 约为 5～10mg/d，PTU 约为 50～100mg/d，总疗程一般为 2～3 年。需要根据临床患者实际情况，调整疗程，治疗中应当监测甲状腺激素水平。

2. [131]I 治疗　主要适应于成人 Graves 甲亢伴甲状腺肿大 Ⅱ 度以上；ATD 治疗失败或过敏；甲亢手术后复发；甲亢性心脏病或甲亢伴其他病因的心脏病；甲亢合并白细胞和（或）血小板减少或全血细胞减少；老年甲亢；甲亢合并糖尿病；毒性多结节性甲状腺肿；自主功能性甲状腺结节合并甲亢。妊娠和哺乳期妇女为禁忌证。治疗前使用 ATD 患者待甲亢症状控制后，需停药 1～2 周。服[131]I 后，甲亢症状一般在 3～4 周开始减轻，甲状腺缩小；3～4 个月后多数患者可完全缓解；少数患者服药 6 个月仍未改善症状者，需考虑其他治疗方案。

[131]I 治疗甲亢后的普遍并发症是甲减，需配合使用甲状腺素替代治疗。

3. 甲状腺次全切除手术　适应于中、重度甲亢 ATD 治疗无效或效果不佳，停药后复发；甲状腺较大，对周围脏器有压迫或胸骨后甲状腺肿；结节性甲状腺肿伴甲亢；疑似与甲状腺癌并存者。术前必须用 ATD 充分控制甲亢症状，生命体征符合手术要求；术前 2 周加服碘剂以减少术中出血。术后仍需长期配合内科其他治疗控制并发症。近年来随着[131]I 应用的增多，手术治疗较以前减少。

4.β受体阻断剂　目前使用最广泛是普萘洛尔（心得安），不仅可改善甲亢患者心悸、心动过速等症状，还可抑制外周 T_4 向 T_3 的转化，是临床常规辅助用药。注意哮喘、心衰患者禁用；妊娠伴甲亢患者慎用。

5.其他　碘剂可抑制 TH 的释放，主要适应于甲状腺次全切除术的准备和甲状腺危象的急症处理；锂制剂治疗机制同碘剂，主要用于对 ATD 和碘剂都过敏的患者，临时控制甲状腺毒症，因毒副作用较大，仅适用于短期治疗；糖皮质激素类，如地塞米松，可抑制 TH 分泌和外周组织 T_4 向 T_3 的转化，配合 PTU、碘剂，用于甲状腺危象的抢救。

【研究述评】

1.关于甲亢病因病机转化问题，虽然尚未完全达成一致，但基本共识是肝郁痰结、郁火伤阴、阴虚阳亢。病情进一步发展，或由于西药干预，常可见阴虚阳亢证型向气阴两虚转化。甲亢的中医病机复杂，治疗具有趋同性，以清热、养阴、化痰、软坚、散结、活血等为主法。中医治疗优势在于综合调整机体免疫、神经与体液系统的功能活动，抑制能量代谢，减少 TH 分泌；配合现代医学治疗，可减轻西药毒副作用，缩短疗程，改善患者整体生活质量。

2.关于高碘中药的运用问题，尚有争议。部分医家因深受现代医学的影响，逐步摒弃高碘中药的应用，甚至当作禁忌之品。一方面认为中医的瘿病与西医的甲亢并不一致，古代流传至今治疗瘿病的经典方剂，如四海舒郁丸、海藻玉壶汤等，含有大量高碘的中药，并不适宜甲亢的治疗；同时认为持续大剂量使用高碘中药，可使 TH 积存骤增，易致甲亢复发。现代医学研究证实，碘化物的作用机制，与服用剂量以及患者的甲状腺功能有关。对于甲亢患者，中等剂量的碘（0.5～2mg/d）提供合成 TH 的原料，可增加 TH 的合成。大剂量的碘（>5mg/d），可抑制 TH 的合成与释放。甲亢时，若甲状腺内碘浓度增高，抑制作用亦明显，TH 的合成与释放受到抑制，血中 TH 很快下降，甲亢症状得到缓解。可是这种抑制作用并不持久，随着甲状腺适应碘化物的抑制作用，进而出现逸脱现象，使大量的 TH 释放入血，将会引起甲亢症状的复发和加重。但是，中医治疗甲亢，其疗效并不完全依赖碘成分，不能因噎废食而彻底放弃使用高碘中药。临床证实，甲亢伴有甲状腺肿大者，待其阳亢火热症状已被控制，以阴虚或气阴两虚为主要证候时，可短期投用高碘中药，如海藻、昆布等海产植物类，以快速软坚、化痰、消瘿。至于含碘较少的中药，如夏枯草、牡蛎等，则一般不拘碘的影响，根据辨证需要，灵活运用。

3. 中医药治疗甲亢具有自身的优势和特色，近年来通过中西医结合治疗，在甲亢诊治上已取得可喜进展。但目前亦存在一定局限性：首先甲亢的辨证分型尚未达成一致认识，辨证准确性和临床科研的严谨性难以保证；其次目前中医对甲亢的研究多为临床研究，基础研究较少，这些临床试验缺少统一的纳入及排除标准、疗效标准和评价标准，可信度不高，重复率低；再则已有的临床研究多为对自拟方的疗效评估，而连贯系统的研究尚不足。

4. 关于中药治疗甲亢的基础实验研究近年亦取得了一定进展。如动物实验表明，生地、知母等滋阴药可使甲亢动物模型升高的脑、肾 β 受体结合位点数降低，使 cAMP 对儿茶酚胺的反应性降低，增加已减少的 M 胆碱受体，实现双向调节作用；黄芪在自身免疫性甲亢治疗中的作用也得到证实。但是，大部分实验研究尚处于指标测定、机制推导阶段，对于药物作用靶点和效应产生机制缺乏明确具体的阐述。

5. 故今后在进一步发挥中医药治疗甲亢优势的同时，要充分权衡临床需要，结合现代医学的诊疗优势，规范甲亢中医治疗，制订合适的辨证分型标准，优化疗效评定标准；并充分利用现代高科技手段，加强学科间合作，深化甲状腺疾病的临床和基础研究，可对验效中药的有效成分或单体进行筛选改造，以期研发特效疗法，从而进一步提高疗效，服务患友，传承并发扬中医特色疗法。

【主要参考文献】

1. 邱志济，邱江东，邱江峰，等. 朱良春治疗甲亢囊肿结节突眼的特色发挥——著名老中医学家朱良春教授临床经验 [J]. 辽宁中医杂志，2004，31（10）：809-810.

2. 魏军平，刘恒亮，张璨，等. 中医药促进甲亢细胞凋亡的研究进展 [J]. 世界中西医结合杂志，2011，06（12）：1085-1088.

3. 宋镇星，蒋成友. 从肝论治甲亢体会 [J]. 辽宁中医杂志，2004，31（9）：751-752.

4. 姚昶，高卫卫，杨理，等. 清热养阴治甲亢——许芝银教授经验总结 [J]. 中国民族民间医药，2009，18（20）：61-62.

5. 郑献敏. 甲亢（瘿气）临床辨证分型规律的研究 [D]. 广州中医药大学，2006.

6. 张德基，张俊，张莺，等. 穴位埋线结合小剂量药物治疗甲亢 35 例 [J]. 中国针灸，2002，22（10）：27.

7. 王淑美，张文亮，李荣亨，等. 芪精平亢汤治疗 Graves 甲亢临床研究 [J]. 中国中医急症，2006，15（2）：138-139.

8. 刘春倩，武自力，高福顺等. 李英杰治疗甲亢经验初探 [J]. 光明中医，2013，28（8）：1561-1562.

9. 周铭. 魏子孝教授治疗甲状腺机能亢进症经验 [J]. 四川中医，2008，26（3）：5-6.

10. 巩静. 陈如泉治疗甲亢胫前粘液性水肿验案二则 [J]. 湖北中医杂志，2013，35（10）：33.

11. 赵荣. 彩色多普勒超声在甲状腺功能亢进与亚临床甲状腺功能低下诊断与鉴别诊断中的应用 [J]. 中国超声医学杂志，2001，17（3）：27-29.

12. 周才福. 中西医治疗甲状腺机能亢进症的对比阐释 [J]. 中外医疗，2012，31（19）：108.

13. 邓雁虹，唐爱华. 丹栀逍遥散加减治疗 2 型糖尿病合并甲状腺功能亢进症 18 例 [J]. 长春中医药大学学报，2011，27（1）：93.

14. 易法银，吴爱华. 标本兼顾论治甲状腺机能亢进症 [J]. 湖南中医学院学报，2003，23（3）：27-33.

15. 吴大真. 现代名中医甲亢甲减治疗绝技 [M]. 北京：科学技术文献出版社，2005：210.

第十五章 甲状腺功能减退症

甲状腺功能减退症（hypothyroidism，简称甲减）是指组织的甲状腺激素作用不足或缺如的一种病理状态。即是指甲状腺激素的合成、分泌或生物效应不足所致的一种内分泌疾病。它是内分泌系统的一种常见病，其临床常常表现为乏力、畏寒、记忆力减退等，病理特征主要是黏多糖在组织和皮肤堆积，严重时可表现为黏液性水肿。其中99%以上的甲减为原发性甲减，继发性甲减不足1%。甲减更多见于女性，男女比例为1∶5～1∶10。甲减在青少年期的发病率较低，随着年龄增长发病率增加。白色及拉丁人种相对较为易患。

中医学中尚没有与甲减相对应的病名，根据甲减常见临床表现可将之归为气血亏虚、脏腑虚损等一类证型，故现代一般将其归属为"虚劳"之疾。如果因放射碘或手术等创伤所致，则应归为"虚损"范畴。根据《黄帝内经》，甲状腺肿大或结节称为"瘿病"，故如果因地方性缺碘、桥本甲状腺炎等所致的伴有甲状腺肿大或结节的甲减，可称之为"瘿病·虚劳证"。

【病因病机】

一、中 医

甲减属于"虚劳"或"虚损"之疾，大多由先天禀赋不足或后天失摄而致脏腑功能失调。主要病机是阳气不足，命火虚衰，脏腑功能降低，气血生化不足。病变脏腑以肾为主，常累及脾、心、肝三脏。同时可因气虚不运而产生痰湿瘀血等病理产物。

肾为先天之本，藏人体命火，亦为元阳所居，甲减有发于幼儿者，因肾失于主骨生髓而可见智力低下、发育迟缓。发于成人者，因阳气温煦失司而常见怕冷畏寒。神倦、记忆力减退、毛发脱落、性功能减低等也与肾阳不足有联系。脾为后天之本，气血化生之源，主肌肉，脾阳虚可见肌无力，此外甲减还可有厌食、腹胀等表现，也与脾阳不足有关，妇女还可因脾阳虚出现闭经，或因脾失统摄而导致崩漏、溢乳等。又可因肾阳不足，心阳失助，而表现为心动过缓、脉沉迟等心阳虚表现。阳虚不运，则水湿不得以化，聚于体内，而可表现为黏液性水肿，或可致血行涩滞而为瘀血。肝气内郁，气滞痰凝，交阻于颈可发展为瘿肿。此外，病久及阴，阴阳两虚，可以见到少汗、皮肤粗糙、便秘等表现。

总之，甲减以阳虚为本，肾阳虚衰，命火不足为阳虚之关键，常常累及脾、心、肝三脏。常见脾肾阳虚、心肾阳虚等证，甚或阳损及阴，阴阳两虚。同时可伴有肝气郁滞或肝阳上亢等证候，亦可因阳虚凝滞产生瘀血、痰湿等病理产物。

二、西　医

成人甲减的主要病因包括：①自身免疫损伤：最常见的原因是自身免疫性甲状腺炎，包括桥本甲状腺炎、萎缩性甲状腺炎、产后甲状腺炎等；②甲状腺破坏：包括手术、甲状腺次全切除；^{131}I 治疗 Graves 病，10 年的甲减累积发生率为 $40\%\sim70\%$；③碘过量：碘过量可引起具有潜在性甲状腺疾病者发生甲减，也可诱发和加重自身免疫性甲状腺炎；含碘药物胺碘酮（amiodarone）诱发甲减的发生率是 $5\%\sim22\%$；④抗甲状腺药物：如锂盐、硫脲类、咪唑类等。

【临床表现】

临床表现主要根据发病年龄而不同，成年型的甲减主要是内分泌代谢紊乱，而发病于婴幼儿甚至于胎儿的主要是影响其大脑、骨骼的生长发育，为呆小病或幼年型甲减。成年型甲减一般主要表现为易疲劳、怕冷、体重增加、记忆力减退、反应迟钝、嗜睡、精神抑郁、厌食、腹胀、便秘、月经不调、肌肉痉挛等。体检可见表情淡漠，面色苍白，皮肤干燥发凉、粗糙脱屑，颜面、眼睑和手皮肤水肿，声音嘶哑，毛发稀疏、手脚皮肤呈姜黄色。女性常有月经过多或闭经，或可有溢乳。

【辅助检查】

1. 血清甲状腺激素和 TSH　血清 TSH 增高，TT_4、FT_4 降低是诊断本病的必备指标。在严重病例血清 TT_3 和 FT_3 也可以减低。亚临床甲减仅有血清 TSH 增高，但血清 T4 或 T3 正常。

2. 甲状腺自身抗体　血清 TPOAb 和 TGAb 阳性提示甲减是由于自身免疫性甲状腺炎所致。

3. 甲状腺彩超　桥本氏病时甲状腺回声弥漫性减低，可见条索状、网格状改变，可伴结节。部分甲减患者甲状腺血流明显增加，也可出现类似"火海"征。也可以发现甲状腺血流减少，甲状腺缩小。

4. 甲状腺同位素扫描　对有甲状腺肿大的甲减，观察甲状腺同位素的分布有一定的临床价值。例如，在桥本氏甲状腺炎，甲状腺同位素摄取分布不均。此外对甲状腺异位和缺如有确诊价值。

5. 血红蛋白　多为轻、中度正细胞正色素性贫血。

6. 生化检查　血清甘油三酯、总胆固醇、LDL-C 增高，HDL-C 降低，同型半胱氨酸增高，血清 CK、LDH 增高。

7. TRH 刺激试验　主要用于原发性甲减与中枢性甲减的鉴别。静脉注射 TRH 后，血清 TSH 不增高者提示为垂体性甲减；延迟增高者为下丘脑性甲减；血清 TSH 在增高的基值上进一步增高，提示原发性甲减。

【诊断与鉴别诊断】

一、诊　　断

1. 病史　详细地询问病史有助于本病的诊断。如甲状腺手术史、甲亢[131]I 治疗史；Graves 病、桥本甲状腺炎病史和家族史等。

2. 临床表现　本病发病隐匿，病程较长，不少患者缺乏特异症状和体征。症状主要表现以代谢率减低和交感神经兴奋性下降为主，病情轻的早期患者可以没有特异症状。典型患者畏寒、乏力、手足肿胀感、嗜睡、记忆力减退、少汗、关节疼痛、体重增加、便秘、女性月经紊乱或者月经过多、不孕。

3. 体格检查　典型患者可有表情呆滞、反应迟钝、声音嘶哑、听力障碍、面色苍白、颜面或眼睑水肿、唇厚舌大、常有齿痕，皮肤干燥、粗糙、脱皮屑、皮肤温度低、水肿、手脚掌皮肤可呈姜黄色，毛发稀疏干燥，跟腱反射时间延长，脉率缓慢。少数病例出现胫前黏液性水肿。本病累及心脏可以出现心包积液和心力衰竭。重症患者可以发生黏液性水肿昏迷。

4. 实验室诊断　血清 TSH 和甲状腺激素水平是诊断甲减的一线指标。原发性甲减血清 TSH 增高，甲状腺激素水平降低。亚临床甲减仅有 TSH 增高，甲状腺激素水平正常。自身抗体的升高有助于确定甲减的病因。

二、鉴别诊断

1. 贫血 需与恶性贫血、缺铁性贫血或再生障碍性贫血等其他原因贫血相鉴别。贫血患者心率较快、脉压差大和基础代谢率偏高，而甲减患者则对寒冷更为敏感，且伴唇厚舌大，音调低沉、心率缓慢、基础代谢率降低、FT_4 及 FT_3 降低、TSH 升高等，可以帮助鉴别。

2. 垂体瘤 原发性甲减时 TRH 分泌增加可以导致高 PRL 血症、溢乳及蝶鞍增大，酷似垂体催乳素瘤。可行 MRI 鉴别。

3. 慢性肾炎 慢性肾炎肾功能不全的患者除表现出皮肤苍白、水肿、贫血等症状外，常常还会出现甲状腺激素测定异常，主要是血清 T_3 下降，但血清 TSH 是正常的，而甲减患者的血清 TSH 是明显升高的。

4. 低 T_3 综合征 低 T_3 综合征也称作甲状腺功能正常的病态综合征，指非甲状腺疾病原因引起的伴有低 T_3 的综合征。严重的全身性疾病、创伤和心理疾病等都可导致甲状腺激素水平的改变，它反映了机体内分泌系统对疾病的适应性反应。主要表现在血清 TT_3、FT_3 水平减低，血清 rT_3 增高，血清 T_4、TSH 水平正常。疾病的严重程度一般与 T_3 降低的程度相关，疾病危重时也可出现 T_4 水平降低。

【治疗】

历来认为，甲减的病机主要为阳虚，病位主要在肾，因此患者常常可出现肾阳虚所致的神疲、记忆力减退、嗜睡、毛发脱落、性功能减低等临床表现。临证之时，除明显阳虚见症外，甲减患者多见情绪低落、心烦失眠、颈前肿大等表现，说明甲减亦有肝郁气滞、兼夹痰瘀之病理存在。因此，在处理甲减本虚与标实的关系时，要把握肾虚为本、邪实为标的原则，视病因、病位、病性之不同而灵活论治。

一、辨证论治

1. 肾阳虚证

主症：腰膝酸软，神疲乏力，畏寒肢冷，动作迟缓，反应迟钝，毛发稀疏脱落，性欲减退，男子可见阳痿、滑精、早泄，女子可见宫寒不孕、白带清稀量多、月经不调，小便清长或遗尿，大便溏，舌淡苔白，脉沉细无力等。

治法：温肾助阳，益气驱寒。

方药：桂附八味丸化裁。黄芪15g，党参20g，熟附子9g，肉桂9g，肉苁蓉 9g，熟地黄 15g，山茱萸 15g，山药 15g，茯苓 15g，泽泻 15g。

化裁：若有血瘀征象，可加丹参、桃仁活血通脉；若有少许湿象，可加少许泽泻、车前子等。

2. 脾肾阳虚证

主症：见形寒肢冷，腰腹冷痛，神疲乏力，少气懒言，嗜睡健忘，肢体浮肿，表情淡漠，反应迟钝，耳鸣耳聋，五更泄泻或完谷不化，舌淡胖有齿痕，苔白滑，脉沉细无力等。

治法：温中健脾，扶阳补肾。

方药：补中益气汤或香砂六君丸合四神丸加减。黄芪 15g，党参 10g，白术 12g，茯苓 15g，熟附子 9g，补骨脂 15g，吴茱萸 6g，升麻 6g，当归 10g，砂仁 3g（后下），陈皮 6g，干姜 4 片，红枣 4 枚。

化裁：临床应用如腹胀食滞者，可加大腹皮、焦三仙等；纳食减少，可加木香、砂仁；黏液性水肿患者脾肾阳虚证多见，此时可用茯苓、泽泻、车前子等，但需在补肾健脾的基础上应用，不可猛然攻逐水饮，可加白芷、柴胡；妇女月经过多，可加阿胶、三七。

3. 心肾阳虚证

主症：神疲乏力，畏寒肢冷，胸闷气促，心悸心慌，朦胧昏睡或是失眠，肢体浮肿，腰膝酸软，小便不利，舌质淡，舌体胖大，苔白滑，脉沉细或脉迟缓等。

治法：温补心肾，强心复脉。

方药：真武汤合炙甘草汤加减。黄芪 15g，党参 12g，熟附子 9g，桂枝 9g，茯苓 15g，白芍药 15g，猪苓 15g，杜仲 12g，生地 10g，丹参 15g，生姜 30g，甘草 15g。

化裁：对心动过缓者，可酌加麻黄 6g、细辛 3g；若脉迟不复，或用参附汤、生脉散，并酌加细辛用量。

4. 阳虚湿盛

主症：除具有脾肾阳虚的证候外，又见周身负重，双下肢为甚，小便量少，胸腹满闷、周身沉重、酸软乏力，舌体胖大而淡嫩，苔白腻，脉沉迟无力。

治法：温阳益气，化气行水。

方药：真武汤合五苓散化裁。党参 15g，黄芪 60g，白术 15g，茯苓 30g，茯苓皮 30g，猪苓 30g，陈皮 9g，厚朴 9g，车前子 30g（包煎），干姜 10g，桂枝 10g，熟附子 12g，淫羊藿 15g，白芍 12g，炙甘草 6g。

化裁：小便不利，全身肿甚，气喘烦闷，可加葶苈子、川椒目、泽兰；如腰膝酸软，神疲乏力，可合用济生肾气丸。

5. 阴阳两虚

主症：畏寒肢冷，眩晕耳鸣，视物模糊，皮肤粗糙，小便清长或遗尿，大便秘结，口干咽燥，但喜热饮，男子阳痿，女子不孕。舌淡苔少，脉沉细。

治法：温润滋阴，调补阴阳。

方药：以六味地黄丸、左归丸等化裁。熟地黄 15g，山药 15g，山萸肉 12g，黄精 20g，菟丝子 9g，仙灵脾 9g，肉苁蓉 9g，何首乌 15g，枸杞子 12g，女贞子 12g，茯苓 15g，泽泻 15g。

化裁：若大量滋阴药物使用后，大便仍干结难下者，可酌加火麻仁、枳实；若阳虚明显者，可加附子、肉桂；阴虚明显者，加生地黄、生脉散等；本方阴柔滋腻之品较多，久服恐易滞碍脾胃，故宜加入陈皮、砂仁。

二、特色专方

1. 加味肾气汤　肉桂 3g，制附片 10g，熟地 10g，山萸肉 10g，淮山药 10g，云苓 15g，丹皮 10g，泽泻 10g，当归 10g，川芎 10g，每日 1 剂，水煎，早晚两次温服。此方系全国百名老中医指定继承人王旭教授所创，可通过调整原发性甲状腺功能减退症肾阳亏虚证患者的免疫功能，纠正异常的甲状腺激素水平，改善内分泌代谢紊乱的病理状态，从而改善临床症状，取得较满意疗效。

2. 温肾补阳方　肉苁蓉 20g，仙灵脾 15g，补骨脂 20g，黄芪 20g，炒白术 15g，女贞子 15g，墨旱莲 12g，熟地 30g，甘草 10 等。辨证加减：倦怠乏力重者加党参 15g；面部浮肿较盛者加茯苓 20g，薏苡仁 30g，车前子 15g；下肢肿甚者加泽兰 30g，泽泻 30g。上药加水泡 0.5 小时，然后煎两次取汁 200ml，1 剂/天，早晚分温服。临床研究表明温肾补阳方联合小剂量优甲乐，在减少甲状腺激素服用量的同时，能够显著改善患者症状及体征，降低血清中 TSH 含量，值得临床推广。

3. 右归丸加减　（制）附子 9g（先煎），肉桂 3g（后下），熟地黄 12g，山茱萸 12g，枸杞子 12g，山药 15g，黄芪 30g，党参 15g，肉苁蓉 15g，丹参 15g，炙甘草 6g。苔腻去熟地黄；下肢浮肿加牛膝、车前子、葶苈子；脘痞纳呆加茯苓、白术、生姜；胸闷心悸加瓜蒌皮、薤白、半夏；长期便秘加当归、枳壳、升麻；记忆减退加菟丝子、鹿角胶、（制）何首乌。每天 1 剂，水煎分 2 次温服。两组均治疗 3 个月。临床研究提示运用中医温补肾阳法联合小剂量甲状腺素治疗老年甲减，在临床症状及实验室指标方面的改善效果均优于单纯小剂量甲状腺素，可供临床借鉴。

4. 温阳益气活血方　黄芪 30g，熟附子 12g（先煎），白术 15g，茯苓

15g, 山药 15g, 淫羊藿 15g, 肉苁蓉 12g, 熟地 24g, 枸杞 12g, 丹参 18g, 川芎 15g, 炙甘草 6g, 水煎 300ml, 分早晚饭后 30 分钟温服。治疗 2 个月为 1 个疗程。此为全国名老中医学术继承人赵泉霖教授验方, 临床观察表明温阳益气活血方在改善患者临床症状、体征及甲状腺功能等方面均有良好的疗效, 优于单用西药的效果, 且无明显毒副作用。

5. 补肾填精方 制何首乌 50g, 黄芪 30g, 熟地黄 25g, 仙灵脾 10g, 菟丝子 10g, 仙茅 10g, 肉桂 10g, 党参 20g。此方系江苏省著名专家梁军所用, 若阳虚畏寒明显者, 加附子 10g; 若性功能衰退者, 可加巴戟天 10g, 阳起石 10g; 若脾虚泄泻者, 加补骨脂 15g, 白术 15g; 兼有浮肿者, 可酌加泽泻 15g, 茯苓 15g; 兼大便秘结者, 则配肉苁蓉 10g, 并以生地黄易熟地滋阴润下; 若颈部有瘿瘤者, 可加牡蛎、浙贝母、玄参各 20g。临床上应用总有效率可达 97.6%, 值得参考。

6. 九味暖肾汤 熟地 30g, 淮山药 30g, 山萸肉 10g, 补骨脂 10~15g, 肉桂 6~9g, 泽泻 10g, 肉豆蔻 10g, 鹿角片 10g, 吴茱萸 10g。用此方治疗 56 例甲减患者, 并设对照组以甲状腺素片治疗 42 例。结果显示, 西药激素替代治疗疗效与中药九味暖肾汤疗效比较无显著性差异, 但中药疗程短, 疗效稳定, 症状完全消失者停药后随访 2 年未复发。

7. 益气温阳消瘿煎剂 黄芪 30g, 人参 10g, 五味子 15g, 麦冬 15g, 巴戟天 10g, 补骨脂 10g, 桂枝 8g, 干姜 5g, 三棱 5g, 莪术 5g, 大枣 4 枚, 炙甘草 5g, 每天 1 剂, 分早晚服用。3 个月为 1 个疗程, 连续 2 个疗程。此方对内分泌腺体功能可起促进调节作用, 可改善残存甲状腺分泌功能, 使甲状腺激素分泌量增加而减少外源性甲状腺素的用量。临床观察表明, 益气温阳消瘿煎剂联合左甲状腺素钠片治疗原发性甲减的临床疗效确切, 可为临床医师用药提供参考。

8. 参芪附桂汤 黄芪 40~60g, 党参 20~40g, 肉桂粉 3~6g, 附片 6~9g, 熟地 20~30g, 炙甘草 5~10g, 腹胀便秘者加肉苁蓉、当归各 20g; 嗜睡懒言者加升麻 10g; 毛发稀疏脱落者加首乌 15g, 枸杞子 20g; 面浮肢肿者加茯苓 20g, 生姜、白术各 10g。每日 1 剂, 分 2 次温服, 1 月为 1 疗程, 一般 2~3 疗程。此方乃湖南专家黄建强自拟, 可补肾暖脾, 益气消阴。能改善甲减患者的临床症状, 调整激素水平。

9. 补中益气汤加味 由补中益气原方(黄芪、人参、白术、甘草、当归、陈皮、升麻、柴胡)加入夏枯草、连翘、王不留行、莪术、浙贝母几味药, 并重用黄芪之量而组成, 此方系辽宁省著名专家高天舒教授的经验方, 临床应用多年, 治疗甲减, 收到良好的疗效, 可供参考。

10. 温阳化浊膏 人参 90g, 黄芪 300g, 制附子 60g(先煎), 肉桂

30g，杜仲 150g，补骨脂 120g，淫羊藿 150g，菟丝子 150g，肉苁蓉 150g，巴戟天 150g，紫河车 90g，熟地黄 300g，枸杞子 150g，黄精 150g，当归 120g，白芥子 300g，石菖蒲 180g，青皮 90g，陈皮 120g，薏苡仁 150g，白术 150g，苍术 90g，茯苓 150g，川芎 150g，赤芍 150g，神曲 150g，红景天 60g，灵芝 90g，阿胶 180g，鹿角胶 150g。此方系山东知名内分泌专家何刚教授开创，方中药物除阿胶、鹿角胶外，其余药物加水煎煮 3 次，滤汁去渣，合并滤液，加热浓缩为清膏，再将阿胶、鹿角胶加适量黄酒浸泡后隔水炖烊，冲入清膏和匀，最后加蜂蜜 300g 收膏即成，每次 15～20g，每日 2 次，开水调服。若心阳虚证明显者，加桂枝、薤白等；脾阳虚证明显者加干姜、砂仁等；阴虚证明显者去附子、肉桂，加生地黄、山萸肉、麦冬、龟甲等；水湿证明显者加猪苓、泽泻、冬瓜皮等；痰浊证明显者去附子，加半夏、莱菔子等；血瘀证明显者加丹参、桃仁、红花等。临床上应用此方，初期可联合甲状腺激素使用，待甲状腺的分泌功能逐渐恢复稳定，可撤掉甲状腺激素，最后再以中药收功。

三、中 药 成 药

1. 心脑血脉宁　此药系全国第三、四批老中医药专家学术经验继承工作指导老师张曾譻自行研制，以健脑宁心、益气养血通络为法则，从而改善脑疲劳，调节脑垂体功能。心脑血脉宁为纯中药制剂，主要由黄芪、丹参、茺蔚子、当归、川芎、赤芍、水蛭等组成，具有益气、养血、通络之功效，临床见效快且佳。

2. 扶正消瘿合剂　主要由仙茅、仙灵脾、黄芪、柴胡、浙贝、当归、云苓、泽泻、杭芍、牛膝等药物组成。每次服用 20ml，每日 3 次。可温补肾阳，益气调肝，温通泄浊。

3. 抑减胶囊　由仙茅、仙灵脾、泽泻、巴戟天、炙黄芪各 15g，夏枯草、茯苓各 30g 等药物组成，每次 3 粒，日 3 次。可补肾壮阳、活血化瘀，主要用于治疗肾阳虚型甲减。

4. 金匮肾气丸　由干地黄、山药、山茱萸、泽泻、茯苓、丹皮、桂枝、炮附子所组成。功效温补肾阳。适用于甲状腺功能减退症之各种证型。用法：每次 10g，日 2 次，开水或淡盐汤送下。

5. 右归丸　由熟地黄、附子（炮附片）、肉桂、山药、山茱萸（酒炙）、菟丝子、鹿角胶、枸杞子、当归、杜仲（盐炒）组成，可温补肾阳，填精止遗，适用于肾阳虚或脾肾阳虚型甲减患者。

6. 金水宝　由冬虫夏草的人工发酵菌丝体制成。能补虚损、益精气，服用方法为每天 3 次，每次 3 片。适用于脾肾阳虚证甲减，可增加临床疗效。

7. 参鹿片　由鹿角片 4.5g，仙灵脾 30g，党参 12g，锁阳 12g，枸杞子 9g 等组成，1 日 3 次，每次 5 片，连续服用 3 个月为 1 个疗程。

8. 温阳片　由制附子、干姜、肉桂、党参制成，适用于阳虚型甲减患者，经临床观察可提高甲状腺激素水平。

9. 甲荣康片　由人参、仙灵脾、鹿角霜、肉桂、熟大黄、香附、当归、车前子、海藻、荷叶等组成，每次服用 5 片，每日 3 次，8 周为一个疗程。甲荣康片不仅可以有效地改善甲减患者的症状和体征，而且具有较好的提高甲减患者的基础代谢率（BMR）、升高血清 T_3、T_4、FT_3、FT_4，降低 TSH，降低血脂、改善血液流变学的作用，同时还具有改善皮质醇等其他内分泌激素紊乱的作用。临床研究结果显示甲荣康对甲减患者的临床总有效率为 83.3%。

四、针灸疗法

1. 传统针刺疗法

（1）体针针刺法：本病以肾脏虚损为其根本，主要累及脾、心、肝三脏，血瘀、痰湿是其病标。取穴：主穴取气海、脾俞、肾俞、心俞、足三里。畏寒、肢冷、乏力加灸大椎、命门、身柱；水肿、尿少加针刺关元、阴陵泉、丰隆、灸关元、神阙；腹胀、便秘加天枢、上巨虚、大肠俞；反应迟钝、智力低下加百会、四神聪、太溪；心律不齐、心动过缓加内关、神门；肌肉关节疼痛加合谷、阳陵泉、太冲、曲池；月经不调加三阴交、血海；性功能障碍加大敦、秩边、环跳；食欲减退加公孙、内关、中脘；郁闷、心烦加曲泽、膻中、肝俞；病久阴阳两虚者，加行间、太溪。取穴均为双侧，毫针补法为主。

（2）针刺人迎穴：针刺人迎穴，每周 3 次。手法选用迎随补泻和《神应经》中论述的"三飞一进"的补法，按下列方法操作：进针至人迎穴部位后，静候 5 秒钟；用指甲轻弹针柄 3 次；以喉头为中心，往喉头方向向上向内搓针三下（名为飞）；再把针推进 0.5～1cm，将针向喉头方向拨一下（此为一进）。治疗本病需要得气，即患者甲状腺要有明显胀感。同时，注意针此部位，不能用呼吸补泻法，否则会因喉头上下起伏，导致刺破血管而形成血肿。此法可有效缓解临床症状。

2. 艾灸疗法

（1）艾条灸大椎穴：准备艾灸条，将其一端用火点燃，待烟去尽，将燃烧端由远至近靠向大椎穴，直到患者感到热度适宜（一般距皮肤 1.5～3cm），固定在这一部位，来回轻轻摆动艾灸条（需充分暴露皮肤，并注意防止明火烫伤），每天1次，每次灸15～20分钟（局部皮肤发红），15～30天为一疗程，共治疗2个疗程，中间可休息数天。艾叶组成之艾条温灸大椎穴，能起温煦气血，透达经络，改善脏器功能，对提高机体免疫力，增加氧耗，促进代谢有明显作用。在药物治疗各种甲减症时，加用艾灸大椎穴能起到满意的协同作用。

（2）隔药粉艾炷灸：选用肾俞、脾俞、命门3穴，用二味温补肾阳的中药研粉，将药粉铺在穴位上，厚度为1cm左右，然后将直径约5cm的空心胶木圈放在药粉上，以大艾炷（艾炷底直径约为4cm）在药粉上施灸，温度以患者舒适为宜，或自感有热气向肚腹内传导为度。每周灸治三次，每次灸三穴，每穴灸3～5壮，4个月为一疗程。此法不仅对原发性甲状腺功能低下者有效，而且对垂体功能低下所致甲状腺功能减退亦有良好效果。

3. 中药内服配合穴位埋线疗法　取双侧肾俞、膀胱俞常规消毒局麻后，用12号腰椎穿刺针穿入羊肠线1～1.5cm，刺入穴位得气后埋入羊肠线，以无菌干棉球按压片刻，外敷创可贴。2周1次，6次为1疗程。同时口服抑减胶囊，每次3粒，每日3次；加衡片（左旋甲状腺素钠）每日晨服2片。45天后减为每日1片，以后根据甲状腺功能测定结果逐渐减量，直到停药。内服中药可温阳利水益气，并配合肾俞、膀胱俞埋入羊肠线，通过对穴位的长久刺激起到巩固疗效的目的。

4. 耳针疗法　耳针疗法取穴取神门、交感、肾上腺、皮质醇下、内分泌、肾，均取双侧。以上穴位可分为两组，交替使用，留针30分钟，每隔10分钟运针1次。

5. 五十营针刺合用穴位注射疗法　五十营针刺疗法：所有患者均采用五十营循环疗法针刺任脉中脘和关元穴，肺经太渊，大肠经合谷，胃经足三里，脾经三阴交，心经神门，心包经大陵，肾经太溪以及肝经太冲等穴位。针刺方法采用迎随补泻法，穴位顺序根据经气在十二经脉的循环流注按顺序依次进针，留针时间为3分钟。核酪注射液局部注射：治疗30分钟后取出毫针，以核酪注射液穴位注射双侧手三里和足三里。常规消毒皮肤后，选用一次性无菌注射器和长五号针头，采用提插法进针直刺手三里和足三里穴，每个穴位分别注射1ml。10次为1个疗程，隔日1次，连续治疗6～7个疗程。五十营针刺循环疗法配合核酪注射液穴位注射治疗，在调节机体免疫功能的同时，亦使甲状腺功能趋于正常，充分体现了中医辨证论治、标本兼顾、整体调理的特点。

6. 针药并用疗法　中药基本方：黄芪30g，党参20g，附子（先煎）、肉桂各12g，仙茅9g，淫羊藿、薏苡仁各30g，枸杞子12g。随症加减，脾虚消化欠佳，加鸡内金9g。焦山楂、神曲各12g。陈皮6g。贫血加当归9g，红枣15g；便秘加瓜蒌、火麻仁各30g；浮肿加泽泻、茯苓、车前子（包）各15g；甲状腺肿大加鳖甲15g（先煎），龙骨20g，牡蛎25g；心率减慢加麻黄10g。同时配用小剂量甲状腺片，并辅以黄芪注射液穴位注射。取穴：人迎、大椎、肾俞、脾俞、太溪、足三里、关元、曲池等穴。随症加减：肾阳虚甚加命门、气海穴；浮肿少尿加阴陵泉、三阴交穴；甲状腺肿大加气舍、水突、阿是穴；痴呆加大钟、百会、心俞穴。每次选4个穴，常规消毒，每穴注入0.5ml药物，隔2日1次。此法可增强机体免疫力，活跃甲状腺功能。

五、饮 食 调 护

1. 甲减患者机体代谢降低，产热减少，故饮食应适当增加富含热量的食物，如乳类、鱼类、蛋类及豆制品、瘦肉等。平时可多食些甜食，以补充热量。

2. 甲减患者胃肠蠕动功能下降，常有脾虚表现，口淡无味，消化不良，因此饮食应以易于消化吸收的食物为主，生硬、煎炸及过分油腻的食品不宜食用。

3. 阳虚症状明显时可用龙眼、红枣、莲子肉等煮汤服用，妇女可在冬令配合进食阿胶、核桃、黑芝麻等气血双补。

六、西药常规治疗

1. 左甲状腺素（L-T4）治疗　治疗的目标是将血清TSH和甲状腺激素水平恢复到正常范围内，需要终生服药。治疗的剂量取决于患者的病情、年龄、体重和个体差异。成年患者L-T4替代剂量$50 \sim 200\mu g/d$，平均$125\mu g/d$。按照体重计算的剂量是$1.6 \sim 1.8\mu g/(kg \cdot d)$；儿童需要较高的剂量，大约$2.0\mu g/(kg \cdot d)$；老年患者则需要较低的剂量，大约$1.0\mu g/(kg \cdot d)$；妊娠时的替代剂量需要增加$30\% \sim 50\%$；甲状腺癌术后的患者需要剂量大约$2.2\mu g/(kg \cdot d)$。T4的半衰期是7天，所以可以每天早晨服药一次。甲状腺素片是动物甲状腺的干制剂，因其甲状腺激素含量不稳定和T3含量过高已很少使用。服药方法：起始剂量至完全替代剂量的过渡时间要根据年龄、体重和心脏状态确定。小于50岁，既往无心脏病史患者可以尽快达到完全替代剂量，50岁以上患者服用L-T4前要常规检查心脏状态。一般从$25 \sim 50\mu g/d$开始，每$1 \sim 2$周增加$25\mu g$，直到达到治疗目标。患缺血性心脏病者起始剂量宜小，调整剂量宜慢，防止诱发和加重心脏病。补充甲状腺激素，重新建立下丘脑-垂体-甲状腺轴的平衡一般需要$4 \sim 6$周，所以治疗初期，每$4 \sim 6$周测定激素指标。然后根据检查结果调整L-T4剂量，直到达到治疗目标。治疗达标后，需要每6~12个月复查激素指标。

2. 黏液水肿性昏迷的治疗　补充甲状腺激素，首选 T_3（liothyronine）静脉注射，每4小时 $10\mu g$，直至患者症状改善，清醒后改为口服；或 $L-T_4$ 首次静脉注射 $300\mu g$，以后每日 $50\mu g$，至患者清醒后改为口服。如无注射剂可予片剂鼻饲，T_3 $20\sim30\mu g$，每 $4\sim6$ 小时一次，以后每6小时 $5\sim15\mu g$；或 $L-T_4$ 首次 $100\sim200\mu g$，以后每日 $50\mu g$，至患者清醒后改为口服。保温、供氧、保持呼吸道通畅，必要时行气管切开、机械通气等。氢化可的松 $200\sim300mg/d$ 持续静滴，患者清醒后逐渐减量。根据需要补液，但是入水量不宜过多。控制感染，治疗原发疾病。

3. 亚临床甲状腺功能减退的治疗　本病的治疗目前仍然存在争议，现行常规的方法是将本病划分为两种情况，第一种是 $TSH>10mIU/L$，主张给予 $L-T_4$ 替代治疗；治疗的目标和方法与临床甲减一致，但通常 $L-T_4$ 应稍低于临床甲减的用量，替代治疗中要定期监测血清 TSH 浓度以及时调整药物剂量。第二种是 TSH 处于 $4\sim10mIU/L$ 之间，不主张给予 $L-T_4$ 治疗，但需定期监测 TSH 的变化。对 TSH $4\sim10mIU/L$ 伴 TPOAb 阳性的患者，要密切观察 TSH 的变化。

【研究述评】

1. 甲状腺功能减退是内分泌科较为常见的疾病，根据临床观察及文献描述，近年来甲减发病率有逐年上升的趋势。然而现代医学对于甲减的治疗仍然停留在激素替代治疗，有部分甲减患者，尽管激素水平正常，却出现心理困扰、幸福感下降、认知受损、焦虑、抑郁、疼痛等心理和躯体症状。尽管2012年欧洲甲状腺协会（ETA）制定了甲减 $L-T_4/T_3$ 联合治疗指南，更加强调个体化治疗，但对于患者症状的缓解情况仍然不太乐观。在这种情形下，联合以个体化见长的中医辨证治疗，立足于患者的具体病情，对证用方，往往收效颇佳。

2. 中医认为甲状腺功能减退多因先天不足，或后天失养，脾肾阳虚；或因手术、药物损伤，机体阳气受损。此病以肾阳虚损为关键，累及脾、心、肝等脏，并可产生痰、瘀等病理产物，常常表现为本虚标实的证型特点，并常涉及多脏，临床因患者个体差异而多变，故不同医家对此病的证型划分有所出入，不过主要还是集中在肾阳虚、脾肾阳虚、心肾阳虚、阳虚湿盛、阴阳两虚等证型上，在加减化裁方面往往会顾及肝郁、血瘀、痰凝等兼证。另有医家提倡分期治疗甲减，初期肝郁及脾、脾虚湿困，中期脾阳虚弱、气血不足，后期肾阳虚衰、水湿内停，也有一定的临床指导意义。

3. 对于甲减的治疗，多数医家以补肾为基本大法。许多临床观察表明，对于肾阳虚的甲减患者，补肾法可明显改善神疲、畏寒、记忆力减退、性欲低下等症状，且疗效优于单用西药。因此，应用温阳补肾法治疗甲减的相关研究较其他证型热门。此外，也有从他脏论治甲减的例子，比如有人通过补益后天脾胃治疗甲减而获效。基于补肾大法下，运用中医综合疗法治疗甲减近年成为热门，综合疗法目前主要集中在针刺、艾灸、穴位注射、穴位埋线等方法上。中医学博大精深，我们还应继续挖掘中医多元化疗法，如气功、贴敷、推拿等，以期进一步提高临床疗效。

4. 中西医学在治疗甲减领域各有优势，中医具有个体化治疗、较少毒副作用、改善生活质量等特点，西医则具有服药方便、效果确切等优势。因此将二者有机结合，取长补短不失为一种最佳治疗模式。

【主要参考文献】

1. 江杨清 . 中西医结合临床内科学［M］. 北京：人民卫生出版社，2012：563-569.

2. 陈灏珠，林果为 . 实用内科学［M］. 第 13 版 . 北京：人民卫生出版社，2010：1273-1280.

3. 陆再英，钟南山 . 内科学［M］. 第 7 版 . 北京：人民卫生出版社，2010：722-725.

4. Garber GR，Cohia RH，Ghanb H，et al. Clinical Practice Guidelinesfor Hypothyroidis-min Adults：Cosponsored by the American Association ofClinical Endocrinologists and the American Thyroid Association［J］. Thyroid. 2012，18（6）：989-1015.

5. 中华医学会内分泌学分会《中国甲状腺诊治指南》编写组 . 中华内科杂志［J］，2007，46：967-971.

6. 哈木拉提·吾甫尔，卜平 . 中西医结合内科学［M］. 北京：科学出版社，2013：86-93.

7. 方朝晖 . 中西医结合内分泌代谢疾病诊治学［M］. 北京：中国医药科技出版社，2013：222-231.

8. 杨世红 . 中医辨证施治甲状腺功能减退［J］. 中国地方病防治杂志，2011，26（5）：397.

9. 李唯佳，汪亚群 . 右归丸加减联合小剂量甲状腺素治疗老年甲状腺功能减退症 25 例［J］. 中医杂志，2012，53（12）：1055-1056.

10. 田忠于 . 何刚以中医膏方治疗甲状腺功能减退症经验［J］. 中国中医药信息杂志，2013，20（11）：87.

11. 韩为民 . 温肾补阳方联合小剂量甲状腺素治疗老年甲状腺功能减退症 25 例［J］. 中医临床研究，2013，5（14）：83-84.

12. 张森森，邹耀武，崔庆 . 益气温阳消瘿煎剂联合左甲状腺素钠片治疗原发性甲状腺功能减退的疗效观察［J］. 中国药房，2013，24（27）：2567-2568.

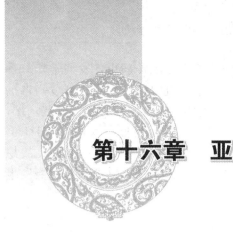

第十六章　亚急性甲状腺炎

亚急性甲状腺炎（subacute thyroiditis）又称为亚急性非化脓性甲状腺炎、病毒性甲状腺炎、巨细胞性甲状腺炎、肉芽肿性甲状腺炎等。本病早在 1904 年由 De Quervain 首先报道，故又称为 De Quervain's 甲状腺炎。本病的发病率相当高，多发生于 20～60 岁的成人，女性发病率是男性的 4 倍以上。本病可因季节或病毒流行而有人群发病的特点。

中医学没有亚急性甲状腺炎的病名，根据其临床表现及特点，应归于中医学"瘿气"、"瘿瘤"、"瘿肿"、"瘿痈"等范畴。

【病因病机】

一、中　医

中医学认为，本病多因内伤七情，外感六淫邪毒，以致气血不畅，痰凝血瘀，壅结于颈前面发病。

1. 外感六淫邪毒　《三因方》明确指出本病为外感六淫邪毒所致："此乃外因寒、热、风、湿所成也"。风热或风温等邪毒侵袭机体，客于肺胃或肝胆，又内有郁火，积热循经上扰，夹痰蕴结，壅聚颈前，经脉阻隔，阻碍气血津液运行，不通则痛而发为本病。

2. 内伤七情　本病与情志因素关系密切，如明代《医学入门·脑颈门·瘿瘤》指出"原因忧恚所致"。肝气抑郁，郁久化火，既可炼液成痰，又可耗伤阴液，以致痰气凝滞或阴虚火旺；肝郁犯脾，脾失健运，痰湿凝聚；气滞则血瘀，痰瘀互结，壅聚颈前而发病。

总之，本病的病位在颈前，与肝胆脾肺有关，主要的病机是热、气、痰、瘀壅结。

二、西　医

现在医学认为，亚急性甲状腺炎病因尚未完全阐明，一般认为和病毒感染有关。发病前常有上呼吸道感染或病毒性腮腺炎病史，发病常随着季节变化，有一定的流行性。发病时在许多患者血中可检测到高滴度病毒抗体存在，包括柯萨奇病毒、腮腺炎病毒、流感病毒及腺病毒等。有些病例，在病程的急性期常有甲状腺自身免疫的证据存在。另外，本病尚与 HLA-B$_{35}$相关，根据对 HLA 的研究，本病患者可能有病毒易感性基因组，故易患病。总之，亚急性甲状腺炎的病因，目前认为在病毒感染的基础上发生自身免疫反应为发病的综合因素。

【临床表现】

一、症　　状

起病急骤，早期有发热、畏寒、乏力、厌食、心悸、多汗、咽痛等全身不适症状，继而出现甲状腺部位疼痛或压痛，病变可先从一叶开始，逐渐移至另一叶，或始终局限于一叶。常向颌下、耳部及枕骨放射。

二、体　　征

主要表现为甲状腺肿大，病变腺体呈弥漫性肿大，是正常腺体的 2～3 倍，质地硬，表面光滑，压痛明显，可随吞咽移动。

【辅助检查】

1. 早期血清 TT$_3$、TT$_4$、FT$_3$、FT$_4$均可升高，TSH 可降低，TG-Ab、TPO-Ab 部分患者可呈阳性。后期少数患者因甲状腺组织破坏，血清甲状腺激素水平可降低，TSH 升高。

2. 甲状腺摄碘率明显降低，与早期血清甲状腺激素水平增高呈现"背离"现象。

3. 红细胞沉降率明显增快，有时可达 100mm/h 以上；白细胞计数中度增高。

4. B超提示甲状腺结节为低密度病灶，边界不清，ECT 显像为甲状腺放射性分布稀疏或冷结节。

5. 甲状腺活检可见特征性多核巨细胞或肉芽肿样改变。

【诊断与鉴别诊断】

一、诊断标准

以上呼吸道感染起病，出现发热、寒战、乏力，短期内甲状腺肿大伴疼痛、压痛，触之坚硬，结节可移动。实验室检查见红细胞沉降率增快，血清 T_3、T_4 升高而甲状腺摄[131]I 降低，诊断即可确定。

二、鉴别诊断

1. 西医　本病应与急性甲状腺炎、急性蜂窝织炎、慢性淋巴性甲状腺炎、甲状腺癌、甲状腺结节的急性出血等相鉴别。
2. 中医　主要应与感冒、温病、瘿囊、心悸等疾病相鉴别。

【治疗】

一、辨证论治

1. 风火热毒

主症：颈部肿胀，红肿疼痛，发热恶寒，面颊红赤，口干咽痛，汗多，舌质红，苔薄黄，脉浮数。

治法：疏风清热，泻火解毒。

方药：银翘散合普济消毒饮加减。银花、连翘、荆芥、牛蒡子各 12g，桔梗、板蓝根各 15g，甘草、薄荷（后下）各 6g，防风、马勃各 9g。诸药合用，共奏疏风清热，泻火解毒之功。若高烧不退者，加大青叶 12g，生石膏 9g；若咽痛甚者，加生地 12g，射干 9g；若瘿肿痛甚者，加皂角刺 15g、三七粉 9g（水冲服）。

2. 肝胆蕴热

主症：颈前肿大疼痛，急躁易怒，口苦咽干，咽痛，汗多，大便秘结，小便赤，舌红苔黄，脉弦数。

治法：疏肝清热，散结止痛。

方药：龙胆泻肝汤加减。龙胆草、柴胡各 12g，栀子、黄芩、泽泻、浙贝母各 15g，车前草 30g，生地黄 18g、牡蛎 30g（先煎）。全方共奏疏肝清热，散结止痛之功。若急躁易怒甚，胸胁胀满者，郁金 15g，夏枯草 30g；颈部肿痛甚者，加赤芍 15g，丹参 20g；颜面潮红者，加白芍 20g。

3. 阴虚火旺

主症：颈部肿痛，潮热盗汗，咽干，五心烦热，心悸，失眠多梦，腰膝酸软，舌质红，苔少或无苔，脉细数。

治法：养阴清热，散结止痛。

方药：六味地黄丸合一贯煎加减。生地黄、泽泻各 18g，山茱萸、牡丹皮各 12g，茯苓、山药、沙参、麦门冬、川楝子、枸杞子、浙贝母各 15g。诸药合用，共奏养阴清热，散结止痛之功。若潮热盗汗甚者，加龟甲、鳖甲各 30g（先煎）；烦躁不寐者，加酸枣仁 15g，远志 10g。

4. 脾阳不振

主症：颈前肿大，疼痛不甚，面色无华，头晕多梦，疲倦乏力，畏寒肢冷，纳呆，腹胀便溏，舌淡，苔白腻，脉沉细。

治法：温阳健脾，化气行水。

方药：实脾饮加减。附子（先煎）、干姜各 6g，猪苓、茯苓、大腹皮、白术、车前子、菖蒲各 15g，全瓜蒌 10g。全方共奏温阳健脾，化气行水之功。若食少腹胀、便溏者，加厚朴、砂仁各 10g，白蔻仁 12g。

5. 气郁痰凝

主症：颈前肿块，胸胁胀满隐痛，头晕目眩，胸胁痞闷，恶心纳少，舌淡红，苔黄腻，脉弦滑。

治法：理气化痰，软坚散结。

方药：柴胡疏肝散和温胆汤加减。柴胡、香附、法夏各 12g，赤芍、川芎、茯苓、枳壳、竹茹、丹参各 15g，陈皮 9g，甘草 6g。若恶心痞闷者，加生姜 9g，瓜蒌 15g；头晕目眩者，加菊花、天麻各 15g；胸胁满甚者，加川楝子、郁金各 15g。

二、特色专方

1. 加味五味消毒饮　金银花、野菊花、蒲公英、紫花地丁、海藻、玄参、牡蛎、浙贝母、陈皮、牡丹皮、连翘。水煎 2 次分服，每日 1 剂。

2. 猫白消瘿汤　猫爪草 30g，白头翁、海浮石、丹参、赤芍各 15g，柴胡、甘草、炒山栀各 9g，枳实 6g。若肝火盛者加龙胆草，痰热著者加胆星、竹茹，阴虚火旺者加白薇。水煎，日 1 剂，分 2 次温服。

3. 消癖汤　柴胡、荔枝壳、莪术、赤芍、玄胡各 15g，枳壳、浙贝、桃仁各 12g，瓜蒌、昆布、当归各 20g，甘草 6g。每日 1 剂，水煎服。有甲亢症状去枳壳、当归，加玄参、桔梗；有甲减症状者，去赤芍，加乌药、淮山；甲状腺痛甚者加蒲黄、五灵脂；甲状腺肿甚者加夏枯草。主治对西药醋酸泼尼松有依赖性的亚急性甲状腺炎。

4. 增液软坚汤　甘草 3g，黄芩、薄荷、桔梗、牡丹皮各 10g，赤芍、浙贝母、鳖甲、海藻、昆布各 12g，麦冬、玄参、柴胡各 15g，生地 30g。水煎取汁 400ml 分早、晚 2 次服，每日 1 剂，9 剂为 1 个疗程。功效：增液行气，软坚散结。适用于阴虚者。

5. 清热消瘿汤　白花蛇舌草 30g，蚤休 20g，姜半夏 15g，玄参 30g，牡蛎 30g，山豆根 10g，连翘 30g，夏枯草 15g，白芍 15g，牡丹皮 10g，赤芍 15g，丹参 15g，川楝子 10g，延胡索 10g，浙贝母 15g，海浮石 15g。每日 1 剂，水煎服，分 2 次服用。适用于本病肝经郁热者。

6. 连翘败毒散　连翘 12g，山栀 9g，羌活 8g，玄参 12g，薄荷 5g，防风 5g，柴胡 6g，桔梗 5g，升麻 5g，川芎 6g，当归 8g，黄芩 9g，牛蒡子 6g，红花 6g，赤芍 10g。热灼津伤者加天花粉 15g，芦根 15g；气虚明显者加黄芪 30g，山药 20g；颈肿明显者加威灵仙 10g，夏枯草 12g；大便实加生大黄 6g，穿山甲 15g。每日 1 剂，水煎早晚饭后 30 分钟温服。

7. 龙胆解毒汤　龙胆草 15g，黄芩、栀子、柴胡、郁金、川楝子、合欢花、连翘各 10g，金银花 20g，鱼腥草 30g。每日 1 剂，分二次服，2 周为一疗程。功效：疏肝解毒，清热散结。适用于本病肝胆蕴热者。

8. 黄芩消甲汤　黄芩、牛蒡子、蒲公英、虎杖、陈皮、炙甘草各 15g，柴胡、海藻各 12g，赤芍 10g，郁金、丹参各 20g，胆南星 10g。日 1 剂，水煎后得药液 300ml，2 次/天，连服 4 周。功效：清热解毒，行气化痰，活血软坚，消肿散结。

三、中药成药

1. 六神丸　由珍珠粉、犀牛黄、麝香、雄黄、蟾酥、冰片等组成。每次 10 粒，每天 3 次。功效：清热解毒，化痰散结。适用于本病阴虚火旺及痰瘀互结者。

2. 雷公藤多苷片　雷公藤提取物组成。按体重每 1kg 每日 1～1.5mg，分 3 次饭后服用。一般首次足量，症状控制后逐渐减量，或间歇治疗。功效：祛风解毒，除湿消肿，舒筋通络；有抗炎及抑制细胞免疫和体液免疫等作用。

3. 清瘟解毒丸　组成：大青叶 100g，连翘 75g，玄参 100g，天花粉 100g，桔梗 75g，牛蒡子（炒）100g，羌活 75g，防风 50g，葛根 100g，柴胡 50g，黄芩 100g，白芷 50g，川芎 50g，赤芍 50g，甘草 25g，淡竹叶 100g。一次 2 丸，一日 2 次。功效：清瘟解毒。适用于本病风火热毒者。

4. 新癀片　由肿节风、三七、人工牛黄、猪胆汁膏、肖梵天花、珍珠层粉、水牛角浓缩粉、红曲等组成。一次 2～4 片，一日 3 次。功效：清热解毒，活血化瘀消肿止痛。适用于本病的早期。

5. 黄连上清丸　由白芷、薄荷、川芎、防风、甘草、黄柏、黄连、黄芩、荆芥穗、酒大黄、桔梗、菊花、连翘、蔓荆子、石膏、旋覆花、栀子等药物组成。一次 8 克，一日 2 次。功效：清热通便，散风止痛。适用于本病的急性期、早期。

6. 夏枯草口服液　主要成分是夏枯草。一次 10ml，一日 2 次。功效：清火明目，散结消肿。适用于本病风火热毒者。

7. 逍遥丸　由柴胡、当归、白芍、白术（炒）、茯苓、薄荷、生姜、甘草（炙）等组成。一次 1 丸，一日 2 次。功效：疏肝健脾，养血。适用于肝郁气滞者。

8. 知柏地黄丸　组成：知母、黄柏、熟地黄、山茱萸（制）、牡丹皮、茯苓、泽泻、山药等。一次 8 丸，一日 3 次。功效：滋阴降火。适用于本病阴虚火旺者。

四、药物外敷法

1. 消瘿止痛膏　香附，白芥子，黄芪，全虫，黄药子，三棱，川乌，莪术，山慈菇，瓦楞子，露蜂房等组成。经油炸樟丹收膏制成膏药，直径 5cm×5cm，每次 1～2 贴，贴于甲状腺硬结处，2 天换一次药，10 次为一疗程，间隔 3～5 天，进行第二疗程治疗。结节大而硬着，可加麝香 0.5 克。功能：活血解毒，消肿散结。

2. 夏枯草消瘿　散夏枯草，牛蒡子，三棱，香附，黄药子，牡蛎（剂量比例为 3：1：1：2：1：2），上述药研末后，用醋调和成糊状。用法：将药涂于敷料上，厚约 5mm，大小超出肿块边缘 2cm，用胶布固定，每日一换，7 天为一疗程，间隔 2 天后行第 2 个疗程治疗。功能：清热解毒、祛瘀散结。

3. 如意黄金散　生天南星、姜黄、白芷、大黄、黄柏等组成。功能：清热解毒，消肿止痛。适用于亚急性甲状腺炎早、中期，已破溃者勿用，忌内服。用醋调敷或清茶调敷于患处，每日数次。

4. 大青膏　天麻（末）3 克，白附子（末，生）4.5 克，青黛（研）3 克，蝎尾（去毒，生，末）、乌梢蛇肉（酒浸，焙干，取末）各 3 克，朱砂（研）0.3 克，天竺黄（研）3 克。上药共研细末，生蜜和成膏。功能：清热解毒，消肿止痛。适用于本病的早、中期。局部外敷，每日更换 1 次。

5. 芙蓉膏　芙蓉叶、藤黄、天南星粉、冬绿油、薄荷、麝香草脑等。上药研细，加适量凡士林调制成膏，外敷颈前肿块处。每日更换 1 次。功能：清热解毒，消炎止痛。

6. 取新鲜蒲公英、仙人掌、夏枯草各 10g，共捣烂如泥，敷于甲状腺处，功能：散结消瘿。对甲状腺肿胀与疼痛均有效。

五、局部注射

局部注射疗法单独或配伍使用具有简便、创伤小、可缩短疗程、改善疗效的优点，有良好的应用前景。有学者观察到在亚急性甲状腺炎的患者中，与全身使用激素比较，局部注射疗法用药少，症状改善快，体温开始下降的时间、疼痛开始缓解的时间、甲状腺开始缩小的时间均较早。

消痔灵注射液与利多卡因注射液以 1：1.5 混合配成药液 I，泼尼松龙、林可霉素、利巴韦林以 2：1：1 混合配成药液 II。先抽取药液 I 4ml，在肿块外侧 1～1.5cm 处进针直达肿块，注射于肿块及其周围。2 分钟后，再将药液 II 10～14ml 以同样方法注入。为防止转换发病，即使单侧发病，也进行双侧注射。每周 1 次，大多数患者注射 2～3 次，一般不超过 4 次。

曲安奈德与地塞米松预混局部注射：地塞米松 2～5mg，加 20g/L 普鲁卡因 0.15～0.18ml 及曲安奈德 20～40mg 混匀，用 2ml 注射器，外接 5 号针头，选择甲状腺肿大明显或结节处，避开血管，呈放射状注射，1 次/月，注射剂量根据肿大程度调整，至甲状腺肿大消失。

六、针灸疗法

1. 选合谷、外关、扶突、天容、少商、大椎、风池、太冲等穴，采用泻法，强刺激，留针 5～15 分钟，功能疏风散热，通络止痛，适用于风热型患者。

2. 选大椎、风池、外关、合谷为主加减，以凉泻手法针刺，留针 5～15 分钟，功能疏风清热，通络止痛，对热毒壅盛者适宜。

3. 选大椎、外关、太冲、阳陵泉、气舍等穴，采用凉泻手法针刺，留针 5～15 分钟，功能疏肝泻热、通络止痛，对肝胆蕴热者适宜。

4. 选肝俞、气舍、水突、太冲、膈俞为主穴加减，采用平补平泻法针刺，留针 15～30 分钟，能疏肝理气化痰，通络散结，适用于肝郁气滞痰凝者。

5. 选肝俞、肾俞、太冲、阳陵泉、心俞等穴，用补法针刺，留针 15～30 分钟，功能滋阴清热，行气散结，适用于阴虚火旺者。

6. 选水突、肾俞、脾俞、足三里、关元为主加减，用补法针刺，留针 15～30 分钟，同时施艾灸或附子饼灸，功能温补脾肾，对脾肾两虚者适宜。

辨证选取以上穴位加肿块周围，肿块周围分上、下左右 4 个针刺点，进针后斜向肿块部刺入，针尖触及肿块时则停止进针，施以雀啄捣针震颤法

（约30～40次），留针10分钟，每隔3分钟行针1次。每日针灸1次，针6天休息1天。针刺可起到消痰散结的作用，有迅速消退肿块的效果。

七、西药常规治疗

轻症者，仅需应用非甾体抗炎药，如阿司匹林、布洛芬、吲哚美辛等，疗程两周左右；中、重症者，可给予泼尼松每日20～40mg，分3次口服，能明显缓解甲状腺疼痛，8～10天后逐渐减量，维持4～6周。停药后如有复发，再予泼尼松治疗仍然有效。针对甲状腺毒症表现可予普萘洛尔；针对一过性甲减者，可适当给予左甲状腺素替代。

【研究述评】

目前西医治疗该病多使用激素，具有起效快的特点，但是存在不同程度的副作用，且病情较长，容易复发。

中医药治疗该病有着独特的优势，一方面可以减少激素的不良反应，另一方面疗效显著，复发率低。中医方面治疗强调整体辨证论治，根据不同的阶段，分别采取不同的治疗法则，但其治疗大法的根本是清热解毒、消肿散结。其主要机制为抗炎抗病毒作用，改善微循环、促进甲状腺功能恢复及增强机体免疫功能，使机体内环境和免疫功能相对稳定，从而达到标本兼治的目的。

中医治疗该病也存在缺陷需要继续改进完善，如在病因病机方面，应形成深层次的认识及证治规律的总结。逐步统一辨证分型及疗效评定标准，有利于在临床实践中筛选出重复性高、疗效确切、相对固定的方药，进行深入的药理、生化研究，并结合现代研究成果探讨中药治疗的作用机制，为临床提供可靠依据。

因中医治疗本病不如西医用激素治疗起效快，对一些注重短期疗程的患者可能会影响其接受治疗的信心和耐心，因此有必要寻找一套内外结合、中西医结合的综合方法，以进一步提高疗效。随着现代科学技术和试验方法参与，必然会使亚急性甲状腺炎诊断和治疗研究达到更高的水平。

【主要参考文献】

1. 熊曼琪，邓兆智. 内分泌科专病与风湿病中医临床诊治［M］. 北京：人民卫生出版社，2000：137.
2. 林兰. 现代中西医临床内分泌病学［M］. 北京：中国中医药出版社，2001：240.

3. 罗丹．亚急性甲状腺炎中医药治疗概况［J］．山东中医杂志，2010，29（10）：733-735.

4. 黄泰康．甲状腺疾病的中西医诊断与治疗［M］．北京：中国医药科技出版社，2001：449.

5. 赵家敏，金文胜，林延德，等．局部注射疗法在甲状腺疾病中的应用［J］．新医学，3002，34：144-145.

6. 蔡光先，赵玉庸．中西医结合内科学［M］．北京：中国中医药出版社，2004：577.

第十七章 慢性淋巴细胞性甲状腺炎

慢性淋巴细胞性甲状腺炎（chronic lymphocytic thyroiditis，CLT）又称桥本氏甲状腺炎（Hashimoto's thyroiditis，HT），或称桥本氏病，是一种常见的自身免疫性甲状腺疾病，亦是原发性甲状腺功能减退症的主要原因。本病可见于任何年龄段，好发于 30～50 岁女性。据部分统计，该病在人群中的发病率为 0.3%～10% 不等，受饮食环境的影响，近年来其发病率有增加趋势，CLT 已成为一种常见多发的甲状腺疾病。

根据本病临床表现，慢性淋巴细胞性甲状腺炎可归属中医学"瘿病"等范畴。目前慢性淋巴细胞性甲状腺炎西医治疗有激素替代、免疫疗法及手术治疗等方式，虽疗效肯定，但副作用较大，且易于复发。而对于本病，中医优势较为明显，疗效缓和、持续，不良反应较少。因此，中西医结合疗法成为现阶段疗效肯定的治疗选择。

【病因病机】

一、中　医

慢性淋巴细胞性甲状腺炎按其不同时期临床表现，分属于中医学"瘿病"等病范畴。中医学根据本病甲状腺弥漫性无痛性肿大或伴甲状腺功能亢进表现的特点，隶属于中医学"瘿"、"瘿病"、"瘿气"、"瘿瘤"等范畴；后期出现甲状腺功能减退表现时，亦可归属于"虚劳"、"浮肿"等病证。其发病与先天相关，与情志内伤密不可分，忧思郁怒妨碍肝之疏泄功能，肝失条达，导致气滞血瘀，脾失健运，遂酿生痰湿，凝于颈部，而发为本病。本病初期属实证，病久则因实致虚，表现为虚证。主要病因可归为以下几点：

1. 先天因素　本病多见于青中年女性，此乃女性生理特点所决定。"女子以肝为先天"，故若肝经疏泄不畅，则气血不能运行，从而引起肝气郁结、痰气交阻以及郁火伤阴等病理变化，且妇女具备经、孕、产、乳等生理周期，易致肝阴血不足，阴伤内热，炼津为痰，痰气交结凝于颈前，遂成为本病之易患因素。

2. 情志因素 《诸病源候论》曰："瘿者，由忧患气结所生"。七情郁结，神明受扰，五志过极，郁而化火，燔灼脏腑阴精。若心志不遂，神明受扰，郁而化火，耗气伤阴，可致心悸不宁、失眠多梦等症；肝志不遂，失其条达，郁而化火，则见烦躁易怒、胸胁胀痛之症；情志不遂，胃气不降，郁而化火，胃热偏盛，每有多食、消瘦之症；肝脾受损，气失所主，郁而不行，滞而为痰瘀之病理产物，交结于颈前而出现颈大之症。

3. 饮食因素 嗜食肥甘厚味，酗酒无制，可助湿生痰；嗜食辛辣，则易助热伤阴，耗气生瘀；过食生冷寒凉又易伤及脾胃，脾阳受损，则运化无力，酿生痰湿，从而诱发本病。

4. 劳逸失度 劳累过度，易耗气伤精，长思久虑，易伤肝脾气血。肝脾失养，脾失健运，则痰浊内生，肝失疏泄，则津停血凝，而为本病之病理基础。同样，过度安逸也是一种致病因素，长期安逸导致人体功能低下，气血不行，脏腑功能呆滞，从而影响津血运行及代谢过程，形成气滞、郁火、痰瘀等病理基础，进一步可发为本病。

综上所述，本病早期以实证为主，后期虚实夹杂，病位主要在肝脾，肝脾失调导致痰瘀互结是基本病理基础。若病情发展，后期往往累及肾系，而形成阳虚兼实证之复杂病理。

二、西 医

目前西医对本病发病机制认识尚未完全清楚，根据研究发现，主要有以下 3 方面原因：

1. 免疫机制 多基因介导的自身免疫反应是 CLT 发病的主要原因。CLT 患者血清中甲状腺过氧化物酶抗体（TPO-Ab）和抗甲状腺球蛋白抗体（TG-Ab）滴度明显升高，直接导致甲状腺结构的破坏和甲减发生，被认为是 CLT 的重要临床特征。同样与免疫相关的 Grave's 病常可在同一患者中，出现在其慢性自身免疫甲状腺炎发病之前或之后，显示两疾病可能具有相同的免疫基础。此外，CLT 者常常并发其他自身免疫疾病，如系统性红斑狼疮、类风湿关节炎及 1 型糖尿病等。以上结论都证明，免疫因素是 CLT 发生的根本原因。

2. 遗传易感性 CLT 具有一定的家族聚集现象，显示本病的发病机制与遗传易感基因密切相关。

3. 环境及其他因素 碘摄入是 CLT 的致病因素之一。富碘地区 CLT

发病率显著高于缺碘地区，对缺碘地区补碘后 CLT 发病率也明显上升。此外、性别、药物、吸烟、核辐射等都与 CLT 发病有关联。药物因素中，服用胺碘酮、α-干扰素、锂制剂等可能导致本病发生。

【临床表现】

一、慢性淋巴细胞性甲状腺炎的典型临床表现

总体而言，CLT 起病较隐匿，进展缓慢，早期临床表现常不典型。其临床表现主要分 3 类：

1. 无症状性甲状腺肿大　甲状腺通常呈弥漫性肿大，峡部及锥体叶常同时增大，一般呈对称性，但有时仅累及一侧腺体，表面不规则，成结节或分叶状，质硬而不坚，伴有韧感。一般与周围组织无粘连，吞咽时可上下移动。常因局部受压而出现吞咽不适或颈部压迫感，偶有局部疼痛或触痛。

2. 甲状腺功能亢进　可出现与 Grave's 病类似的怕热、心悸、消瘦等表现，但自觉症状通常较单纯 Grave's 病轻，多数患者呈一过性甲状腺功能亢进，短期功能亢进过后出现持久功能低下或功能正常；部分患者开始无甲状腺功能亢进，仅有典型的 CLT 病理学改变或伴功能低下，经甲状腺激素替代治疗或未经治疗，一段时间后出现典型的甲状腺功能亢进表现。

3. 甲状腺功能低下　约 80％CLT 患者可保持一段较长时间的甲状腺功能正常，至中晚期，由免疫反应导致甲状腺组织的持久破坏而出现甲状腺功能减退，出现怕冷、心动过缓、便秘、胫前黏液性水肿等典型甲减表现，亦是 CLT 最常见的临床表现。

二、慢性淋巴细胞性甲状腺炎的特殊临床表现

1. 桥本甲亢　指 CLT 与 Grave's 病同时存在，其临床表现及组织学改变兼具两者特征。桥本甲状腺炎一过性甲亢。指 CLT 早期出现的短时期甲状腺毒血症表现，与单纯 Grave's 病症状相似，但甲状腺肿大常表现出 CLT 的肿大特征。甲状腺活检无 Grave's 病病理表现。

2. 儿童桥本甲状腺炎　约占儿童甲状腺肿大的 40％。甲状腺质地不如成人坚硬，结节性肿大较为少见，血清 TPO-Ab 和 TG-Ab 阴性者较多见，容易误诊为单纯性甲状腺肿，一些患儿由于甲状腺功能减退引起生长发育迟缓后才被发现。

3. 桥本氏病合并甲状腺癌　CLT 可合并甲状腺乳头状癌、滤泡状癌、

间变癌及非霍奇金淋巴瘤，当出现以下情况时要提高警惕：①甲状腺肿大明显增快或甲状腺素治疗后甲状腺不缩小反增大者；②甲状腺内有单个冷结节，质硬不移；③局部淋巴结肿大或有压迫症状者；④甲状腺疼痛较明显且持续存在，经治疗无效者。

【辅助检查】

1. 甲状腺激素测定　通过测定血清促甲状腺素（TSH）、三碘甲状腺原氨酸（T_3）、甲状腺素（T_4）可了解甲状腺功能。对于 CLT 患者，甲状腺功能可正常，一部患者可表现为甲减，还有少部分患者表现为甲亢。疾病发展到后期，多数患者因为甲状腺组织的破坏而表现为甲减。

2. 自身抗体测定　反映甲状腺自身免疫紊乱的指标，包括：①抗甲状腺抗体：主要为抗甲状腺过氧化物酶抗体（TPO-Ab）和抗甲状腺球蛋白抗体（TG-Ab），对于 CLT，大多数患者 2 种抗体滴度都明显升高，而 TPO-Ab 特异性明显高于 TG-Ab。②TSH 结合抑制性免疫球蛋白（TBII）或甲状腺刺激抑制性抗体（TSB-Ab），这 2 种抗体存在于约 10% 的 CLT 患者中。

3. 甲状腺超声　为甲状腺疾病的常用检查手段。CLT 可见甲状腺呈弥漫性或结节性肿大，回声不均匀，常见低回声。

4. 甲状腺核素扫描　甲状腺核素扫描对 CLT 病的诊断并非重要检查项目。核素扫描常显示甲状腺增大，摄碘减少，稀疏与浓集区不规则分布，边界不清，合并结节者可表现为温结节、冷结节或热结节，后者很少见。如见单个冷结节，其恶性可能性较大。

5. 甲状腺细针穿刺细胞学检查（FNAC）　FNAC 并非常规检查，但却是甲状腺疾病诊断率最高的检查方法。甲状腺自身抗体阴性时，FNAC 有助于诊断 CLT。对单个结节 FNAC 有助于确定病变性质，排除甲状腺恶性肿瘤。典型细胞涂片可见成堆淋巴细胞，甲状腺滤泡细胞出现嗜酸变性。

6. 其他检查

（1）甲状腺[131]I 摄取率：CLT 者甲状腺[131]I 摄取率正常或减低，极少见升高者。

（2）60% 高氯酸盐试验：CLT 者试验为阳性，但 Grave's 病患者[131]I 治疗后亦可呈阳性。

【诊断与鉴别诊断】

一、诊断标准

凡具备甲状腺自身抗体（TPO-Ab、TG-Ab、TSB-Ab）阳性或甲状腺肿大（弥漫性、质地坚韧）的患者，无论甲状腺功能正常与否，均应疑诊本病，同时进一步行甲状腺超声检查，参考发病特点以明确诊断。诊断困难时可行甲状腺细胞学检查以确诊本病。

二、鉴别诊断

1. 西医　本病应与 Grave's 病、单纯性甲状腺肿、甲状腺恶性肿瘤等疾病相鉴别。

2. 中医　本病应与消渴、瘰疬等病证相鉴别。

【治疗】

目前本病尚无根治方法。西医方面，主要有随访观察、药物保守治疗和手术 3 种治疗方式，虽疗效肯定，但适应证较为局限，不良反应颇多。中医中药在治疗 CLT 方面积累了丰富经验，在取得良好疗效同时，亦可降低不良反应发生率。因此，中西医结合治疗 CLT，局部与整体相结合，辨病与辨证互参照，可实现中西互补，扬长避短，将是本病今后的研究热点和发展趋势。

一、基础治疗

包括一般的健康教育，保持健康的生活方式，戒烟限酒，清淡饮食，适量运动，维持情绪稳定。本病疗程较长，且需要定期随访，应树立患者对本病的正确认识及治疗信心，特别对于有生育要求的女性患者，应交代其甲状腺功能正常后方能妊娠。

二、辨证论治

1. 痰气交阻

主症：颈前肿胀，触诊甲状腺弥漫性肿大，质软或韧，伴胸闷不适，烦躁易怒，纳呆腹胀，舌红，苔薄白，脉细弦。

治法：疏肝理气，化痰消肿。

方药：柴胡疏肝散加减。组方：柴胡、白芍 12g，郁金、青皮、陈皮、当归、法半夏 10g，茯苓 20g，甘草 6g。方中柴胡、郁金、青皮可疏肝理气解郁，法半夏、茯苓、陈皮健脾祛痰，当归、白芍柔肝养血，甘草调和诸药。肝郁火旺者，可加黄芩、夏枯草；阴虚血热者，加生地、丹皮；脾虚湿盛者，加白术、泽泻。

2. 痰瘀互结

主症：颈前肿块，经久未消，触诊甲状腺肿大，质硬，伴胸闷，纳差，眩晕，舌质紫黯或有瘀斑，苔薄白或白腻，脉弦或涩。

治法：化痰逐瘀。

方药：桃红四物汤合二陈汤加减。组方：桃仁、红花、片姜黄、郁金、青皮、陈皮、法半夏、山慈菇、皂角刺 10g，茯苓 20g，丹皮、赤芍 15g。方中桃仁、红花活血祛瘀，郁金、片姜黄活血行气，丹皮、赤芍凉血活血散瘀，青皮、陈皮、法半夏、茯苓理气解郁、燥湿化痰，山慈菇、皂角刺活血消痈散结。瘀滞胸中者，加薤白、全瓜蒌；脾虚痰凝者，加党参、白术；肿结难消者，加海藻、昆布、贝母。

3. 脾肾阳虚

主症：病势缠绵，颈前肿胀质硬，伴神疲乏力，畏寒肢冷，少气懒言，面色少华，纳呆腹满，或面目浮肿，腰膝酸软，小便清长，舌淡胖有齿痕，苔薄白，脉沉细。

治法：温补脾肾，兼化痰瘀。

方药：阳和汤加减。组方：制附片 10g（先煎），麻黄 5g，白芥子、制南星 6g，桂枝、鹿角片、当归、丹皮、赤芍、陈皮、甘草 10g，炙黄芪 30g，党参、熟地黄、丹参 15g，茯苓 20g。方中麻黄、桂枝温阳散寒，鹿角片、附片补肾助阳，白芥子、制南星化痰散结消肿，党参、黄芪补气益气升阳，熟地、当归滋补营血，丹皮、丹参、赤芍活血祛瘀，茯苓、陈皮理气燥湿化痰，甘草调和诸药。阳虚寒盛者，加干姜、肉桂；阳虚水泛者，加白术、生姜；阳虚痰湿者，加防己、薏苡仁。

以上方药，水煎服，每日 1 剂。

三、特 色 专 方

1. **桥本消瘿汤**　方药组成：黄芪、太子参、柴胡、香附、夏枯草、浙贝母、白芥子、丹参、甘草。水煎服，每日 1 剂，分两次服。加减：气阴两虚者加生脉散；血虚者加当归、鸡血藤；烦躁失眠者加炒酸枣仁、合欢皮；纳差者加砂仁、鸡内金、焦山楂、焦神曲、焦麦芽。本方系现代名医程益春教授治疗 CLT 的经验方，功可疏肝健脾、化痰消瘿，用以治疗肝郁脾虚型 CLT。

2. 扶正清瘿方　方药组成：黄芪、板蓝根 30g，党参 15g，白术、八月札、婆婆针、茯苓、桃仁 12g，柴胡、广郁金、制香附、黄芩 9g，红枣 20g，生甘草 6g。每日 1 剂，水煎 2 次取汁，兑匀早晚分服。1 个月为一疗程，一般治疗 5 个疗程。此方系名老中医唐汉钧教授治疗 CLT 之效方，基于"外因风温之邪，内因正气虚弱"的发病认识，所拟扶正清瘿方重在培护正气以清疏颈前风温痰火之邪。临证加减：若舌红苔少，脉细数，症见气阴两虚之证者，可酌加生地黄、石斛等；若火热之邪盛，证见舌红苔薄黄脉数者，可酌加银花、菊花、蒲公英、冰球子、山栀、连翘、苦参等。黄铮等运用此方治疗 CLT 52 例，结果治愈 8 例，显效 14 例，有效 25 例，无效 5 例，总有效率为 90.38%。

3. 二仙消瘿汤　方药组成：仙茅、仙灵脾、熟地黄、山萸肉、淮山、巴戟天、鹿角胶、当归、浙贝母、川芎等。水煎服，每日 1 剂，早晚 2 次温服。临证加减：纳差者加用白术、炒麦芽、炒谷芽；面目浮肿明显者加用泽泻、泽兰、茯苓等；颈前粗大者加用夏枯草、煅牡蛎、法半夏。本方系南京中医药大学王旭教授基于"温补脾肾，化痰祛瘀"法论治 CLT 的代表方，通过临床观察，本方疗效确切，标本同治，对脾肾阳虚、痰瘀互结型 CLT 不仅能改善症状及自身抗体、甲状腺功能指标，并且能降低血清 TNF-α 水平而起到调节免疫作用。

4. 屏风消瘿汤　方药组成：生黄芪 30g，白术、当归、白芍、夏枯草、浙贝、仙灵脾、巴戟天 15g，防风、柴胡、云苓 12g，蛇舌草 21g，炒莪术 9g，炙甘草 6g。日 1 剂，水煎服，分早晚 2 次饭后服。张媛等运用屏风消瘿汤联合左旋甲状腺素片治疗 CLT，4 周为一个疗程，连续治疗 3 个疗程后，患者主观症状和实验室指标均得到明显改善，表明本方可通过扶正固表、疏肝解郁、理气化痰、活血散结而取效。

5. 软坚消瘿汤　方药组成：柴胡、郁金、香附、青皮、白芥子、三棱、浙贝母 9g，山慈菇 12g，瓜蒌皮、自然铜 15g，蜣螂 6g。此方具有理气、化痰、活血之功效，临证运用时，瘿肿坚硬难消者加蜈蚣、全蝎、土鳖虫；瘿肿明显但质地较软者加荔枝核、橘核、瓦楞子；气阴不足者加生脉饮；有明显阳虚表现者加右归饮。方邦江等运用软坚消瘿汤治疗 CLT 患者 40 例，经过 4 个月治疗，显效率为 37.5%，总有效率为 92.5%。

6. 温阳消瘿汤　方药组成：党参、黄芪、当归、郁金、制附片、丹参、香附、仙茅、仙灵脾、甘草。日 1 剂，早晚分两次服。全方以益气温阳、活血消瘿为法，治标兼以固本。姜莉莉等以此方治疗 CLT 60 例，对照组口服左旋甲状腺素片，治疗组在此基础上加用温阳消瘿汤，3 个月为一疗程，治疗 2 个疗程后，治疗组患者症状、甲状腺激素水平及甲状腺自身抗体均较对照组有显著改善，表明此方疗效较好。

7. 消瘿化结汤　方药组成：金银花、菊花、桔梗、夏枯草、玄参等。上方每日 1 剂，分两次服。刘爱武等用此方治疗 CLT 230 例，经 6 个月治疗后，显效 171 例，有效 54 例，无效 5 例，总有效率 97.8%，效果良好。

8. 益气化痰消瘿方　方药组成：生黄芪 30g，太子参、茯苓、淫羊藿各 15g，浙贝母、当归、穿山甲、三棱、桃仁各 10g。日 1 剂，水煎 200ml，早晚 2 次分服。张敏等用此方治疗 CLT 60 例，观察治疗 3 个月后表明，此方可有效降低甲状腺自身抗体，并对甲状腺肿大有效。

9. 复圆消瘿汤　方药组成：干姜、茯苓、山萸肉、生姜、大枣 20g，红参、桂枝、炙甘草 10g，白术、白芍、淫羊藿 15g，麻黄 5g，细辛 6g，吴茱萸 7g，泽泻 30g，肉桂 3g（后下）。以上方为基础方，对于阳气闭塞、痰瘀滞行者，重用麻黄、细辛、桂枝，佐以小柴胡汤等运阳逐邪；若阳气不敛、寒湿凝重者，则重用山萸肉，加制附子、砂仁、沉香等以收纳阳气、培元固本。此方系笔者基于多年临证、结合阳气圆运动理论而总结的治验方，笔者认为 CLT 发病为阳气运行道路受阻从而酿生痰瘀的结果，通过以上基础方恢复阳气运行常序，可达“扶正祛邪”目的，因而每以此方治疗 CLT，多能获满意疗效。

四、中　成　药

1. 夏枯草颗粒　成分：夏枯草。每次 15g，水冲服，每日 2 次。功效：散结消肿。主治 CLT 并甲状腺肿大。

2. 香远合剂　由黄精、景天三七、制香附、远志、鳖甲、蜘蛛香、头顶一颗珠、玄参、夏枯草、郁金、五味子、黄芪、生牡蛎、山慈菇、白芍、何首乌、海藻组成。每次 10～15ml，每日 2～3 次。功效：疏肝解郁、养阴益气、软坚化痰。主治 CLT 并甲亢。

3. 扶正愈瘿合剂　由黄芪、仙茅、人参、淫羊藿、柴胡、浙贝母、穿山甲、熟地黄、白芍、金银花、夏枯草组成。每次 100ml，每日 2 次。功效：温肾健脾、化痰散结。主治 CLT 并甲状腺功能减退。

4. 百令胶囊　由发酵虫草菌粉组成。每次 5 粒，每日 3 次。功效：扶正固本。主治肺肾两虚型 CLT。

5. 火把花根片　主要成分为昆明山海棠。每次 3～5 片，每日 3 次，饭后服用，1～2 月为一疗程。功效：舒筋活络，清热解毒。主治 CLT。

6. 金水宝胶囊　主要成分为发酵虫草菌粉。每次 6 片，每日 3 次。功效：补益肺肾、秘精益气。主治肺肾两虚型 CLT。

7. 通心络胶囊　由人参、全蝎、水蛭、蜈蚣、土鳖虫、蝉蜕、冰片、赤芍组成。每次 2 粒，每日 3 次。功效：益气活血、解痉通络。主治血瘀型 CLT。

8. 芪夏消瘿合剂　由黄芪、夏枯草、炒白芍、玄参、桔梗、生甘草等组成，每日 1 袋，每袋 250ml，开水冲服。功效：益气健脾、养阴柔肝、化痰消瘿。主治脾虚痰凝型 CLT。

9. 瘿气灵片　由太子参、麦冬、五味子、黄芪、玄参、牡蛎、酸枣仁、浙贝母、夏枯草、赤芍、猫爪草等组成。每次 5 粒，每日 3 次。功效：益气养阴、清热散结。主治 CLT 伴甲状腺功能亢进。

10. 逍遥丸　由柴胡、当归、白芍、炒白术、茯苓、炙甘草、薄荷、生姜组成。每次 8 粒，每日 3 次。功效：疏肝解郁、养血健脾。主治肝气郁结型 CLT。

五、按摩疗法

耳穴埋豆法　选取内分泌、皮质下、脾、胃、肝、肾 6 个穴位。对称性取双耳内侧穴。消毒耳郭，镊子夹王不留行籽贴敷在选用的耳穴上。每日自行按压 3～5 次，每次每穴按压 30～60 秒，3 天更换 1 次，双耳交替。

六、针灸疗法

1. 体、耳针配合疗法　主穴为局部穴位：甲状腺邻近区域（双侧：人迎-水土）。针法：浅刺。配穴：①阳虚型：合谷，曲池，阳陵泉，足三里，关元。手法：捻转补法。耳针：内分泌，甲状腺，交感神经，神门，垂体，大脑皮层；②气郁化火型：合谷，曲池，阳陵泉，足三里，太冲。手法：捻转泻法。耳针：内分泌，甲状腺，交感神经，神门，垂体，大脑皮层，肝，脾。1 个疗程 20 次，隔天 1 次。每次留针 30 分钟。

2. 艾灸治疗　取穴：①大椎、肾俞、命门；②膻中、中脘、关元。每次取 1 组穴位，两组穴位隔次交替使用。每次每穴灸 5 壮，每壮含纯艾绒 2克。病情轻者隔日治疗 1 次，病情重者每日治疗 1 次。

3. 隔药饼灸治疗　取穴大椎、命门、膻中、中脘、关元、肾俞、足三里。药饼制法：把附子、肉桂、五灵脂、乳香 4 味中药按照 5：2：1：1 的比例，共研细末，用黄酒调制，制成直径 3cm、厚 0.8cm 的圆饼，中间用针刺以数孔，由塑料薄膜保湿以备用。艾炷：由特制器械按压加工的大艾灸炷，每个重 2g。灸法：采用间隔灸法，在相应的腧穴上放置准备好的药饼，行大艾炷灸 5 壮，以局部潮红为度。每日 1 次。

七、西药常规治疗

目前 CLT 暂无根治方法，治疗主要围绕纠正异常甲状腺功能和缩小明显肿大的甲状腺为主。

（一）保守治疗

1. 甲功正常的 CLT　大多数 CLT 患者甲状腺功能正常、甲状腺肿大也较轻微，所以暂无需特殊治疗，应定期随访复查甲状腺功能、自身抗体及甲状腺超声检查。对于这部分患者，中医往往有独特疗效。

2. CLT 伴甲减　对于明显甲状腺功能减退者应使用甲状腺激素制剂予以替代治疗，一般给予甲状腺片 40～160mg/d，或左旋甲状腺素片按体重 $1\sim2\mu g/(kg\cdot d)$。年龄大、特别是伴有心血管疾病的患者应从小剂量（$12.5\sim25\mu g/d$）开始治疗，并因人而异视 TSH 逐渐调整用药剂量至合适水平。甲状腺激素以空腹或睡前服用具有更高的生物利用度，应避免与钙剂、铁剂同服。

3. CLT 伴亚临床甲减　亚临床甲状腺功能减退患者中 TSH>10mIU/L 时，80% 将发展为明显的甲状腺功能减退，故也应予以替代治疗。在替代治疗前，通常需要在 2 周至 3 个月内复查 TSH，若 2 次 TSH 均升高，方可考虑给予甲状腺素。同时剂量宜小，甲状腺功能恢复后须减量或停用甲状腺素。

4. CLT 伴甲状腺明显肿大　可以短期（6 个月）使用甲状腺激素制剂以抑制肿大的甲状腺生长。部分患者在使用抑制治疗 6 个月后，甲状腺肿可缩小 30%。但由于甲状腺激素制剂的种种副作用，以及疗效的不确定性，一般不常规或长期治疗。少数压迫气管以及周围器官的巨大甲状腺肿，以及个别患者出现甲状腺肿伴持续性疼痛时，使用药物治疗后无效，也应施以手术治疗。

5. CLT 伴甲亢　通常呈一过性甲亢，可按 Grave's 病治疗，适当给予抗甲状腺药物治疗，但因其是自限性的，故一般剂量宜小，通常不选用[131]I 及手术治疗，以避免出现甲减；对于甲状腺毒症状明显者，可同时予 β 受体阻滞剂控制症状。

6. 补充硒剂　现代动物实验及临床研究都表明，用硒治疗 CLT 可在一定程度上降低 TPO-Ab 等抗体水平，减轻自身免疫损伤，目前我国常用的口服硒剂为硒酵母片（用法：$100\mu g$，2 次/日）。

（二）手术治疗

手术治疗存在一定风险，一般认为，CLT 的手术指征有：①甲状腺肿大有明显压迫症状，尤其是药物治疗不能改善者；②颈部有多发淋巴结肿大且质地较硬者，核素扫描为冷结节或肿块质硬韧，不能排除甲状腺腺瘤或甲状腺恶性肿瘤可能者；③甲状腺疼痛较剧，又无法耐受甲状腺素治疗者；④并发 Grave's 病反复发作，或有进展性 Grave 病症状者。为尽可能避免术后甲减的发生，应控制甲状腺的切除量，手术治疗后，亦需较长时间的内科治疗及随访。

【研究述评】

1. 目前，CLT 西医发病机制尚未明了，治疗方法比较局限，甲状腺激素替代为主的保守治疗是主流疗法，外科治疗尚存在争议，且具有不良反应多、复发率高、功能缓解与免疫缓解不同步等缺陷。在此背景下，中医药治疗手段丰富，临床疗效确切，在改善 CLT 局部及全身症状、降低抗体水平、提高患者生存质量方面疗效肯定，弥补了功能缓解与免疫缓解不同步现象，并且具有良好的安全性，可改善远期预后，同时，对于 CLT 合并一过性甲亢、激素不耐受等棘手情况，亦可作为重要的治疗选择。

2. 中医治疗 CLT 尚无统一的辨证分型标准及疗效评价体系，现今多属名家经验、个案报道，辨证体系繁杂，一方面不利于推广中医诊疗方法，另一方面无法客观真实的评价疗效。因此，期待通过大样本的临床调查而建立起规范的学术标准，使中医辨证规范化、客观化，以及诊疗体系一体化。

3. 自身免疫损伤是 CLT 发病的根本原因，CLT 患者中的高滴度抗体水平是免疫损伤的重要媒介，然而当今尚未出现降低自身抗体的特效药物，未能从根本上治愈 CLT。中医药在免疫调节方面的优势已为业界所承认，在降低自身抗体方面亦显示了一定疗效，但目前尚缺少相关基础研究及临床试验支持。不仅如此，就整体而言，中医药治疗 CLT 缺乏大规模、多中心、随机双盲的高质量循证支持，这些都成为中医药走向国际的巨大阻碍，亦提示了我们今后的研究方向。

【主要参考文献】

1. 张木勋，吴亚群. 甲状腺疾病诊疗学 [M]. 北京：中国医药科技出版社，2006：256-261.

2. 陈灏珠，林果为. 实用内科学 [M]. 北京：人民卫生出版社，2011：1283-1284.

3. 叶蓓，叶少玲. 许芝银教授治疗桥本氏甲状腺炎经验 [J]. 四川中医，2012 (12)：16-17.

4. 周良军，孙丰雷. 程益春治疗桥本甲状腺炎经验 [J]. 山东中医杂志，2011 (7)：

510-511.

5. 黄铮，唐汉钧．扶正清瘿法治疗桥本氏甲状腺炎 52 例 [J]．上海中医药杂志，2003 (11)：34-35.

6. 李敏．二仙消瘿汤治疗桥本甲状腺炎的临床研究 [D]．南京中医药大学，2012.

7. 张媛，邵鑫．屏风消瘿汤联合优甲乐治疗桥本甲减 30 例 [J]．实用医药杂志，2011 (9)：793-794.

8. 方邦江，孙丽华，周细秋，等．软坚消瘿汤治疗慢性淋巴细胞性甲状腺炎的临床研究 [J]．中西医结合学报，2006 (4)：355-357.

9. 姜莉莉，吴军，张德宪，等．温阳消瘿汤治疗慢性淋巴细胞性甲状腺炎继发甲状腺功能减退 [J]．现代中西医结合杂志，2011 (6)：705-706.

10. 刘爱武，刘晓敏，苗德光，等．消瘿化结汤治疗 230 例桥本氏病患者的临床疗效分析 [J]．标记免疫分析与临床，2009 (5)：313-314.

11. 聂有智．甲状腺炎中医临床研究进展 [J]．中国临床医生，2012 (10)：34-36.

12. 裴倩，王芳芳，朱章志．甲状腺疾病责之阳气异常 [J]．辽宁中医药大学学报，2011 (3)：92-93.

13. 杨余朋，叶迎新．夏枯草颗粒辅助治疗桥本氏甲减 28 例 [J]．中国民间疗法，2013 (3)：31-32.

14. 姚平，姚茂篯．香远合剂治疗桥本氏病和 Graves 病并甲亢的疗效比较 [J]．湖北中医杂志，2007 (1)：11-13.

15. 王素美．扶正愈瘿合剂配合左甲状腺素钠片治疗桥本甲状腺炎并甲状腺功能减退临床疗效评价 [J]．中国中医药信息杂志，2011 (12)：11-13.

16. 刘宝忠，张花，杨坤，等．百令胶囊对桥本甲状腺炎患者自身免疫性抗体的影响 [J]．医药导报，2009 (6)：727-728.

17. 张维丽，裴迅，陈如泉．通心络胶囊治疗桥本氏甲状腺炎的临床观察 [J]．湖北中医杂志，2009 (11)：13-14.

18. 田黎．瘿气灵对 Graves 病患者 T 淋巴细胞亚群影响的临床研究 [J]．河南中医，2011 (12)：1396-1397.

19. 李玲，陈晓雯．耳穴埋豆法治疗桥本甲状腺肿 30 例 [J]．江西中医学院学报，2013 (2)：37-39.

20. 卡咪拉，杨学智，李海燕，等．自身免疫性甲状腺炎的针刺干预作用和四诊特征 [J]．中华中医药杂志，2012 (7)：1938-1940.

21. 胡国胜，陈汉平，何金森，等．艾灸治疗桥本氏甲状腺炎的临床研究 [C] //世界针灸学会联合会成立暨第一届世界针灸学术大会，1987：中国北京．第 1 页．

22. 王晓燕．隔药饼灸治疗慢性淋巴细胞性甲状腺炎 [J]．中国针灸，2003 (1)：10-12.

23. 宁光．内分泌学高级教程 [M]．北京：人民军医出版社，2011：122-129.

24. 何行昌．桥本氏病的诊断与治疗研究 [J]．中国社区医师 (医学专业)，2012 (5)：74.

第十八章　甲状腺肿瘤

　　甲状腺肿瘤是临床常见的内分泌肿瘤之一，其中绝大多数为良性，只有少数为恶性肿瘤。良性肿瘤主要指甲状腺结节，甲状腺腺瘤，而恶性肿瘤主要指原发性甲状腺癌。

　　根据临床表现，本病属中医学"瘿瘤"之范畴。良性肿瘤相当于中医之"肉瘿"，恶性肿瘤相当于中医之"石瘿"。

【病因病机】

一、中　医

　　本病的发生主要与情志不畅和正虚邪踞关系密切。情志不畅，肝失条达，从而导致火郁、气结，或乘脾而致脾失健运，痰湿内阻，亦或兼而有之。火郁敛液为痰，气结日久生瘀，加之脾虚痰湿凝结，导致浊气、痰湿、瘀血壅于颈部而成瘿瘤。本病虽有气滞、痰凝、血瘀之别，但均因其内在正气虚弱，正虚则邪毒乘虚盘踞，形成虚实夹杂之证。

二、西　医

　　本病的病因和发病机制尚不完全清楚。一般认为细胞生长、分化的刺激因素与基因突变因素共同作用于甲状腺细胞，使其转变为肿瘤细胞。恶性肿瘤还与放射性照射史以及遗传因素有关。

【临床表现】

　　患者以女性多见，常因颈部肿块或甲状腺结节而就诊，肿块或结节多为单发。本病除自主功能性腺瘤有甲状腺功能亢进症状外，早期一般无自觉症状。良性肿瘤生长缓慢，一般无压迫症状，形圆质光滑，与周围组织无粘连，移动性好，其癌变率为 $10\%\sim20\%$。恶性肿瘤可出现结节迅速生长或伴有局部淋巴结肿大，导致声音嘶哑、声带麻痹等症状，其肿块质硬，高低不平，边界不清且活动度欠佳。

【辅助检查】

一、实验室检查

自主功能性腺瘤可有促甲状腺素（TSH）、三碘甲状腺原氨酸（T_3）及甲状腺素（T_4）的异常；甲状腺球蛋白（Tg）可作为肿瘤切除术后或^{131}I治疗后复发、转移的相对特异性指标；血清降钙素被认为是甲状腺髓样癌的肿瘤标记物。

二、影像检查

1. 超声检查　可以用来测量甲状腺的体积、组织的回声，还可确定结节的数量、大小和分布，并鉴别其物理性质，如是实体性或囊性，有无完整包膜等。一般来说，良性肿瘤多表现为边界清，边缘光滑的囊性或实性结节，周边可有声晕；实性结节可是等回声，也可是高回声；如果内有钙化，通常是弧形钙化影。恶性肿瘤常表现为边界不清，形态不规则的低回声结节，周边的声晕不完整，其内的砂砾样钙化点对诊断甲状腺癌具有很高的特异性。

2. 甲状腺核素扫描　可以明确有无异位甲状腺和甲状腺肿瘤的代谢功能情况。常用的放射性核素药物为^{131}I和^{99}mTc。热结节：结节摄碘能力高于周围正常甲状腺组织，图像上结节部位放射性明显浓聚，而周围甲状腺组织显影差或不显影；温结节：结节密度和摄碘能力与正常组织相同或十分接近；凉结节：结节摄碘能力低于正常甲状腺组织，结节部密度低于周围；冷结节：结节无摄碘功能，显像明显减弱或缺如。一般情况下，冷（凉）结节中甲状腺恶性肿瘤的发生率高于热（温）结节。亲肿瘤药物甲状腺显像可进一步提高对恶性肿瘤诊断的准确性。

3. CT和MRI检查　CT可明确病变范围，周围组织和气管受压情况，巨大腺体向胸腔内延伸程度及与周围大血管的关系等，MRI还能显示病变的边缘、包膜、小血管和淋巴结等细致结构以及囊肿、内出血、坏死、纤维化等组织学特征。二者主要用于指导手术操作以及术后复发的评价。

三、细针抽吸细胞学检查

细针抽吸细胞学检查被认为是目前确定甲状腺肿瘤性质最精确的检查。但由于穿刺者操作技术和细胞病理学家经验的差异，该检查仍存在一定的误差率。

【诊断与鉴别诊断】

一、诊　　断

甲状腺肿瘤的诊断需依靠病史、体征、B超、CT、同位素扫描及针吸细胞学检查综合判断。

二、鉴别诊断

1. 西医　本病首先需要鉴别肿瘤的良恶性，其次需与结节性甲状腺肿相鉴别。
2. 中医　主要为肉瘿与石瘿的鉴别。

【治疗】

一、辨证论治

（一）良性肿瘤的辨证论治

1. 肝郁脾虚

主症：颈部肿块质地柔软，光滑，按之活动，肿块局部时有胀闷不适，易焦虑抑郁，胸闷不舒，或腹胀纳呆，或便溏浮肿，舌淡红，苔薄白或厚腻，脉弦。

治法：疏肝健脾，化痰散结。

方药：逍遥散加减。柴胡6g，白芍、茯苓、白术、法半夏各10g，陈皮5g，生牡蛎30g（先煎），夏枯草12g，海藻、昆布各9g。诸药合用，共奏疏肝解郁、健脾化痰、行气散结之功。若面色少华，气短乏力者，加党参、黄芪各15g；腹胀纳呆者，加山楂、木香各10g；浮肿明显者，加猪苓、泽泻各10～15g。

2. 气滞痰凝

主症：颈部肿块呈圆形或卵圆形，表面光滑，按之不痛，可随吞咽动作移动，或伴胸闷纳差，或恶心痞闷，口中痰多黏腻，舌淡红，苔白腻，脉弦滑。

治法：理气化痰，软坚散结。

方药：海藻玉壶汤加减。海藻、昆布、柴胡、半夏、香附、郁金各10g，青皮、陈皮各5g，山慈菇、黄药子各15g，薏苡仁30g。诸药同用，以行气化痰为主，并加强软坚散结之功。若脾气虚弱，便溏者加茯苓、白术各15g，山药30g；舌质紫或有瘀斑瘀点者，加川芎、丹参各10~15g；伴梅核气症状者，加绿萼梅6g，苏梗10g。

3. 气郁痰热

主症：肿块质韧，光滑可活动，局部或有胀痛，伴痰黏难咳，心烦易怒，失眠多梦，口干口苦，舌偏红，苔黄或腻，脉滑。

治法：疏肝泻火，化痰散结。

方药：龙胆泻肝汤合二陈汤加减。法半夏、茯苓、赤芍各15g，龙胆草、山栀子、生地黄各10g，陈皮、甘草各6g，夏枯草30g。全方共奏泻肝火、理肝气、养阴化痰散结之功效。若心悸者，茯苓改茯神15g，加柏子仁、酸枣仁各15g；汗多者，加煅龙骨、煅牡蛎各15g；消谷善饥者，加石膏、知母各10g，手抖明显者，加钩藤、白芍各10g。

4. 痰气瘀结

主症：肿块日久，中等硬度，表面欠光滑或触之有结节，可活动，局部有压迫感或咽中梗塞不舒，痰液黏稠而多，胸胁或乳房胀痛，舌黯红，或有瘀斑，苔白腻，脉弦涩或弦滑。

治法：化痰软坚，活血行瘀。

方药：活血散瘿汤加减。当归、陈皮、红花、牡丹皮、赤芍各6g，海藻、昆布、山慈菇、法半夏各10g，乳香、没药各5g，三棱、莪术各15g。上方以行气活血破瘀为主，并收软坚化痰散结之功。若结节疼痛者，加延胡索10g、徐长卿30g；若肿块触之有波动感或B超提示囊样硬化者，可加入穿山甲6g、皂角刺10g；若胸闷者，加苏梗、砂仁各10g。

当甲状腺肿瘤呈现自主分泌甲状腺激素过多，引起明显甲亢症状时，应忌用含碘量丰富的中药如海藻、昆布等。为达到软坚散结的目的，可以选用含碘量较少的中药，如夏枯草、玄参、香附、浙贝等，既可消瘿散结，又有清热养阴、理气化痰之效。但仍需注意根据病证的演变随时调整用药。

以上方药，水煎服，每日一剂。

（二）恶性肿瘤的辨证论治

1. 血瘀毒聚

主症：肿块迅速增大，质地坚硬如石，表面凹凸不平，推之不移，局部有压迫感或疼痛感，舌黯红，或有瘀斑，苔薄黄，脉弦涩。

治法：活血化瘀，解毒消坚。

方药：通气散坚汤加减。川芎、当归、莪术、丹参、海藻、胆南星各12g，穿山甲5g，白英、夏枯草各15g，干蟾皮、龙葵各10g。全方行气活血散瘀而不伤正，兼有通络化痰、消癥解毒之功。若神疲乏力，大便溏薄者，加党参、白术各30g；若纳呆脘痞者，加鸡内金30g，厚朴10g。

2. 痰毒蕴结

主症：颈前肿块发展较快，质硬，高低不平，灼热疼痛，或伴淋巴结肿大，或伴头痛颈痛，呼吸吞咽困难，时而恶心，大便干结，小便偏黄，舌绛或灰黯，苔黄腻，脉弦滑。

治法：化痰软坚，消瘿解毒。

方药：清肝芦荟丸合海藻玉壶汤加减。决明子20g，芦荟、青皮、陈皮、连翘、丹参、川芎、茯苓各10g，当归、全瓜蒌、野菊花、土茯苓、白花蛇舌草各15g，旋覆花（包煎）、昆布、海藻各9g。全方共奏清热化痰解毒、活血化瘀、消瘿散结之功。灼痛甚伴口渴咽痛者，加山豆根10g，天花粉15g，黛蛤散（包煎）30g；咳嗽痰黄者，加鱼腥草10g。

以上方药，水煎服，每日一剂。

（三）甲状腺肿瘤术后康复辨证论治

本病术后因手术创伤、麻醉影响、手术体位等多种原因，可导致脉络受损，气滞血瘀，或风热外侵，或耗伤气血阴液等情况，形成虚实夹杂之病证。

1. 风热客肺

主症：术后早期出现颈前疼痛，咳嗽，咽痛咽干，口渴欲饮，或伴发热恶寒，头痛，颈项强痛，舌红，苔薄黄或黄腻，脉浮数或滑数。

治法：疏风清热。

方药：银翘散加味。银花、连翘、牛蒡子、荆芥穗各10g，桔梗、薄荷、竹叶、生甘草各6g，法夏、胆南星各15g，芦根30g。全方共奏疏风清热，宣肺化痰之功。如咽痛咽干甚者加板蓝根、岗梅根各10g；烦热口渴甚者加知母10g，天花粉15g；头痛甚加蔓荆子15g；颈项强痛加葛根30g，羌活15g。

2. 气郁痰凝

主症：术后早期，表证不显，喉中异物感、梗塞感，痰多，舌淡红，苔白腻或黄腻，脉弦滑。

治法：疏肝理气、化痰散结。

方药：柴胡疏肝汤合半夏厚朴汤加减。柴胡、陈皮、法夏、苏叶各

15g，川芎、香附、枳壳、白芍、厚朴各 10g，炙甘草 6g，茯苓 20g。全方以疏肝理气、化痰散结为主。如兼表证寒热不明显，重用苏叶 30g、加荆芥穗 10g。

3. 气滞血瘀

主症：颈前胀满疼痛甚，或跳痛，术口渗血，舌黯红，苔薄黄，脉弦。

治法：行气活血。

方药：通窍活血汤加减。赤芍、川芎、延胡索各 15g，桃仁、红花各 10g，红枣 7 枚，葱白 3 段（后下），生姜 9g，麝香 0.2g（绢包）。全方合奏行气通络，活血化瘀之功。如瘀而化热，加丹皮、丹参各 10g，蒲公英 15g。

4. 气阴两虚

主症：术后远期出现颈前隐痛或无明显不适，伴有疲倦乏力，口干口渴，潮热，盗汗或自汗，心悸，失眠多梦，舌黯红，苔薄，脉细数。

治法：益气养阴。

方药：天王补心丹合生脉散加减。党参 30g，麦冬、南北沙参、丹参各 15g，柏子仁、酸枣仁、茯苓、山萸肉各 12g，丹皮、泽泻、旱莲草、女贞子各 10g，竹茹、陈皮各 6g。诸药同用，益气养阴为主，兼理气化痰，宁心安神。若心中烦热、自汗者加龙骨、牡蛎各 30g；咽中痰多者加法夏、前胡各 10g。

5. 气血亏虚

主症：术后远期出现疲倦乏力，心悸气短，头晕目眩，纳差，自汗盗汗，舌淡红，苔白而少，脉细弱。

治法：益气养血。

方药：八珍汤加减。党参、白术、茯苓、熟地、当归、白芍、仙灵脾各 15g，黄芪 20g，炙甘草、川芎各 5g，黄精 30g。全方气血双补。四肢厥冷者加附子 9g，肉桂（后下）3g；脘痞纳呆者加鸡内金、焦三仙各 10g。

二、特色专方

1. **加味消瘰丸**　该方系国医大师邓铁涛经验方，由太子参 30g、麦冬 10g、五味子 6g、浙贝母 10g、玄参 15g、生牡蛎 30g、白芍 15g、甘草 5g 组成。功效：益气养阴，化痰散结。适用于高自主功能性腺瘤，症见颈部肿块伴畏热多汗、手颤、失眠烦躁，舌红少苔，脉细数等症。每剂药煎二次，日二服。禁忌：辛辣、浓茶、咖啡、烟酒。

2. **化结消囊散**　该方系国医大师朱良春经验方，由白头翁、射干、荔枝核、制香附、胆南星、制旱半夏、制首乌共碾为散，日服量 15g，分 3 次用生黄芪 30g、大红枣 6 枚煎送散药，功效：疏肝解郁，化痰散结，活血止痛。适用于甲状腺结节、囊肿久治未消者。

3. 川芎天葵汤　浙江中医药大学王绪鳌教授经验方：当归 6g、川芎 6g、乌药 6g、玄参 12g、海浮石 12g、海藻 10g、昆布 10g、土贝母 10g、天葵子 10g、八月札 9g，水煎服。功能化痰理气，活血祛瘀，软坚散结。主治甲状腺腺瘤。治疗甲状腺腺瘤 80 例，痊愈（肿瘤完全消失）42 例；显效（肿瘤缩小一半以上）12 例；有效（肿瘤缩小不足一半）20 例；无效 6 例。

4. 消瘿汤　由海藻、昆布、夏枯草、丹参、牡蛎、玄参各 15g，青皮、浙贝母、蛤粉、香附、柴胡、穿山甲各 10g，三棱、莪术、桃仁、木香、红花各 6g。全方以活血化瘀，理气化痰，活血散结，清热解毒为法，肝郁胁胀者加用白芍、枳壳，气虚者加用黄芪，血虚者加用当归，脾虚者加用厚朴、苍术，痰多者加用牛蒡子。水煎，日 1 剂，早晚各服 200ml。治疗 3 个月。治疗组 30 例，痊愈（颈部肿块消失，随访半年无复发）18 例；有效（颈部肿块明显缩小，随访半年无增大）10 例；无效 2 例，总有效率明显高于对照组（口服甲状腺素片）。

5. 瘿瘤散结方　由香附、郁金、青皮、三棱、莪术、白芥子各 10g，山慈菇、全瓜蒌各 15g，海蛤壳、生牡蛎各 30 克，八月札、白花蛇舌草各 20g 组成，水煎服。功能疏肝理气，行瘀化痰，软坚散结。主治甲状腺肿块。本方由南京中医药大学附属医院许芝银教授创制。临床治疗甲状腺肿块 116 例，治愈（临床检查肿块消失，并影像学检查证实，症状基本消失者）50 例，有效（临床检查肿块缩小一半以上，症状明显改善者）42 例，无效（肿块缩小不明显或者无变化，症状无明显改善或中转手术者）24 例。许氏认为山慈菇的化痰散结效果较好，因此药有小毒，一般用量不超过 15g，煎煮时间宜长，并注意血象及肝肾功能变化以及有无恶心、呕吐等胃肠道反应。

6. 甲瘤方　由黄芪 30g，党参 30g，北沙参 10g，玄参 10g，穿山甲 10g，夏枯草 10g，当归 10g，川芎 10g，赤芍 10g，贝母 10g，半夏 10g，白芥子 10g，泽漆 10g，香附 10g，白芍 10g 组成。水煎，日 1 剂，分两次服。该方以益气养阴为主，治疗甲状腺腺瘤患者 3 个月后，甲瘤方组 60 例，总有效率为 91.7%，对照组（甲状腺片）30 例，总有效率为 56.7%。

7. 海藻消瘿汤　海藻 20g，昆布 20g，生牡蛎 15g，海浮石 15g，黄药子 15g，夏枯草 15g，当归 10g，炒山甲 10g，三棱 10g，莪术 10g，木香 6g，随证加减。肿瘤疼痛者加制乳没，心悸失眠加酸枣仁、柏子仁、珍珠母，气虚者加党参、炙黄芪，血虚者加熟地、首乌，气滞者加青皮、枳壳，食欲减退者加鸡内金、焦山楂，合并甲亢、白细胞减少者加生黄芪、鸡血藤、丹参、枸杞子等。报告 60 例甲状腺腺瘤，治愈 55 例，好转 3 例，无效 2

例，治愈率高达 91.6%，总有效率为 96.6%。

三、中 药 成 药

1. 柴胡疏肝丸　由茯苓、麸炒枳壳、酒白芍、甘草、豆蔻、醋香附、陈皮、桔梗、姜厚朴、炒山楂、防风、炒六神曲、柴胡、黄芩、薄荷、紫苏梗、木香等 25 味药材组成。用法用量：一次 1 丸，一日 2 次。功效主治：疏肝理气、消胀止痛，可用于瘿瘤肝郁气滞证。

2. 逍遥丸　由柴胡、当归、白芍、白术（炒）、茯苓、炙甘草、薄荷、生姜组成。用法用量：一次 8 丸，一日 3 次。功效主治：疏肝健脾，可用于瘿瘤见肝郁脾虚证型者。

3. 小金丸　由麝香、木鳖子、制草乌、枫香脂、乳香（制）、没药（制）、五灵脂（醋炒）、当归（酒炒）、地龙、香墨诸药组成。用法用量：打碎后口服一次 1.2～3g，一日 2 次。功效主治：散结消肿、化瘀止痛，因药性峻猛，适合于体实，痰瘀互结明显者。孕妇及体虚者禁用。

4. 消瘿气瘰丸　由夏枯草、海藻、昆布、海螵蛸、蛤壳（煅）、海胆、陈皮、枳壳（去瓤麸炒）、黄芩、玄参组成。用法用量：一次 6g，一日 2 次。功效主治：消瘿化痰，用于肝郁痰结引起的瘿瘤肿胀，瘰疬结核。

5. 五海瘿瘤丸　由海带、海藻、海螵蛸、蛤壳、昆布、夏枯草、白芷、川芎、木香、海螺（煅）组成。用法用量：一次 1 丸，一日 2 次。功效主治：软坚散结，化核破瘀，化痰消肿，用于瘿瘤、瘰疬、乳中结核等症。

6. 消瘿五海丸　由夏枯草、海藻、海带、海螺（煅）、昆布、蛤壳（煅）、木香、川芎组成。用法用量：一次 1 丸，一日 2 次。功效主治：消瘿软坚、破瘀散结，用于各类瘿瘤。

7. 内消瘰疬丸　由夏枯草、玄参、海藻、浙贝、天花粉、连翘、熟大黄、白蔹、枳壳、玄明粉等 17 味药材组成。用法用量：一次 8 丸，一日 3 次。功效主治：软坚散结，消肿化痰，适用于由痰凝气滞引起的瘰疬痰核，颈项瘿瘤，皮色不变，或肿或痛者。

8. 夏枯草膏　由单味夏枯草浓煎蜜炼而来。用法用量：一次 10g，一日 2～3 次，亦可外敷。功效主治：清火，散结，消肿，用于瘿瘤痰火郁结者。

四、外治敷贴法

1. 阳和解凝膏　由牛蒡草、凤仙透骨草、生川乌、桂枝、大黄、当归、生草乌、生附子、地龙、僵蚕、赤芍、白芷、白蔹、白及、川芎、续断、防风等组成）掺黑退消（由川乌、草乌、生南星、生半夏、生磁石、公丁香等组成，或桂麝散（由肉桂、麝香、麻黄、细辛、牙皂、冰片等组成）

适量，贴敷于局部。

2. 消瘿膏　夏枯草、三棱、莪术各 30g，牡蛎、半夏各 20g，海藻、昆布各 40g，白芷、黄芩各 15g，穿山甲 10g，把以上药物加入植物油中煎至药物为炭后过滤，去掉药渣，重新加热药油，然后再加入樟丹匀成膏。每 4 天敷 1 次，30 天为 1 个疗程，一般 1～2 疗程即可有效。

3. 生商陆根或牛蒡子根　适量捣烂外敷，适用于肿块疼痛灼热者。

4. 五倍子　在砂锅内炒黄，研细末以米醋调成膏状，每晚睡前敷于患部，次晨洗去，7 次为 1 疗程。本方共治疗 23 例甲状腺肿，治愈 20 例，无效 3 例。

5. 活血消瘰膏　方用木鳖子 12g，冰片 3g，炮甲珠 6g，甘遂、芫花、蝎尾各 5g，生半夏、莪术、透骨草各 10g 共研极细末，用时与二甲基亚矾调成软膏状，将药膏敷于病灶上用胶布固定，贴后有凉气透入者为得效。2 天敷 1 次，15 天为 1 疗程，一般使用 3 个疗程。敷药 30 分钟后可将生甘草 30g 煎取汁饮下，以增强疗效。敷药期间，忌烟酒、鱼虾、雄鸡、南瓜等发物，如敷药处发生皮肤潮红瘙痒，可用凤凰衣或木蝴蝶沾白及煎汁贴于患部，然后将药敷其上，疗效不受影响。

6. 椒菊糊剂　华南胡椒（全株）60g，野菊花 30g，生盐 2g。上药共捣烂，隔水蒸热，待温度适中时敷患处，每日一次，若敷药后患处灼热可暂停，待不适缓解后再敷。

五、针灸疗法

针灸治疗适用于甲状腺良性肿瘤。一般治疗原则为特定穴、辨证选穴、局部围刺、耳穴压豆等不同手段配合运用。

1. 常用穴位　具有软坚散结功效的特定穴位有人迎穴、水突穴、天突穴、气瘿穴、定喘穴等。根据瘿瘤之气滞、痰凝、血瘀可选用疏肝理气（肩井穴、肝俞穴、阳陵泉等）、健脾化痰（丰隆、足三里等）、活血通络（颈夹脊穴、合谷穴、曲池穴、手三里、内外关等）之穴位。若以虚证为主，可灸气海、关元、中脘、脾俞、肾俞等。

2. 局部围刺　局部围刺可增强肿块局部的血液循环，改善代谢并激发免疫。①以 28 号 1.5～2 寸毫针，在肿块中心及周围直刺 5～10 针，针尖穿过瘤体，得气后提插捻转 10 次，反复操作约 20 分钟后起针，远端选曲骨、内关、天柱、大杼得气后出针，36 次为 1 疗程；②针尖斜向肿块中心，从肿块周边缓慢捻转进针，视其大小围刺 4～8 针，肿块正中直刺 1 针，以穿透肿块为度，然后轮流将每两根邻近的针柄捏在一起提插捻转各 3 次，反复操作 20 分钟后起针；③肿块中央直刺一针，另于肿块的范围内上下左右各刺一针，均稍斜向中央。进针深度视肿块大小而定，但以得气为宜，然后接通电针仪，留针 20～25 分钟，电针后温针，待艾绒燃尽，即可出针。每天 1 次，3 个月为一疗程；④26 号 1 寸毫针放于酒精上烧红，左手固定肿块，对准患处皮肤，迅速刺入，深至肿块中部，每次 10～15 刺，刺毕涂以 2％红汞液，隔日 1 次，15 次为 1 疗程。

3. 耳针　主要选取神门、交感、甲状腺、内分泌等穴。常规消毒后针刺，中等或轻刺激，留针 20～30 分钟，取针后耳穴贴压王不留行籽，隔日 1 次。

六、足反射疗法

足反射疗法也主要用于良性肿瘤或甲状腺肿与甲状腺结节的治疗。一般原则为：医患合作，树立信心，全足按摩，重点突出。以加强足底各腺体反射区（如甲状腺区、副甲状腺区）与淋巴反射区的按摩为主，对颈及其他敏感区亦有侧重。手法要求：力度以患者承受力为限，柔和持久，有渗透力，时间以每次 30～40 分钟为宜。可配合足部熏蒸。

七、西　医　治　疗

1. 手术治疗　甲状腺腺瘤有引起甲亢和癌变的可能，且由于早期良恶性难以区分，西医一般建议手术，并术后及时送检病理。如考虑良性而选择非手术治疗，可予左旋甲状腺素片（L-T$_4$）抑制 TSH 生成，并于 3 个月后复查结节情况，如有增大，则有手术指征；如病灶缩小或不变，可继续 TSH 抑制治疗；3 个月后继续复查，如总计 6 个月病灶未见缩小则仍有手术指征。甲状腺癌一旦确诊，应早期行甲状腺癌切除加颈清扫术，手术范围目前仍存在较多分歧，一般根据肿瘤大小、病理分型、转移情况综合考虑。术后至少 5 年内应用 L-T$_4$，预防甲状腺功能减退及抑制血 TSH，使之维持在 0.1mIU/L 以下，5 年后维持在 0.1～0.3mIU/L 范围内，以防止复发。

2. 放射性核素治疗　一般用于自主功能性腺瘤、具有摄碘功能的乳头状癌、滤泡癌等的术后治疗，目的是杀死残留的肿瘤组织，有利于减少高危病例的复发和死亡。

3. 穿刺抽液治疗　适用于甲状腺肿瘤囊性变者。局部消毒，穿刺抽液后以硬化剂（无水酒精、2％～3％碘酊等）反复冲洗，使硬化剂充分弥散。若囊内容物为血性，反复抽吸后又迅速积聚者，应警惕癌变可能。

4. 外放射治疗　适用于甲状腺恶性肿瘤术后复发或切除不彻底的患者。尤其对甲状腺未分化癌和甲状腺淋巴肉瘤分化不良的肿瘤疗效更好。

5. 化学治疗　适用于分化不良的甲状腺恶性肿瘤，分化良好的甲状腺癌对化疗不敏感。常用化疗药物有环磷酰胺、5-氟尿嘧啶、长春新碱、阿霉素等。

【特色疗法述评】

1. 多项研究报道，我国甲状腺肿瘤的发病率正逐年升高。目前手术仍为本病的主要治疗手段。西医关注的重点在于如何提高恶性肿瘤的诊断水平以及改进手术方法上，而中医以其整体观念和辨证论治的特点，可在保守治疗与术后康复上发挥其优势。

2. 严重影响呼吸功能的巨大肿瘤或恶性肿瘤当首先予以手术治疗，以期迅速消除瘤体，改善症状。但是，甲状腺肿瘤，尤其是甲状腺腺瘤复发率很高，同时手术及术后并发症也会对患者造成心理和生理上的双重压力，这些都是手术无法解决的问题。另外，对无需手术，或存在手术禁忌的患者，西医治疗手段和疗效都有明显缺陷。因此充分发挥中医治疗方法多样、副作用小、无耐药性、效优价廉、复发率低的优势，做到中西医结合，对治疗本病有重要意义。

3. 气滞、痰凝、血瘀诸因素共同作用而形成瘿瘤，已经长期指导着中医对本病的治则治法，即以"软、消、散、行"为主要治则，以行气化痰、软坚散结、活血化瘀为具体治法，在临床应用上，各有侧重。同时，在治疗恶性肿瘤时，酌加现代药理研究证明具有抗癌功效的中草药。近年亦有一些对瘿瘤病机的再认识，如气的圆运动理论认为，肝气不舒可由于肾气封藏失司，使肝气不能和缓有序生发，导致气机失调，气可行津、行血，气机失调或不足则津凝成痰，血脉瘀阻，痰凝血瘀则形成癥瘕积聚；与此同时，肝气不舒，横逆中土，脾系失调，土中"垃圾"堆积，属于土系统的甲状腺则可发生肿大、结节或癌症。这一认识为本病着重从肝脾肾论治提供了理论基础。

4. 多途径、多靶点综合治疗，是中医治疗甲状腺肿瘤的又一特色。采取中药、敷贴、针灸、按摩等多管齐下，常可收到满意疗效。运用于临床时，又以整体观为指导，根据病程发展的阶段不同，并针对患者阴阳气血的偏正盛衰，予以辨证论治，从而做到局部整体相配合，辨病辨证相结合。

5. 回顾近年国内运用中医药对甲状腺肿瘤病因病理及防治方法等诸多方面的研究，可以看出，临床治疗手段与辨证分型越来越多样化，研究设计越来越合理，使得中医治疗本病的疗效评价得以保证，但在理论及基础研究方面尚无大的进展。本病由于病程发展相对缓慢，病因病机独具特色，因此总结出许多消瘤专方。因此，很有必要对众多医家的专方、验方，应用现代科技进行进一步的研究，筛选出有效成分，努力寻求安全有效、可行的药方并研制成简单、方便使用的剂型供临床使用，以提高疗效，减低毒副作用。

【主要参考文献】

1. 刘艳骄，魏军平，杨洪军．甲状腺疾病中西医结合治疗学［M］．北京：科学技术文献出版社，2012：194-211.

2. 王吉耀．内科学［M］．第 2 版．北京：人民卫生出版社，2012：964-966.

3. 吴在德，吴肇汉．外科学［M］．第 7 版．北京：人民卫生出版社，2008：295-296.

4. 陈如泉．甲状腺疾病的中西医诊断与治疗［M］．北京：中国医药科技出版社，2001：513-553.

5. 徐芝银．甲状腺疾病中医治疗［M］．南京：江苏科学技术出版社，2002：69-78.

6. 蔡北源．甲状腺术后中医辨治体会［J］．内蒙古中医药，2012，(07)：66.

7. 裴倩，王芳芳，朱章志．甲状腺疾病责之阳气异常［J］．辽宁中医药大学学报，2011，13（3）：92-93.

第十九章　卵巢功能早衰

卵巢功能早衰（premature ovarian failure，POF）是指妇女在 40 岁以前出现持续性闭经和性器官萎缩，并伴有卵泡刺激素（FSH）和黄体生成素（LH）升高，而雌激素（E2）降低的病症。是由于卵巢合成性激素功能低下，或者不能合成，降低了对下丘脑—垂体轴的负反馈作用，使得促生殖激素增高，雌激素水平降低的一种状态。其主要特点是卵巢功能、生殖功能和内分泌功能丧失。卵巢功能早衰发病率有逐年上升的趋势，据国内流行病学调查统计，POF 在一般人群中发病率为 1‰～3‰，是妇科内分泌领域的常见病。

卵巢功能早衰在中国医籍中没有与其相对应的病名，《傅青主女科》称之为"年未老经水断"。从其症状来看，多归属于"闭经、不孕、虚劳、血枯、脏躁、百合病"等病症范畴。但早衰一词早在两千年前的《素问·阴阳应象大论》篇一书中提出"能知七损八益，则两者可调，不知用此，则早衰之节也。年过四十阴气自半也，起居衰也"。

对于卵巢功能早衰的治疗，西医主要通过激素替代疗法，以期达到治疗目的，但效果不佳。采用中医治疗该病能恢复脏腑冲任之功能，进而使性腺轴功能恢复，卵巢功能早衰现象得以纠正，有较好的临床疗效。

【病因病机】

一、中　医

《素问·上古天真论》云："女子七岁肾气盛，齿更，发长，二七而天癸至……七七任脉虚，太冲脉衰少，天癸竭而地道不通。"阐明了女性生长、衰老的规律，可见维持肾的功能可延缓衰老的进程，保持青春。本病的根本病因为肾虚，多脏腑尤其是肝、脾的功能失常是其发展、演变的促进因素，情志不畅、气血失调、痰瘀壅滞常与本病相互影响。

1. 肾虚 若先天禀赋不足,精气未充,肾气未盛,或房劳多产,久病大病,耗损真阴,以致肾气亏虚,精血匮乏,冲脉不盛,任脉不通,冲任血海失养。是本病的主要病因病机。

2. 肝郁《万氏妇女科》云:"忧愁思虑,恼怒怨恨,气郁血滞而经不行。"肝藏血,司血海,主疏泄。若素多忧虑,或七情内伤,忿怒伤肝,肝气郁结,气机不畅,则肝气逆乱,疏泄失司,气结则血滞,致冲任失调而发为本病。

3. 血虚 若素体血虚,或久病伤血,营血亏虚,或饮食、劳倦、思虑伤脾,脾虚化源不足,冲任血海不充,而致本病。

4. 血瘀 感受寒邪,寒客胞宫,血受寒则凝,或肝郁气滞,气郁血滞,致冲任受阻,瘀血阻于脉道,血行不畅,经血受阻而为病。

5. 痰湿 若素体脾虚、湿热内蕴,或不慎感受湿热之邪,或饮食不节伤脾,或肝木犯脾,或脾失健运,湿聚成痰,与血相搏,痰阻冲任,冲任二脉受阻,使血不得下行而成病。

二、西　医

卵巢功能早衰的病因目前尚不清楚,认为可能与遗传、免疫、感染、医源性、环境、心理因素等有关,这些使卵巢先天性卵细胞数量减少,使其闭锁加速或直接破坏,使卵细胞过早耗竭。

1. 遗传学因素 认为卵巢功能早衰可能与 X 染色体缺陷、X-连锁基因、常染色体基因突变相关。许多基因已被筛选为 POF 候选基因,但至今没有一个被公认的 POF 遗传标记。

2. 免疫性因素 约 30% 的 POF 涉及自身免疫机制,但自身免疫性 POF 的确切发病机制至今未明。临床发现约 5%～30% 的 POF 患者同时患有其他自身免疫性疾病,筛查同时存在的自身免疫性疾病,是在临床实践中唯一可行的 POF 免疫性病因的筛查方法。

3. 外界因素

(1) 医源性因素:如盆腔手术、放化疗、免疫抑制剂治疗(环磷酰胺、雷公藤等)、子宫动脉栓塞等。

(2) 环境损伤。

(3) 心理因素:强烈的情绪波动或突然巨大的精神刺激可引起 POF,长期焦虑、忧伤、恐惧等负性情绪和神经性食欲缺乏等可导致提早绝经。

4. 特发性 POF 大多数 POF 患者找不到明确的病因,称为特发性 POF,包括卵泡缺失和 ROS。

【临床表现】

一、症　　状

1. 月经的表现　闭经是 POF 主要临床表现。POF 发生在青春前期表现为原发闭经；发生在青春期后则表现为初潮延迟、子宫不规则出血或月经逐渐稀少直到闭经。

2. 雌激素缺乏表现　雌激素低下症候群，如潮热、盗汗等血管舒缩症状；抑郁、焦虑、失眠、多梦、记忆力减退等神经精神症状；外阴瘙痒、阴道干燥、阴道烧灼感、性交痛、性欲下降、尿急尿频尿痛及排尿困难等泌尿生殖道症状。

3. 相应病因的表现　有的同时存在自身免疫性内分泌疾患，如肾上腺功能减低（乏力、色素沉着、体重减轻、血压下降等）、糖尿病（多饮、多食、多尿、消瘦等）、甲状腺功能亢进（急躁、怕热、多汗、心悸等）或减退（乏力、怕冷、便秘、反应迟钝、智力低下等），甲状旁腺功能亢进（肌肉无力、食欲不振、恶心呕吐、性格改变、骨痛、关节肿痛等）或减退（手足抽搐、口周、指尖麻木，焦虑、出汗、精神混乱等），其中以甲状腺功能减退最为常见。

二、体　　征

月经紊乱渐至停止，性欲降低，乳房发育不全，内生殖器未发育，阴毛、腋毛稀少甚至缺如；皮肤皱褶及牙龈色素沉着、体重减轻、血压下降；指关节肿胀畸形；肌肉萎缩、骨、关节压痛等。

【辅助检查】

1. 性激素水平测定　血清激素水平测定显示 FSH 水平升高，雌激素水平下降是 POF 患者的最主要特征和诊断依据，一般 FSH＞40U/L，雌二醇＜73.2pmol/L。

2. 超声检查　多数 POF 患者盆腔超声显示卵巢和子宫缩小，卵巢中无卵泡或数量极少。

3. 骨密度测定　可有低骨量和骨质疏松症表现，其原因是低峰值骨量和骨丢失率增加。

4. 自身免疫指标和内分泌指标测定　对可疑自身免疫性疾病患者应检

查自身抗体、红细胞沉降率、免疫球蛋白、类风湿因子等。有临床指征时，可进行甲状腺功能（血甲状腺激素、促甲状腺素）、肾上腺功能（血及尿皮质醇、血电解质）、甲状旁腺功能（甲状旁腺素）及血糖指标的测定。

5. 其他检查　可通过 GnRH 类似物进行刺激试验和用氯米芬促排卵试验来判断卵巢功能。对一些继发闭经未生育者及所有原发闭经患者应进行染色体核型检查。

【诊断与鉴别诊断】

一、诊断标准

公认的卵巢早衰的诊断标准是 40 岁以前出现至少 4 个月以上闭经，并有 2 次或以上血清 FSH＞40U/L（两次检查间隔 1 个月以上），雌二醇水平＜73.2pmol/L。病史、体格检查及其他辅助实验室检查可有助于相关病因疾病的诊断。

二、鉴别诊断

1. 西医　本病应与多囊卵巢综合征、垂体肿瘤、增生性关节炎、原发性高血压等相鉴别。

2. 中医　主要应与眩晕、心悸、水肿等疾病相鉴别。

【治疗】

一、辨证论治

1. 肾阳亏虚

主症：初潮延迟或月经不规则，月经量减少渐至停闭，面色晦黯或㿠白，精神萎靡，头晕耳鸣，形寒肢冷，腰酸背痛，小便清长，夜尿频数，舌淡，苔白，脉沉细弱。

治法：温肾壮阳，补血调经。

方药：阳和汤合二仙汤加味。熟地黄 20g，鹿角霜、鹿角胶、仙茅、女贞子各 15g，白芥子、干姜、旱莲草、阳起石各 10g，肉桂、麻黄、甘草各 6g。全方共奏温补肾阳之功。如兼有脾虚者，合理中丸加减；月经量过多者，加补骨脂、菟丝子、杜仲各 15g。

2. 肝肾阴虚

主症：月经周期延后，经量减少、色红质稠，渐至月经停闭不行，五心烦热，颧红唇干，盗汗，便秘，阴道干燥，舌红少苔，脉细数。

治法：补肾养肝，调补冲任。

方药：左归丸合一贯煎加减。熟地 20g，山药、山茱萸、枸杞子、鹿角胶、菟丝子、杜仲各 15g，沙参、川楝子、生地、麦冬各 12g，当归 10g，甘草 6g。诸药合用既滋养肝肾，又调理冲任。

3. 气血两虚

主症：月经周期延迟、量少、色淡红、质薄，渐至经闭不行，面色萎黄，神疲乏力，头晕眼花，心悸气短，舌淡苔薄白，脉沉缓或细弱。

治法：益气养血调经。

方药：人参养荣汤加减。党参、黄芪各 20g，白术、茯苓、熟地黄各 15g，当归、白芍、五味子各 10g，陈皮、肉桂、甘草各 6g。诸药配伍，共奏气血双补以调经之功。若见心悸失眠、多梦者，宜养心阴，方用柏子仁丸。

4. 气滞血瘀

主症：月经停闭不行，胸胁胀痛，精神抑郁，烦躁易怒，小腹胀痛拒按，舌紫黯，有瘀斑瘀点，脉沉弦而涩。

治法：理气活血，祛瘀通经。

方药：血府逐瘀汤加减。当归、生地、川芎、柴胡各 15g，桃仁、赤芍、红花、枳壳各 12g，甘草 6g。全方既能活血化瘀养血，又能理气解郁。若肝郁甚者，可加陈皮 6g，香附 10g。

5. 痰湿阻滞

主症：月经延后，经量少，色淡、质黏稠，渐至月经停闭，神疲倦怠，面浮肢肿，胸闷泛恶，纳少痰多，舌白苔厚腻，脉滑。

治法：健脾燥湿，豁痰调经。

方药：二陈汤合苍附导痰汤。陈皮、天南星各 10g，茯苓、半夏、枳实各 12g，生姜、甘草各 6g。诸药合用有健脾燥湿豁痰以调经之效。若脾虚甚者，加用四君子汤以加强健脾之功。

二、中药人工周期疗法

根据不同时期，用中药调整月经周期，这种方法叫做中药人工周期疗法。应用中药人工周期疗法，先补后攻，攻补兼施，能够助排卵，改善症状，调整月经周期，取得了较好的临床疗效。

1. 卵泡期　滋肾养血，调理冲任，以促进卵泡发育。药用：生地、熟地、菟丝子、补骨脂、续断等。

2. 排卵前期　滋养精血，辅以助阳调气活血。药用：山茱萸、桑寄生、杜仲等。

3. 黄体期　温补肾阳。药用：二仙汤加鹿角霜、蛇床子等。

4. 行经期　调整冲任，通经活血。药用：当归、丹参、蒲黄、川断、细辛、香附、牛膝等。

以上方药根据临床随症加减治疗，效果尚佳。连服 3～6 个周期为 1 个疗程。

三、特色专方

1. 补肾养肝汤　当归、鸡血藤各 20g，熟地黄、菟丝子、白芍药、枸杞子、丹参各 15g，川芎、淫羊藿、仙茅、川牛膝各 10g，甘草 6g。每日 1 剂，水煎 2 次，取汁 500ml，早、晚分 2 次服。每疗程 25 日。有补益肝肾之效。对于治疗肝肾阴虚者，效果佳。

2. 滋肾固经汤　由炙黄芪、熟地、女贞子、桑椹子、肉苁蓉、淫羊藿、河车、当归、丹参等组成。每日 1 剂，水煎服，分早、晚两次服用。功效：滋肾养阴，调理冲任。用于肝肾阴虚者。

3. 补肾养经汤　覆盆子、菟丝子、枸杞子、太子参、当归、黄芪、川续断、女贞子、紫河车粉（冲服），每日 1 剂，水煎服，分 2 次服用。全方共奏补肾调经之效。连用 3 个月经周期。

4. 柴胡疏肝散　陈皮 6g，柴胡 6g，川芎 5g，香附 5g，枳壳 5g，芍药 5g，甘草 3g。功效：疏肝解郁，行气调经。每日 1 剂，水煎服，分早、晚 2 次服用。用于肝郁气滞者。

5. 五子二仙汤　五味子 12g，覆盆子 12g，车前子 12g，枸杞 12g，菟丝子 12g，当归 9g，巴戟 9g，仙茅 9g，仙灵脾 9g，黄柏 9g，知母 9g。每日 1 剂，水煎服，分 2 次温服。既有益肾填精，又有调经之功。适用于肾虚者。

6. 一贯煎　生地黄、沙参、麦冬、枸杞子、川楝子、当归、女贞子、柴胡、白芍、牡丹皮、甘草组成。每日 1 剂，水煎服，分 2 次温服。诸药以滋肾养肝。用于肝肾阴虚者。

7. 滋肾益冲抗衰汤　熟地、巴戟天、当归、鹿角片（先煎）、龟甲（先煎）、牛膝、茺蔚子各 12g，灵芝、枸杞子、菟丝子、怀山药、仙灵脾、太子参、丹参各 15g，知母、黄柏各 10g，紫河车（研粉吞）6g。1 天 1 剂，煎汁分 2 次服。3 个月为 1 个疗程。具有补肾养血活血之效。适用于肾虚者。

四、中药成药

1. 益肾养元丸　菟丝子，女贞子、枸杞子、紫河车、西洋参、丹参等药物组成。将上述药物按工艺制成梧桐子大小浓缩丸，每日 3 次，每次 5g（约 18～20 粒）。功效：补益肝肾，健脾益气。用于脾肾肝虚者。

2. 乌鳖口服液　主要由炙鳖甲、制首乌、川断、白术、枸杞子、茯苓等组成。每支 10ml，含生药 14g，每日口服 2 次，每次 1 支。3 个月为 1 个疗程，有滋阴补肾之功。

3. 归肾丸　由熟地 250 克，山药 120 克，山茱萸肉 120 克，茯苓 120 克，当归 90 克，枸杞 120 克，杜仲（盐水炒）120 克，菟丝子（制）120 克组成。功效：滋补肾阴。适用于肝肾阴虚者。

4. 调肝补肾通经丸　生地黄、熟地黄、山茱萸、山药、茯苓、牡丹皮、泽泻、菟丝子、覆盆子、五味子、柴胡、郁金、香附、鸡血藤、丹参、黄芪、薄荷组成。诸药合用补肾调肝。用于肾虚肝郁者。

5. 逍遥丸　柴胡、当归、白芍、白术（炒）、茯苓、薄荷、生姜、甘草（炙）等组成。口服，一次 1 丸，一日 2 次。功效：疏肝健脾，养血调经。用于肝郁气滞者。

6. 河车大造胶囊　口服，一次 3 粒，一日 3 次。滋阴清热，补肾益肺。用于肺肾两亏，虚劳咳嗽，潮热骨蒸，盗汗遗精，腰膝酸软等阴虚症状。

7. 滋肾育胎丸　菟丝子、桑寄生、白术、杜仲、续断、人参、熟地黄、何首乌、艾叶、阿胶（炒）、鹿角霜等 15 味。补肾健脾，益气培元。适用于脾肾阳虚者。

8. 坤泰胶囊　熟地黄、黄连、白芍、黄芩、阿胶、茯苓等药物组成。口服，一次 4 粒，一日 3 次，2～4 周为一疗程。滋阴清热，安神除烦。用于阴虚火旺者。

五、针 灸 疗 法

针灸对垂体分泌功能及生殖内分泌功能的影响主要是针灸能激活脑内多巴胺系统，调整脑—垂体—卵巢的自身功能，使生殖内分泌恢复正常，调整生理的动态平衡，因而对人体垂体促性腺激素的作用比较持久，停止治疗后较长时间内效应明显。大量研究表明针灸治疗卵巢功能早衰取得了较好的临床疗效，且无副作用，是治疗本病较有效的方法。

基本取穴：关元、中极、子宫、大赫、肾俞、归来及胸 5 至腰 4 夹脊穴等。督脉起始于胞中，为督领经脉、阳脉之海，在全身中起到统率作用。肾阳亏虚者加气海、命门、次髎、涌泉等；肝肾阴虚者加肝俞、三阴交、阳陵泉、太溪、风池等；气血两虚者加脾俞、足三里、血海、三阴交等；气滞血瘀者加肝俞、太冲、合谷、四关等；痰湿阻滞者加丰隆、足三里、阴陵泉、中脘等穴。各穴均直刺，施补泻手法，肾阳亏虚型、气血两虚均以补法为主；肝肾阴虚型行平补平泻；气滞血瘀型、痰湿阻滞型以泻法为主；治疗隔日1次，3个月为1个疗程，2个疗程为限，每疗程之间休息1周。有酸麻胀等得气感觉后加用电针，选用连续波，频率20Hz，电流强度1～4mA，以患者耐受为度，留针20分钟。15次为1个疗程。临床证实，针灸治疗卵巢功能早衰具有可靠的疗效。

六、其他特色疗法

1. 艾灸　取穴：关元、肾俞、中极、次髎、足三里、气海、三阴交等穴。各3壮，隔日1次，10次后停1周，再继续行艾灸治疗，20次为1疗程。艾灸能起到调理脾胃、补益肾气以加强人体正气，调补气血，温通血脉的作用。临床观察艾灸穴位可起到平衡阴阳，提高机体免疫力，强身健体，以促早衰脏器恢复正常之目的。单纯艾灸治疗卵巢功能早衰的效果没有结合中药内服治疗的疗效显著，两者配合治疗起到协同治疗作用。

2. 衬垫灸法　治疗取关元、气海、大赫、内关、公孙、足三里、三阴交、太冲、太溪等穴位。制作：用干净的白布5～6层，取干姜15g煎汤300ml左右，与面粉调成薄浆糊，把5～6层白布制成硬衬，晒干后剪成10cm左右的方块备用。患者仰卧于治疗床上，医生右手持已经点燃的艾条，左手持衬垫放在施治的穴位上，将艾条点燃的一端按压在衬垫上，约5秒，施治的穴位即觉灼热，此时立即提起艾条，称为"一壮"。然后将衬垫稍转动一下，再放在原穴位上，再将艾条点燃的一端按压衬垫上，约5秒，原穴位上又觉灼热，立即提起艾条，称为"二壮"。如此施治5次，即"五壮"后，再更换其他穴位，以施灸的穴位的皮肤出现红晕为限。每周治疗3次，12次为1个疗程，治疗4个疗程，疗程间隔1周，如遇来经，则待经净再行治疗。

3. 耳穴贴压法　现代医家及研究者对耳穴与经络脏腑的关系进行了大量的研究，表明耳穴不仅与经络脏腑有相关性，而且具有相对特异性，按压耳穴能影响相应的脏腑功能活动。临床研究证实了耳穴贴压法能有效改善女性卵巢功能早衰的临床症状，调整自主神经系统功能和血清内分泌激素。

取穴以子宫、卵巢、内分泌、肾、脑垂体等为主穴，交感、神门、皮质下、促性腺激素点为配穴，另据辨证酌加肝、脾、心等穴。隔日1次，20次为1个疗程。神经系统是耳穴与内脏、肢体联系的重要途径，研究显示了耳穴贴压法能够明显改善女性患者烘热汗出、烦躁易怒、阴道干涩、失眠、心悸等一系列临床症状。这说明了耳穴贴压法能对机体神经内分泌系统起到整体调节作用，使机体的自主神经系统、内分泌系统趋于更健康的稳态。

4. 隔姜灸　主穴有关元、卵巢穴、三阴交、血海、神阙穴等。取生姜一块，选新鲜老姜，沿生姜纤维纵向切取，切成厚约 0.2～0.5cm 厚的姜片，大小可据穴区部位所在和选用的艾炷的大小而定，中间用三棱针穿刺数孔。施灸时，将其放在穴区，置大或中等艾炷放在其上，点燃。待患者有局部灼痛感时，略略提起姜片，或更换艾炷再灸。一般每次灸 5～10 壮，以局部潮红为度。灸毕用正红花油涂于施灸部位，一是防皮肤灼伤，二是更能增强艾灸活血化瘀，散寒止痛功效。

5. 俞募穴埋线　俞募穴（腧募穴），是五脏六腑之气聚集输注于胸背部的特定穴，相应脏腑的疾病。利用俞募穴埋线法可使经气由阳行阴，由阴行阳，阴阳互通，腹背前后相应，从而达到阴阳相对平衡和维持正常的生理功能。

取穴：肝俞、脾俞、肾俞、心俞、期门、章门、京门、巨阙等。操作：常规皮肤消毒后，取一次性医用 6 号注射针头作套管，长 40mm，直径 0.3mm，一次性不锈钢毫针（剪去针尖）做针芯。将"4-0"号医用羊肠线剪成 2cm 线段若干，浸泡在 75％酒精内备用。将针芯退出少许，用无菌手术钳将羊肠线放入针头内，左手拇、食指将穴位局部皮肤撑开，使之绷紧（勿碰触到消毒区域），右手持针垂直穴位快速刺入，出现针感后，将针芯向前推进，边推针芯，边退针管，将羊肠线植入穴位的肌肉层，最后将针芯及针管退出，用医用脱脂棉签按压局部 5 秒（如有出血，按压至止血，再将针孔处消毒，用医用输液贴覆盖局部 1～2 小时）。14 天埋线 1 次。

6. 按摩　穴位按摩，可有效改善卵巢早衰后体内激素变化，可按摩以下的穴位：①血海：两个大拇指重叠按压这个穴位，以感到酸胀感为宜；《素问·上古天真论》王冰注："冲为血海"。其气血输注出入的重要穴位，上在大杼穴，下出于上巨虚和下巨虚穴。其症候："血海有余，则常想其身大，佛然不知其所病；血海不足，亦常想其身小，狭然不知其所病"。②三阴交：以感到酸胀感为宜。③涌泉：在床上取坐位，双脚自然向上分开，或取盘腿坐位；然后用双拇指从足跟向足尖方向涌泉穴处，作前后反复的推搓；或用双手掌自然轻缓的拍打涌泉穴，最好以足底部有热感为适宜。④关元、气海、神阙穴：指腹轻柔按压此穴。

7. 足底反射法　全足施术，重点加强垂体、小脑及脑干、大脑、甲状腺、甲状旁腺、生殖腺、心肺、脾胃、小肠、肝胆、上下身淋巴结下腹部肩脚骨等反射区。手法轻重结合，每次治疗 45 分钟，开始治疗前喝温开水，边做足部按摩边喝水，按摩后及时排出小便。足底反射法治疗卵巢功能早衰具有较好的临床疗效。

七、西医常规治疗

1. 雌、孕激素补充治疗　年轻、无生育要求、期望正常月经者，常用方法为雌、孕激素序贯疗法。自月经的第 1～5 天起应用雌激素，连续应用 20 天，应用雌激素的最后 7～10 天加用孕激素。无生育要求的患者，可长期应用雌、孕激素序贯疗法或雌、孕激素连续疗法。雌、孕激素连续疗法的方法是在确诊后，每日应用雌激素和孕激素，20～28 天为 1 周期，停药撤血的 5 天内开始下一个周期的治疗。利维爱每月用药 1 次，每次 2.5mg，单用该药即可。尼尔雌醇每半月应用 1～2mg，用药期间应加孕激素以防止子宫内膜增生性病变。每日应用雌三醇栓（伊特乐）或软膏（欧维婷）0.5～2mg，能有效改善萎缩性阴道炎和萎缩性尿道炎症状，缓解围绝经期综合征。

2. 促排卵治疗　对有生育要求的卵巢早衰患者，应进行促排卵治疗。①雌、孕激素补充治疗。常用疗法：在撤退性出血的第 5 天开始，每日给予结合雌激素 1.25mg，连续应用 14 天后加用甲羟孕酮，6mg/d，继续应用 7天，如此进行 3～4 个周期，停药 1～2 个月后观察有无卵泡发育。②促性腺激素释放激素类似物治疗。持续应用促性腺激素释放激素类似物，在 FSH降至 201U/L 时停药，可诱导卵泡对内源性促性腺激素的正常反应，卵泡出现发育并排出。③促性腺激素治疗。对促性腺激素刺激试验有反应的卵巢早衰患者，可在撤退性出血的第 3 天起，每日应用 FSH150～225U 或绝经期促性腺激素（HMG）300～450U，3～5 天后根据血 E2 值和 B 超监测的卵泡发育情况调整 FSH 或 HMG 用药量，当卵泡直径达到 18mm 时，注射绒毛膜促性腺激素（HCG）5000～10000U。

3. 免疫治疗　对血中自身免疫抗体阳性者，可给予肾上腺皮质激素治疗。常用药物为强的松 5mg/d，地塞米松 0.75mg/d，可连续应用至妊娠乃至足月生产后。抗心磷脂抗体阳性者，可应用阿司匹林治疗，每日50～100mg。

4. 赠卵人工授精与胚胎移植　是唯一被确证有效的治疗不孕的方法。双侧卵巢无卵泡存在或虽有卵泡但对外源性促性腺激素缺乏反应，患者子宫形态正常，子宫内膜对雌、孕激素反应良好，经济状况许可者，可进行赠卵人工授精与胚胎移植而实现生育。

5. 卵泡体外培养、人工授精及胚胎移植　将手术切除卵巢中的未成熟卵泡，超促排卵中所收获的未成熟卵泡及多囊卵巢综合征患者卵巢中所取的未成熟卵泡用含 M199、HCG 和 FSH 的培养液进行未成熟卵泡的体外成熟培养，人工授精与胚胎移植后可成功生育出足月新生儿。

6. 伴发的自身免疫性疾病的治疗　甲状腺和肾上腺疾病应调整甲状腺和肾上腺功能，系统性红斑狼疮和类风湿关节炎应用免疫治疗，胰岛素依赖性糖尿病应给予胰岛素治疗等。

【研究述评】

1. 对于本病的治疗，西医治疗方面多采取长期口服雌、孕激素类药物的方法，有服药方便、见效快的特点，但副作用也较多。与西医相比，中医药治疗具有替代性激素治疗，避免不良反应，恢复性腺轴功能，改善性激素紊乱状态，提高卵巢对性激素的敏感性，直接激发卵巢及其他受损组织修复的优势，能从根本上恢复脏腑冲任之功能，从而使机体达到阴平阳秘，气血旺盛，脏腑和谐，进而使性腺轴功能恢复，卵巢功能早衰现象得以纠正。中药方面的治疗是从多角度、多环节、多靶点来调治 POF，采用辨证论治、单方验方、循期阴阳序贯疗法、针刺、艾灸结合中药治疗等方法，显示了更好的临床疗效。

2. 在辨证治疗上众医家多从肝肾入手，兼及气血痰湿等，这是促进性腺轴功能正常活动，恢复卵巢功能，防止卵巢组织出现病理性改变，使性激素达到平衡的重点所在，也是辨证治疗该证应当着重注意之处。实验研究证实了：补肾药能促进卵巢血管生成，抑制生殖器官细胞凋亡，对卵泡发育不良颗粒细胞闭锁具有保护作用。研究还证明了通过调理下丘脑-垂体-卵巢轴功能，可使卵巢功能恢复。

3. 中医治疗卵巢功能早衰，主要是辨证论治及针灸治疗，较之西医的激素替代疗法具有副作用小、疗效显著、不易复发的优点。针灸治疗人体垂体促性腺激素的作用比较持久，停止治疗后较长时间内效应明显，其治疗本病主要是调整人体自身功能，使自身功能恢复，作用持久。

4. 在临床治疗上采用中医联合综合治疗法治疗卵巢功能早衰，与单纯西医治疗相比显著提高了治疗率，患者临床症状得到显著好转，取得了良好的临床疗效。采用中医药治疗，是通过多系统、多环节的整体调节作用，能明显地调动整体功能，提高卵巢对促性腺激素的反应性，进而恢复和改善卵巢功能，比单纯应用西药针对雌激素水平降低的干预措施有着明显优势，并且能够避免性激素带来的不良反应与依赖性。很多的临床研究证明中西药的联合应用在 POF 治疗中起到协同作用，标本同治，互补整合了中医"证"与西医"病"的原理，较之单一用药更有优越性。

中西医结合人工周期疗法是治疗月经病的主要手段，合理应用此方法治疗卵巢功能早衰，同样收到显著治疗效果。

5. 目前对于卵巢早衰中医药治疗的研究，还处于初级阶段，缺乏科学、严谨的临床研究和深入的治疗机制的探讨，需不断探索和完善，要在理论上和实践中阐明中医药的治疗机制和作用靶点，同时对中医药有效性的评价也需进一步探讨。今后，从分子水平着手，进行多层次药物治疗机制研究及科学的临床观察研究应当得到进一步重视。

【主要参考文献】

1. 包蕾 . 卵巢功能早衰的研究进展 [J] . 国际生殖健康/计划生育杂志，2011，30（6）：479-482.

2. 徐苓，宋亦军 . 卵巢早衰的临床表现和诊断标准 [J] . 实用妇产科杂志，2003，19（4）：195-1196.

3. 周辉 . 卵巢功能早衰的早期诊断和治疗 [J] . 中原医刊，2006，33（17）：26-27.

4. 蔡华普，徐晶，孟庆玲 . 卵巢功能早衰中医药治疗近况 [J]，2004，23（9）：574-575.

5. 司徒仪，杨家林 . 妇科专病中医临床诊治 [M] . 北京：人民卫生出版社，2005：195-200.

6. 蔡华普，徐晶，孟庆玲 . 卵巢功能早衰中医药治疗近况 [J] . 山东中医杂志，2004，23（9）：574-575.

7. 张莉 . 卵巢早衰的中医病因病机及治疗进展 [J] . 山西医药杂志，2013，42（5）：540-541.

8. 陈益昀，陈培峰，杨静，等 . 艾灸结合中药治疗卵巢功能早衰临床观察 [J] . 山西中医，2010，26（5）：29-30.

9. 王惠 . 应用足部反射法治疗卵集功能早衰 [J] . 双足与保健，2005，3：35-36.

第二十章 多囊卵巢综合征

多囊卵巢综合征（polycystic ovary syndrome，PCOS）是生育年龄妇女常见的一种生殖功能障碍与糖代谢异常并存的内分泌紊乱性疾病，临床常表现为月经异常、不孕、高雄激素血症、卵巢多囊样表现，同时可伴有肥胖、胰岛素抵抗、血脂异常等内分泌代谢异常。据统计育龄期妇女多囊卵巢综合征的患病率约 $5\% \sim 10\%$，占不排卵性不孕妇女的 $75\% \sim 80\%$，1935年 Stein 和 Leventhal 根据卵巢形态及临床表现首次描述了本病，近年来随着不断深入研究，认识到了多囊卵巢综合征临床表现不均一，病因复杂，成为引起育龄期妇女排卵障碍性不孕的常见内分泌代谢紊乱性疾病。

中医学中本病尚无确切名称，根据本病临床症状，多囊卵巢综合征可归属于"月经后期"、"闭经"、"崩漏"、"癥瘕"、"不孕"等范畴。

【病因病机】

一、中 医

本病的发生多因素体先天不足、饮食不节、情志不调等导致脏腑功能失常，气血不畅，冲任二脉受损，胞宫血海不宁，从而难以受孕。主要病机是肾虚、痰湿阻滞、气滞血瘀、肝郁湿热。

1. 肾虚 肾藏精，主生殖，胞络系于肾，"冲任之本在肾"，"经水出诸肾"；肾气盛是天癸至的先提条件；肾阴虚，癸水不足，冲任血虚，胞宫失于濡养则经水渐少，卵子发育不能成熟；冲任的通盛又以肾气盛为前提，冲任之本在肾；先天禀赋不足或后天损伤肾气，肾气衰，则冲任不养，精亏血竭，致月经后期甚则闭经不孕。

2. 痰湿阻滞 朱震亨的《丹溪心法》云："肥盛妇人，禀受甚厚，恣于饮食，经水不调，不能成胎，谓之躯脂满溢，痰湿闭塞子宫故也。"故患者素体肥胖或饮食不节，恣于肥甘厚味，脾虚不运，气化不利，水液代谢失常，导致水液停留。聚而成痰，痰湿阻滞气机，气血运行不畅，阻滞胞宫。可致闭经、不孕；正如："自气成积，自积成痰，痰夹瘀血，遂成窠囊"。

3. 气滞血瘀　七情内伤，肝气郁结，气机阻滞，气滞日久，三焦气化失常，血行不畅，瘀血渐生，阻于胞宫，经血凝滞，久而成瘀，瘀血内阻，胞脉阻滞，导致不孕、癥瘕等症；肝为风木之脏，易横逆克土，则脾胃受制，运化失司，痰湿脂膜积聚，发而为肥胖。

4. 肝经郁热　肝乃将军之官，性喜条达，若抑郁忧思，情志不畅，肝气郁结，气机疏泄失常，郁久化热，肝气横逆犯脾，脾虚湿盛，湿热壅阻，下注冲任，冲任失调，故见闭经、不孕、面部痤疮、多毛、伴见烦躁易怒等。

由此可知，本病缘于先天不足，肾气亏虚，后天失养，脾虚聚湿成痰，情志不畅导致肝气不舒，久而凝滞成瘀，而至冲任失调。本病以肾虚为本，痰瘀为标。病位肾、肝、脾。

二、西　医

迄今本病的病因尚不清楚，有研究认为可能因精神因素、药物作用以及某些疾病等多种因素的综合影响，或是某些遗传基因与环境因素相互作用导致的内分泌功能紊乱。

1. 近 10 年来，胰岛素、胰岛素样生长因子（IGF-1）和胰岛素样生长因子结合蛋白（IGFBP）在 PCOS 发病机制中研究较多，体外实验证明，胰岛素和 IGF-1 能刺激卵巢卵泡膜和间质细胞合成雄激素，降低血中性激素结合蛋白（SHBG），卵巢游离雄激素浓度增加，导致卵泡闭锁。雄激素过高可引起胰岛素抵抗，肥胖的妇女更易发生。目前认为多余升高的胰岛素和 IGF-1 可使卵巢产生过度刺激，从而使易感妇女患 PCOS 的论点尚有争议。

2. 通过对闭锁卵泡研究，有发现 PCOS 患者卵巢中缺乏芳香化酶，使睾酮与雄烯二酮不能转化为雌激素或雌二醇而聚集在体内，导致血清雄激素（睾酮，雄烯二酮，脱氢表雄酮）水平明显升高，过多的雄激素通过负反馈作用扰乱了下丘脑-垂体正常功能，抑制垂体分泌 FSH，使卵泡不能发育成熟，卵泡膜增厚，使毛发增多等。

3. 由于精神紧张，某些抗癫痫药物或疾病，使下丘脑促性腺激素释放激素失去周期性，垂体促黄体生成素分泌的振幅和频率均升高，使 LH/FSH 比值升高，血中 LH 持续高水平，但不出现月经中期 LH 高峰，而 FSH 含量正常或降低，导致卵泡不能发育成熟和排卵，是卵泡膜细胞增生和黄素化，形成卵巢多囊性改变。

4. 部分 PCOS 患者有遗传基因异常和家族聚集现象，故被推测为一种多基因病，目前的候选基因研究涉及胰岛素作用相关基因、高雄激素相关基因和慢性炎症因子等。

5. 环境因素　宫内高雄激素环境、地域、营养和生活方式等，可能是PCOS发病的危险因素或易患因素，尚需进行流行病学调查后，完善环境与PCOS关系的认识。

【临床表现】

一、症　状

典型症状和体征对诊断多囊卵巢综合征有重要参考价值，而有些表现与内分泌疾病关系密切。主要临床症状如下：

1. 月经失调　主要表现是闭经，绝大多数是继发性闭经，闭经前常有月经稀发或月经过少，部分患者则表现为无排卵型功能失调性子宫出血。

2. 不孕　多为排卵障碍而引起的原发性不孕。

3. 毛发改变　不同程度的多毛，毛发多分布于唇周、胸、下腹正中等男性毛发分布区。

4. 黑棘皮症　雄激素过多的特征之一，即项背部、腋下、乳房下、阴唇、腹股沟皮肤增厚，对称性出现灰褐色色素沉着。

5. 不同程度的肥胖、痤疮等症状。

二、体　征

女性体型中等程度肥胖或无明显肥胖，有或无黑棘皮症（颈项后皮肤呈灰褐色素沉着）、痤疮，毛发显露粗而黑；乳房发育、有无挤压溢乳；妇科检查可触及一侧或两侧卵巢增大。大约12％的患者无临床症状。

【辅助检查】

1. 内分泌激素测定　是临床诊断的重要指标，血清 LH 升高，FSH 正常或降低，LH/FSH≥2。血清睾酮、游离睾酮、双氢睾酮水平升高，性激素结合蛋白降低。血清雌激素测定为正常或稍增高，其水平无周期性变化，E1/E2＞1。尿 17-酮类固醇正常或轻度升高，正常时提示雄激素来源于卵巢，升高则提示肾上腺功能亢进。

2. 彩超检查　双侧卵巢均匀性增大，但同时注意约有 20％～30％的PCOS患者卵巢体积正常，还应该注意卵巢内部解剖结构变化，显示卵巢包膜回声增强，卵巢皮质内有 6～16 个小囊泡上直径＜10mm 的卵泡，围绕卵巢边缘；连续监测卵泡发育，无优势卵泡增大、成熟及排卵；子宫内膜为无排卵的休整型，表现为单线状的强回声。

3. 胰岛素释放和葡萄糖耐量试验　葡糖糖耐量试验及空腹胰岛素水平测定具体做法为清晨空腹取血，查血中胰岛素和血糖水平，然后口服葡糖糖 75g，分别于服糖后 30 分钟、1 小时、2 小时、3 小时取血，查血中胰岛素水平和血糖水平。正常空腹胰岛素值为 5～25IU/L，如服葡萄糖后＞160uU/L 为异常，不论肥胖与否，超过半数的 PCOS 患者均有空腹血糖、胰岛素升高，或糖耐量异常。

4. 基础体温测定　患者应每日清晨醒后，起床前测试舌下体温 5 分钟，至少持续一个月经周期，并记录在坐标纸上，本病基础体温曲线呈单相型，提示无排卵或表现黄体功能不足。

5. 诊断性刮宫　在月经前数日或月经来潮 6 小时内进行诊断性刮宫，病理诊断结果为子宫内膜呈增生期或增生过长，无分泌期变化。

6. 腹腔镜检查　可见卵巢增大，包膜增厚，表面光滑，呈灰白色，有新生血管。包膜下显示多个卵泡，但没有排卵征象（排卵孔、黄体）。

【诊断与鉴别诊断】

一、诊断标准

1. 临床表现为月经稀发或闭经，可有多毛、痤疮、肥胖、不孕；
2. 卵泡早期血清 LH/FSH≥2.5，LH＞10mIU/L；
3. 血清 T≥80ng/dl（2.8nmol/L）；
4. B 超提示多囊卵巢（每侧卵巢探及 8 个以上直径＜10mm 的小卵泡，排列在卵巢间质的四周，间质部回声增强）及卵巢无排卵表现。

具备 1 和 2 或（和）3，或 1 和 4，即可诊断。

二、鉴别诊断

1. 卵巢男性化肿瘤　多为单侧实性肿瘤，具有进行性增大及短期内出现明显变化的特点。血中睾丸酮含量明显增加，常超过 10nmol/L。当瘤体较小时难以区别，可行腹腔镜检查及卵巢组织病理检查。

2. 肾上腺皮质增生或肿瘤　当血清硫酸脱氢表雄酮值＞18.2μmol/L，应与肾上腺皮质增生或肿瘤相鉴别。肾上腺皮质增生患者对 ACTH 兴奋试验反应亢进，做过地塞米松抑制试验抑制率≤0.70，肾上腺皮质肿瘤患者对这两项试验反应均不明显。

3. 甲状腺功能亢进或低下 两者血中性激素结合蛋白（SH-BG）水平相应的增高或降低，从而导致雄激素的腺外转化率增高，雄激素水平增高并失去周期性变化，抑制排卵，产生类似 PCOS 的表现，通过测定甲状腺素可以鉴别。

4. 高泌乳素血症伴发 PCOS 除 PCOS 表现外，可伴双侧乳房溢乳，血中 PRL 及硫酸脱氢表雄酮水平升高，但经服溴隐亭治疗，在泌乳素下降的同时硫酸脱氢表雄酮也随之降低。

5. 原发性卵巢功能低减或卵巢早衰 可表现月经不调、闭经或不孕，血中雌激素水平低，睾酮正常或偏低，血 FSH 水平升高，有潮热等更年期症状，阴道黏膜潮红，B 超检查显示卵巢体积小，隐约可见卵泡。

6. Cushing 综合征 表现为肥胖、痤疮、月经不调和糖耐量异常，根据测定血皮质醇浓度的昼夜节律，24 小时尿游离皮质醇，小剂量地塞米松抑制试验确诊。

【治疗】

一、基 础 治 疗

1. 肥胖是 PCOS 患者常见的伴随症状，PCOS 不孕症患者中约 50%～75% 为肥胖症，大部分患者伴有无排卵性不孕症，因此减低体脂是肥胖型 PCOS 患者的一线治疗方案，理想的体重减轻至少要达到 5%。加强体育锻炼。根据患者体重负荷，选择适合的体育锻炼项目，如跑步、打羽毛球等；如果体重指数（BMI）超过 28 时，过度体育锻炼易导致双膝关节受累，可以选择游泳，瑜伽等锻炼。

2. PCOS 患者宜长期限制热量摄入，选用低糖、高纤维饮食，以不饱和脂肪酸代替饱和脂肪酸。患者体重减轻后，能够极大改善胰岛素抵抗或高雄激素血症。有研究发现，碳水化合物、脂类和蛋白质摄入能量比例为 4∶3∶3，血糖指数（GI）较低及富含多不饱和脂肪酸（PUFAS）的饮食结构，宜减少摄入高热量、高脂肪的食物，多食蔬菜、水果、粗纤维食品。当降低体重的 5%～10% 可提高胰岛素敏感性，一定程度降低血浆胰岛素、雄激素水平，提高血浆性激素结合球蛋白的浓度，从而改善患者的月经，增加排卵和妊娠率。

3. PCOS 患者常合并有肥胖、多毛、痤疮的症状，容易产生心理问题，如抑郁、自卑、焦虑等，因此治疗时医生、社会、家庭应给予患者鼓励和支持，要注意对患者进行精神安慰、心理疏导和辅助治疗。

二、辨 证 论 治

1. 肾虚

临床证候：月经周期延长，经量少，色淡质黏腻，或月经稀发量少，渐至闭经，婚后不孕，伴形体肥胖，形寒肢冷，小腹冷痛，腰酸乏力，面色㿠白，舌淡胖，苔白滑，脉沉细或沉滑。

治法：补肾填精，调补冲任。

方药：金匮肾气丸加减。熟地黄 15g，山药 15g，山萸肉 15g，牡丹皮 15g，泽泻 15g，茯苓 20g，桂枝 9g，苍术 20g，香附 20g，陈皮 10g，半夏 10g，胆南星 10g，枳壳 10g，神曲 10g。腰酸乏力者，加补骨脂 10g、仙灵脾 10g、淫羊藿 10g。肾阴虚内热者，加知母 10g、黄柏 10g、旱莲草 20g、女贞子 20g；肾阳虚偏盛者，加鹿角胶 10g、肉桂 10g、杜仲、菟丝子 15g 益肾固本。

2. 痰湿阻滞

临床证候：胸脘痞闷，口甜黏腻，喉中有痰，闭经月经量少色淡，体型肥胖，多毛皮糙，肢体困重，嗜睡乏力，舌质红苔黄腻或滑，脉滑数。

治法：豁痰除湿，理气调冲。

方药：苍附导痰汤加味。香附、苍术各 10g，枳壳 20g，陈皮 20g，胆南星 10g，甘草 5g，神曲 10g，生姜 10g，当归 10g，川芎 10g。形体肥胖者，加莱菔子 15g、厚朴 6g、大腹皮 15g；少腹隐痛者，加延胡索 9g、川楝子 15g、赤芍 9g、吴茱萸 3g；失眠者，加首乌藤 15g、柏子仁 20g。全方以二陈汤为基础清化痰湿，痰湿得化，气机畅达，则血脉调和。苍术燥湿健脾，枳壳、香附理气散结，以开胸胁之痰，胆南星辛烈，专走经络，助二陈汤除湿化痰，以通血脉，此乃辛开苦降、祛湿豁痰之良方。

3. 肝经郁热

临床证候：月经稀发量少，或闭经，不孕，体型肥胖，乳房、胸胁、小腹胀痛，性情急躁易怒，面部、胸背部痤疮，色红、有脓，消退后皮肤可见瘢痕，舌红，苔黄腻，脉弦滑或数。

治法：疏肝解郁，清热泻火。

方药：丹栀逍遥散合龙胆泻肝汤加减。熟地 15g，当归身 10g，白芍 10g，山萸肉 15g，茯苓 15g，山药 15g，柴胡 10g，山栀 10g，丹皮 10g，泽泻 10g，月经期原方去栀子、牡丹皮加香附 10g，三七 3g，丹参 20g；月经后期原方加二至丸或二仙丹连服 14d；经前期原方加入鹿角霜 15g、鸡血藤 30g、萼梅花 10g、川牛膝 15g，服药至月经来潮。

4. 气滞血瘀

临床证候：婚久不孕，月经多后推或稀少，经来腹痛，经色紫黯，有血块，形体壮或肥胖，毛发浓密颜面痤疮，精神抑郁，乳房作胀，脉数，舌红苔薄黄。

治法：疏肝理气、活血化瘀。

方药：血府逐瘀汤加减。生地黄 20g，当归 15g，红花 10g，桃仁 10g，川芎 15g，牛膝 10g，桔梗 10g，柴胡 10g，枳壳 15g，郁金 10g，甘草 5g。方以柴胡、郁金疏肝解郁；桃仁、红花、川芎活血化瘀；牛膝引血下行，生地、当归养血活血。若偏于气滞，症见胸胁及少腹胀甚，上方加莪术 9g、青皮、木香各 6g；偏于血瘀，症见少腹疼痛拒按者，加姜黄、三棱各 9g；若气郁化火，症见口苦、心烦、胸胁胀满，舌红苔黄，脉弦而数，加黄芩、栀子各 9g 以清肝泻火。

三、特色专方

1. 启宫丸　橘红 12g，半夏曲 60g，茯苓 30g，炙甘草 12g，苍术 60g，香附 60g，神曲 30g，川芎 60g。上药研末，以粥为丸。每次用白开水冲服 10 克。如心悸者，加远志以宁其心。此方系《医方集解》治疗肥人不孕名方，本方具燥湿化痰，和血除郁功效。如月经后期或闭经者，可加温肾之品，如鹿角片、仙灵脾、巴戟天之属。长期坚守，以巩固疗效。

焦树德教授临床治疗妇人肥盛不孕，将此方随证加减，改为汤药：半夏 10g，茯苓 18g，苍、白术各 6g，泽泻 15g，当归 9g，白芍 10g，川芎 6～9g，香附 9g，神曲 10g，泽兰 10g，橘红 10g，水煎服，约服用 20～30 剂后，再以启宫丸常服，或边吃汤药边服启宫丸，常能收效。亦可改为汤剂，随症加味。

2. 毓麟珠　人参、白术（炒）、茯苓、芍药（酒炒）各 60g，川芎、炙甘草各 30g，当归、熟地（蒸，捣）、菟丝子（制）各 120g，杜仲（酒炒）、鹿角霜、川椒各 60g，上药为末，炼蜜丸，弹子大。每服 1～2 丸，空腹时用酒或白汤送下。亦可为小丸吞服。本方源自《景岳全书》卷五十一。本方具有益气养血、补肾调经的功效，用于妇人气血俱虚，经脉不调瘦弱不孕。

3. 苍附导痰丸　苍附导痰丸出自《叶天士女科诊治秘方》，其组成：苍术 10g，香附 10g，制半夏 10g，制南星 10g，陈皮 10g，枳壳 10g，茯苓 15g，甘草 10g，生姜 3 片。酌加当归、川芎，或合四物汤去地黄加白术、艾叶。若月经后期或闭经者，可加巴戟天、鹿角片、淫羊藿；胸闷泛恶甚者酌加厚朴、蔻仁、竹茹；心悸甚者加远志；痰瘀互结成癥者酌加海藻、昆布、莪术。日1剂，水煎服，可连续服用7～14日。

4. 少腹逐瘀汤　王清任《医林改错》当归15g，白芍15g，川芎10g，蒲黄10g，五灵脂10g，没药10g，玄胡15g，肉桂10g，小茴香10g，干姜10g。酌加炮甲珠、皂角刺、青皮等。本方活血化瘀，调理冲任。主治多囊卵巢综合征形寒瘀血者。

5. 归芍地黄汤　归芍地黄汤出自明代秦景明《症因脉治·卷二》当归20g，白芍10g（酒炒），熟地黄15g，山茱萸10g，牡丹皮10g，山药10g，茯苓15g，泽泻10g，水煎服，每日1剂。女子以血为本，"以肝为先天"归芍地黄汤功可滋肾益精，养血柔肝，用以治疗肝肾阴虚婚久不孕者，有较好疗效。

6. 多囊方　药物组成：生山楂15g，菟丝子12g，苍术、香附、川芎、制南星、石菖蒲、枳壳、五灵脂、淫羊藿、仙茅各10g，陈皮6g，治以补肾化痰佐以活血为法。

7. 排卵汤　当归、丹参、桃仁、赤芍、皂刺、香附、菟丝子、羌活、甘草，7d为1疗程。徐莲薇等以肾立论治疗多囊卵巢综合征，3～6个月内优势卵泡发育成熟10例，6～9个月内优势卵泡发育成熟9例，9个月无优势卵泡发育2例，有效率为90.4%。

8. 袁氏滋肾活血汤　基本方：熟地黄25g，山药25g，仙茅15g，淫羊藿25g，枸杞子25g，菟丝子25g，桑寄生15g，当归15g，柴胡15g，路路通25g，地龙10g，紫石英15g，泽兰15g，桃仁15g，川芎15g，鳖甲（先煎）10g。孙秋梅等在口服克罗米芬片基础上，加用袁氏滋肾活血汤治疗气滞血瘀型多囊卵巢综合征。

9. 卵泡方　药用紫河车、菟丝子、覆盆子、当归、阿胶、黄精、续断、白术、川芎、杜仲、淫羊藿以滋补肝肾之阴、养天癸、调冲任为主，补充雌激素以促使卵泡逐步发育成熟，紫河车为血肉有情之品，具有益气养血、补肾填精的作用。间期使用"排卵方"加减，药物为路路通、山萸肉、枸杞子、当归、王不留行、桃仁、淫羊藿、熟地、石楠叶、鸡血藤等。经前期使用"黄体方"加减，药物组成为熟地、肉苁蓉、石楠叶、葛根、虎杖、菟丝子、淫羊藿、巴戟天、肉桂、紫石英。此法疗效显著，临床远期疗效较甚。

10. 补肾降雄助孕汤　熟地、山萸肉、菟丝子、枸杞、紫石英、鹿角霜、白术、茯苓、清半夏、丹参、当归、茺蔚子、白芍、补骨脂、枳壳、炙甘草，方中熟地、山萸肉、菟丝子为君药，以补肾养精血，促进卵泡发育；紫石英、鹿角霜、补骨脂温肾助阳化痰湿而育宫，为臣药，补骨脂、紫石英等中药具有雌激素样作用，能克服克罗米芬所引起雌激素分泌不足的影响，提高子宫内膜对胚胎的接受性，白术、茯苓、清半夏健脾燥湿，以截生痰之源为佐药，半夏化痰软坚散结能改善 PCOS 患者的卵巢增大，包膜增厚，以及中晚期的卵巢变硬、间质纤维化；丹参、当归、茺蔚子养血活血通络，一味丹参功同四物更有补血之效。

11. 暖宫孕子胶囊　组方：当归、白芍、香附、熟地黄、阿胶、杜仲、续断、艾叶、川芎。功用：补益肝肾，养血调经。研究结果表明，采用暖宫孕子胶囊联合西医基础治疗多囊卵巢综合征疗效显著。

12. 补肾调经汤　由紫石英 24g，地龙 12g，淫羊藿 10g，肉苁蓉 10g，当归 12g，熟地黄 12g，山茱萸 10g，丹参 10g，三棱 10g，莪术 10g，穿山甲 10g，香附 6g 组成。冯光荣应用此方联合二甲双胍治疗多囊卵巢综合征实验室研究具有一定优势。

四、中药周期疗法

中药周期疗法是在中医理论基础上，结合现代妇产科理论，并顺应肾中阴阳消长的生理变化而采用周期性用药的治疗方法，是中医治疗多囊卵巢综合征的特色重要手段之一。

补肾调周法是目前治疗多囊卵巢综合征调经助孕最常用的方法。依据月经周期中的 4 个阶段，分别于经后期补肾滋阴，经间期补肾通络，经前期补肾壮阳，月经期活血通经。李翠萍、谈勇、连方、梁学林、陆启滨等治疗 PCOS 不孕症多采用四期补肾调周法。

夏桂成教授认为月经周期的运动类似于一种圆周运动，行经期重阳必阴，转化开始，排出经血，标志着本次月经的结束，新的周期的开始；经后期阴长阳消，阴愈长阳愈消，推动月经周期的发展；经间期重阴必阳，转化开始，排出卵子，开始阳长的新时期；经前期阳长阴消，阳愈长阴愈消，推动经前期后移；行经期重阳必阴，又形成新的周期，如此循环往复，如环无端。这种阴阳消长的激烈运动维持在一定生理范围内，形成月节律性，从而也反映出月经的周期循环呈一定节律。行经期，旧血泄去，新血随生，是气血活动最显著的时期，整体趋势向下，治宜因势利导、顺水推舟；经后期，血海相对空虚，冲任暂时不足，应补肾填精，滋阴养血，及时补充卵泡发育初期的营养，使其发育成熟；经间排卵期，为重阴转阳期，应在补肾阳的同时加用益气活血药，以促进阴阳的顺利转化，促进卵泡发育并促使其外排；经前期为阳长阴消期，应在补肾基础上活血化瘀，引血下行，促使内膜脱落，月经常来潮。

谈勇教授认为，应根据月经周期中各期的不同特点，予以阶段性、周期性、序贯式的用药。强调经后期以滋阴补肾为主，促卵泡发育；经间期以滋肾活血为主，以促卵泡排出；经前期以补肾温阳为主，以促黄体功能；行经期以活血通经为主，以利经血正常排出。在补肾的基础上，以活血通络，促排卵为主，使气血活动增强，排出卵子，为月经周期的正常和受孕奠定基础。

夏桂成认为补肾调周法是顺应月经周期中 7 期的。经后初期养血滋阴，以阴助阴；经后中期养血滋阴，佐以助阳；经后末期滋阴助阳，阴阳并重；经间排卵期在偏重补阴的基础上适量加用补阳之品，补肾助阳，佐调气血；经前期补肾助阳，维持阴长；经前后半期补肾助阳，养血理气疏肝，助阳健脾，疏肝理气。可见，中医补肾法贯穿于整个治疗过程的始终。

杨悦娅总结"朱氏妇科"第三代传人朱南孙老师治疗多囊卵巢综合征的思路与方法，以"益肾温煦助卵泡发育，补气通络促卵泡排出"作为治疗总则，在月经来潮前 10d 主要用温肾阳益肾阴药，以求阴阳相济；月经中期加用益气通络药，并加大党参、黄芪量以增其动力，促动排卵。常用药为党参、黄芪、黄精、山药、砂仁、石楠叶、白术、莪术、皂角刺等。一般党参、黄芪的用量要大，以补气虚不足而增其动力。

李小平等用滋癸汤补益肝肾治疗多囊卵巢综合征。由山茱萸、女贞子、旱莲草、菟丝子、熟地、白芍、紫石英、淫羊藿组成的滋补肝肾阴血为主，并在补阴药物之中加入紫石英、淫羊藿、菟丝子温润之品补阳益阴，阳中求阴。排卵期丹参、鳖甲、路路通活血通络促排卵；月经期去女贞子、旱莲草、白芍阴寒酸收之品，以防阴寒凝血，加川芎，当归、赤芍、丹参以行气活血通经。肝肾阴血充足，滋养天癸，阴平阳秘，诸证自除。

郝兰枝采用人工周期疗法，治疗 PCOS，应用自拟中药方，药用：淫羊藿、仙茅、菟丝子、鹿角霜、旱莲草、女贞子、当归、川芎、益母草，炙甘草为主方加减，月经后期以滋补肾阴，调养冲任为主，方中加入枸杞子、何首乌；排卵前期，为静中生动之际，加入理气活血之品如丹参、泽兰、香附；排卵后期为阳气旺盛之时，方加补肾阳之杜仲、川续断、桑寄生、阿胶；经前期为血海满溢之际，应因势利导，使经血顺利外泄；方中酌加川牛膝、红花、桃仁、三棱、莪术。

刘东平等卵泡期服用长卵泡汤：长卵泡汤组成：菟丝子、桑寄生、生地、熟地、淫羊藿、桑椹子、白芍、当归、赤芍、山萸肉、陈皮、炙甘草；卵泡近成熟时服用排卵汤：熟地、当归、白芍、山药、川续断、菟丝子、炒五灵脂、淫羊藿、丹参、炙甘草；黄体期服用黄体汤：黄芪、菟丝子、桑寄生、川续断、山药、阿胶^(烊化)、炒白术、陈皮、苏梗、炙甘草；经期服用经期汤：当归、赤芍、泽兰、鸡血藤、益母草、制香附、炒五灵脂、制苍术、甘草。

申霞采用中药周期治疗法治疗多囊卵巢综合征，采用补肾活血方加减，月经后期加何首乌枸杞子；排卵前期加泽兰、丹参、香附；排卵后期加川续断、杜仲、桑寄生、阿胶；经前期加桃仁、红花、川牛膝、三棱、莪术；卵巢增大者，加昆布、夏枯草、山慈菇治疗 2～4 个疗程。

五、针灸疗法

1. 针刺调周法　针刺调周法是在中医基础理论基础上根据卵巢的生理周期改变，借鉴西医学的相应疗法，按照不同月经周期人体的气血变化特点，针刺不同的穴位进行周期治疗主要针刺的穴位以冲任二脉及局部取穴为主，并于经前期加血海、膈俞；排卵期加命门、血海；经后期加太冲、太溪，可使精血充盛，百脉调和，使肾—天癸—冲任—胞宫系统功能恢复正常。

黄道兰等根据月经周期变化，前期治疗中药以补肾固冲为主，佐以化瘀调经，配合针刺中极、关元、合谷、三阴交、生殖区（头针）等穴位。后期以促排卵汤、促黄体汤结合针刺关元、中极、子宫、卵巢、肾俞、阴陵泉、足三里、三阴交等穴。

詹明洁等选取天枢、大横、支沟、子宫、气海、三阴交、丰隆、肾俞、地机穴为基本穴，按补肝肾、健脾、调冲任原则加减选穴，脾肾阳虚型加肾俞、命门、脾俞、足三里；痰湿阻滞型加阴陵泉；气滞血瘀型加太冲、血海。詹氏等认为肥胖 PCOS 患者多为中心性肥胖，而腹部穴位敏感性差，故在天枢、大横穴位上加用电针以加强刺激，同时通过电针刺激腹部的节律性振动，也可加速肥大的脂肪细胞分解代谢。

盛鹏杰等采用针刺治疗 39 例，治以补肾疏肝健脾，兼以调理冲任，主穴：关元、中极、地机、横骨，虚证配合王乐亭老方：上脘、中脘、下脘、天枢、气海、足三里、内关；实证配合血海、太冲、环跳、中脘、归来，每月月经周期第 5 天开始治疗。

2. 电针疗法　丘惠娜针刺加电针刺激支沟、四满、关元、带脉、血海、三阴交、太溪穴，同时配合耳穴子宫、内分泌、皮质下、脾、肾、卵巢。

李世玲采用加味芎归二陈汤联合针灸（取大赫、三阴交、太溪等用补法；天枢、气冲、平隆等，用泻法；中极、关元，用平补平泻法；血海穴，虚则施以补法，实则施以泻法）。

詹明洁等采用电针治疗肥胖型 PCOS 22 例，以补肝肾、健脾、调冲任为原则，基本穴选用肾俞、地机、支沟、三阴交、丰隆、天枢、大横、子宫、气海，随证加减。

3. 穴位注射法　赵彦等选用中极、关元、子宫（双）、三阴交（双）、气海等，从月经周期第 4 天始每日选择 2 个治疗穴位，将 75 单位 HMG 用生理盐水稀释至 2ml，快速注入皮下。从月经第 10 天开始超监测卵泡。根据卵泡发育情况，调整剂量。周期排卵率达 86.18％，总妊娠率为 68.17％。

4. 穴位埋线法　穴位埋线疗法是根据病情需要将特制羊肠线埋藏于相应的经络穴位，利用羊肠线对穴位的持续性刺激作用，造成物理性的较强而持久的刺激，以使经络气血正常运行，机体阴阳和脏腑功能得以调整，而治疗疾病的一种方法。

何颖枕等采用穴位埋线疗法治疗肥胖型 PCOS，取 3-0 号医用羊肠线在中极、地机、合谷、三阴交、太冲、丰隆穴埋线治疗。

陶莉莉等采用穴位埋线联合健脾祛痰中药组成的加减苍附导痰汤治疗肥胖型 PCOS，穴位埋线分 2 组取穴：①肝俞、中极、膈俞、足三里、三阴交、带脉、关元；②肾俞、脾俞、天枢、水分、阴陵泉、丰隆、卵巢。每次单取 1 组，两组交替，除中极、关元、水分外均双侧取穴。埋线治疗避开经期，每周 1 次，连续 3 个月。

5. 耳针及艾灸疗法　徐江红等采用耳针（主穴为神门、卵巢、脾、三焦、内分泌、下丘脑）与中药自拟四四汤（怀牛膝 15g、薏苡仁 20g、柴胡 10g、白芍 10g、枳实 10g、黄柏 10g、生地黄 12g、川芎 15g、苍术 18g、甘草 10g）并用治疗 PCOS 胰岛素抵抗。

六、西药常规治疗

1. 促排卵　复方醋酸环丙孕酮（达英-35），对于不需要生育的患者来说，首选此方案。从月经周期第 5 天起每日服 1 片，连服 21 天，停药 7 天，再继续服用。

PCOS 患者稀发排卵，有 2/3 的患者面临妊娠困难，需要进行促排卵治疗。克罗米芬（枸橼酸氯米芬，clomip-hene citrate，CC）是一种非类固醇类雌激素拮抗剂，其通过阻断内源性雌激素对下丘脑的负反馈，促使垂体释放促性腺激素，诱发卵泡生长达到妊娠目的。CC 初始应用剂量为 50mg/d，连用 5 天，若患者在治疗后无排卵，在下一次的疗程中剂量可增加到每日 100mg，共 5d，推荐的最大剂量是 150mg/d。但克罗米芬亦可占据子宫内膜和宫颈上的雌激素受体，起抗雌激素作用，影响受精卵着床，它是目前使用最广泛的一线促排卵药物。

2. 促性腺激素　促性腺激素（Gn）为二线促排卵药物，适用于克罗米芬耐药的无排卵不孕患者，目前多采取低剂量用药，以下两种方案较为广泛使用：递增法：月经周期第 3～5 天，以 50IU/d 为初始剂量，连续应用 14 天，若超声监测无直径＞9mm 优势卵泡，则以 25IU/周递增使用。递减法：初始剂量即达到 100IU/d，从 FSH 负载剂量开始逐渐减少，若监测发现有直径＞9mm 优势卵泡时则改以 75IU/d 连续 3 天，后以 50IU/d 维持至 HCG 促排日。

3. 胰岛素抵抗治疗　研究表明 50%～70% 的 PCOS 患者存在不同程度的胰岛素抵抗（insulin resistance），高胰岛素血症在 PCOS 病理生理改变中发挥着极为重要的作用。

临床二甲双胍口服 250～500mg，2～3 次/天，能够增强组织对葡萄糖的摄入、抑制肝糖产生并在受体后水平增强胰岛素敏感性、减少餐后胰岛素分泌，降低血糖，改善胰岛素抵抗，能够显著降低体重，进而改善卵巢局部内分泌环境，减少卵巢源性的雄激素及外周转化来的雄激素，提高排卵率，纠正多毛、痤疮等症状，使部分患者恢复排卵和妊娠。二甲双胍治疗 PCOS 的主要优势在于纠正 PCOS 的代谢和内分泌紊乱；恢复正常排卵功能，减少卵巢过激和多胎妊娠的风险。

4. 联合治疗方案　克罗米芬（CC）＋二甲双胍：针对存在 CC 抵抗的 PCOS 患者联用 CC 和二甲双胍可提高排卵率，因二甲双胍可增强耐 CC 者对 CC 的反应性，其机制可能是影响颗粒细胞中 IGF-I 的作用而改变了卵泡甾体类激素的生成状态。CC50mg×2 次/天及二甲双胍 500mg×3 次/天，连续应用 6 周；若妊娠，继续用至孕 12 周，若无效则停用，可建议其手术治疗。与单用胰岛素增敏剂相比，联合应用能有效提高排卵率。

CC＋格列酮类：针对耐 CC 的 PCOS 患者可考虑 CC 和格列酮类合用，加罗格列酮 4mg×2 次/天，应用 2 个周期，在第 2 个周期的 5～9 天服 CC50mg×2 次/天后发现，短周期的罗格列酮就有一定的促排卵作用，并可明显增强耐 CC 的 PCOS 患者对 CC 的反应性，联合应用能有效提高排卵率。

二甲双胍＋格列酮类：对二甲双胍不敏感的 PCOS 患者，将二甲双胍 2.25g/d 和吡格列酮 45mg/d 合用 10 个月，发现血胰岛素、血糖、胰岛素抵抗等明显下降，高密度脂蛋白和 SHBG 明显升高，形成规律的月经周期。

5. 手术治疗　应用腹腔镜手术治疗 PCOS，可对卵巢行透热或电凝治疗，术后可有排卵及妊娠。2008 年 PCOS 专家共识研讨会指出腹腔镜手术的唯一指征是患者有克罗米芬抵抗，且未能恢复排卵周期，但这种技术的缺陷是损伤卵巢的实质和容易出现卵巢过度刺激综合征。

因此对于 PCOS 的综合治疗需不断评估疾病，结合中医特色疗法，及时调整治疗方案，以期达到最佳远期疗效。

【研究述评】

1. 多囊卵巢综合征是现代女性常见的，具有多因性，多系统的慢性内分泌紊乱疾病，临床表现具有高度异质性，除生殖障碍外还伴随有代谢异常，其中胰岛素抵抗在该病的发生发展中起至关重要作用，而西医多采用激素类药物治疗，一旦使用不及或过当都会产生很多副作用，部分患者因之而更加难以成孕。中医以"整体观"及"辨证论治"为特色，结合其临床表现，中医中药治疗 PCOS 以补肾贯穿疾病治疗始终，以痰湿病因及病理产物入手治疗，通过改善 PCOS 患者的胰岛素抵抗，整体治疗 PCOS，且无不良作用。

2. 近年来，国内运用中西医结合方法治疗多囊卵巢综合征的高胰岛素血症和高雄激素血症，改善内分泌环境，从而在成孕等多方面均取得了一定的成果，并为中西医结合治疗本病提供了有力的依据。

首先，近年来认识到，随疾病发展不同阶段，多囊卵巢综合征的中医病因病理变化多端，但始终以"肾虚痰阻"贯穿疾病发生发展的全过程，其中痰湿、瘀血既是 PCOS 的病理产物，又是致病因素。大量证据表明：患有多囊卵巢综合征的内环境、中枢-内分泌系统异常，表现为下丘脑—垂体—卵巢轴调节功能失调，卵巢发育不全，血清雄激素（睾酮，雄烯二酮，脱氢表雄酮）明显升高，通过负反馈作用扰乱了下丘脑—垂体正常功能，造成高胰岛素血症、肥胖……而补肾化痰为主的中药治疗后，可以改善上述有关指标。从而从中西医结合角度支持"肾虚痰阻"之说，为中西医结合治疗本病提供了理论依据。

其次，中医药在调整生殖功能和内分泌代谢方面与西医治疗方面表现出一致性，认识到肾—天癸—冲任—胞宫功能失调是发病的主要环节，故而中医因时制宜的治疗理念，与现代西医对多囊卵巢综合征的人工周期治疗法达成异曲同工之妙，具体用药规律阐述如下：

（1）月经期：此期血海由满而溢，血室正开，子宫泄而不藏，通过阳气的疏泄，胞脉通达，推陈出新，使经血从子宫下泄，气亦随血而泄，此期的"泄"是为了下一周期的"藏"，故气血均以下行为顺。（川牛膝、桃仁、红花、三棱、莪术之类。）

（2）经后期："阴长期"。经期阴血下泄，经后子宫、胞脉相对空虚，尤以阴血不足为主。此期血室已闭，子宫藏而不泄，通过肾气的封藏，蓄养阴精，使精血渐长，充盛于冲任二脉。此为"重阴"的阶段。（滋补肾阴、调养冲任为主，枸杞、何首乌以填补精血）

（3）经间期：经过经后期的蓄养，阴精充沛，冲任气血充盛，重阴必阳，在肾中阳气的鼓动下，阴阳转化，阴精化生阳气，出现绸缪之候。此为乐育之时，又有"的候"之称。（酌加补肾阳之品，但也应注意阴中求阳，如杜仲、川断、桑寄生、阿胶）

（4）经前期："阳长期"。经间期以后，阳气逐渐增长，已达到"重阳"的状态，此期阴精与阳气皆充盛，子宫、胞脉气血充盈，已为孕育做好准备。如胎元已结，则肾气封藏，子宫继续藏而不泄。若为孕育，则在阳气的鼓动下，子宫、胞脉通达，泄而不藏，经血得以下泄。周而复始，开始下一个周期的定期藏泄。（静中生动之际，方中酌加理气活血之品，如丹参、泽兰）。

再次，痰湿体质是 PCOS 胰岛素抵抗和代谢紊乱发生的重要病理基础，中医学认为的"痰壅胞宫"与 PCOS 患者术中可见到卵巢形态饱满，表面可见多个凸出的囊状卵泡直观表现高度一致，现代医学对该疾病病因研究方面广泛，涉及遗传因素、内分泌及代谢因素、精神心理因素，但其确切的病因尚难以明确。在临床工作中我们发现从内分泌角度治疗，调整患者脂代谢，改善其胰岛素抵抗和高胰岛素血症，能够逆转其排卵障碍，降低血清睾酮，从而达到整体治疗该疾病的目的。于是越来越多的学者认为，胰岛素抵抗不仅是本病的重要生化特征，而且可能是本病发生的主要病理、生理基础。因此，PCOS 患者，伴或不伴有肥胖，从痰湿论治也是治疗胰岛素抵抗所致代谢异常及内分泌紊乱的关键。我们的临床实践还证明，化痰药物如半夏、浙贝母、苍术、茯苓等亦能改善 PCOS 患者的糖脂代谢异常，同时也能调节生殖功能。

最后，由此可见，PCOS 的病因及治疗仍处于探索阶段，单纯西药治疗存在许多不良反应，且停药后容易复发，所以中西药联合治疗的方法，既可发挥西药治疗胰岛素抵抗的优越性，又利用了中药为卵子发育提供的良好条件，从而提高了妊娠率。其中，部分补肾的中药经现代药理研究是具有雌激素样作用的，例如：补骨脂、淫羊藿、菟丝子、肉苁蓉、女贞子、紫河车、紫石英等。这些中草药既能够弥补体内雌激素之不足，又可避免促排卵药物产生的副作用，它们配合二甲双胍改善胰岛功能抵抗和祛痰化瘀的中药，临床上效果优于单纯中医组。可见中西医结合治疗 PCOS，优势互补，为 PCOS 的治疗拓展了新的中医特色疗法。有关本病的基础和临床研究还有诸多方面有待进一步深入，许多深层次的问题还有待进一步阐明。

【主要参考文献】

1. 王淑贞. 实用妇产科学［M］. 北京：人民卫生出版社，1987.

2. 曹泽毅. 中华妇产科学（下册）［M］. 北京：人民卫生出版社，1999.

3. 鲍维雅. 补肾化痰佐以活血法治疗多囊卵巢综合征的临床研究［J］. 天津中医药，2009，26（5）：375-376.

4. 徐莲薇，倪晓容，叶玉妹，等．补肾活血调周法治疗多囊卵巢综合征 78 例［J］．陕西中医，2009，30（3）：274-275.

5. 张秋梅，孙增玉，陈旭，等．袁氏滋肾活血汤治疗多囊卵巢综合征疗效观察［J］．辽宁中医药大学学报，2009，11（6）：151-152.

6. 李文，薛永玲．多囊卵巢综合征的中医药治疗［J］．四川中医，2009，（12）51-55.

7. 杨鉴冰，徐彭丽，姚飞，等．中西医结合治疗多囊卵巢综合征排卵障碍的临床观察研究［J］．辽宁中医杂志，2011，38（9）：1845-1847.

8. 伍玉萍，杨秉秀，朱付凡．暖宫孕子胶囊治疗多囊卵巢综合征的疗效及对血清孕激素水平的影响［J］．中医药导报，2013，19（1）：45-46.

9. 冯光荣，胡晓华，周艳艳．补肾调经汤对多囊卵巢综合征模型大鼠血清瘦素、胰岛素和睾酮的影响［J］．中医杂志，2010，51（4）：356-358.

10. 张越．李翠萍教授治疗多囊卵巢综合征不孕症的经验［J］．北京中医药大学学报（中医临床版），2010，17（4）：17-18.

11. 齐丹．谈勇教授补肾调周法结合辨病治疗不孕症验案［J］．河南中医学院学报，2009，24（3）：72-73.

12. 刘新苑．连方教授治疗多囊卵巢综合征不孕经验介绍［J］．辽宁中医药大学学报，2011，13（5）：101-102.

13. 王丽丽，梁学林．梁学林教授治疗多囊卵巢综合征临床经验［J］．辽宁中医药大学学报，2009，15（4）：62.

14. 黄文华，陆启滨．陆启滨教授治疗多囊卵巢综合征经验介绍［J］．南京中医药大学学报，2010，26（1）：74-76.

15. 池雷，夏桂成．夏桂成教授调周疗法治疗月经病述要［J］．实用医技杂志，2008，15（33）1914.

16. 杨悦娅．朱南孙治疗多囊卵巢综合征的思路与方法［J］．上海中医药杂志，2006，40（1）：43-44.

17. 李小平，林舒，叶双，等．滋癸汤加减治疗肝肾阴虚型多囊卵巢综合征疗效观察［J］．中国中西医结合杂志，2011，31（8）：1070-1073.

18. 中药人工周期疗法治疗多囊卵巢综合征中高雄激素血症的临床观察［J］．山东中医杂志，2004，23（8）：467-468.

19. 刘东平，颜小俊．中西医结合治疗多囊卵巢综合征不孕 30 例［J］．现代中医药，2011，31（4）：14-16.

20. 申霞．补肾活血方治疗多囊卵巢综合征 105 例［J］．世界中西医结合杂志，2006，2（1）：123.

21. 黄道兰，许峰，温雅兰，等．针药并用治疗多囊卵巢综合征所致不孕 30 例疗效观察［J］．新中医，2011，43（8）：85-86.

22. 詹明洁，汪慧敏．电针治疗肥胖型多囊卵巢综合征疗效观察［J］．上海针灸杂志，2008，27（1）：9-10.

23. 盛鹏杰，吴变灵，陈小张，等．针灸治疗多囊卵巢综合征临床观察［J］．湖北中医杂志，2010，32（2）：65-66.

24. 丘惠娜，徐佳 . 针灸耳压治疗肥胖多囊卵巢综合征 46 例临床观察［J］. 中国社区医师，2006，8（14）：86-87

25. 李世玲 . 加味芎归二陈汤联合针灸治疗多囊卵巢综合征 68 例 . 郑州大学学报（医学版），2008，43（4）：829-830.

26. 詹明洁，汪慧敏 . 电针治疗肥胖型多囊卵巢综合征疗效观察［J］. 上海针灸杂志，2008，27（1）：9-10.

27. 赵彦，王彦平，丁秋蕾，等 . 穴位注射尿促性腺激素治疗多囊卵巢综合征不孕不育患者的临床研究［J］. 中国综合临床，2006，22（8）：748-749.

28. 何颖枕，曾北蓝，王继宁 . 穴位埋线治疗肥胖型多囊卵巢综合征的临床观察［J］. 上海针灸杂志，2006，25（12）：9-10.

29. 陶莉莉，傅艳红，谢蓬蓬，等 . 穴位埋线联合健脾祛痰中药对肥胖型多囊卵巢综合征胰岛素抵抗及脂肪细胞因子的影响［J］. 广州中医药大学学报，2009，26（2）：134-135.

30. 徐江红，杨洪波 . 耳针与中药并用对多囊卵巢综合征胰岛素抵抗的影响［J］. 世界中医药，2011，6（1）：61-62.

第二十一章　围绝经期综合征

围绝经期综合征（perimenopause syndrome）在临床上是指妇女在绝经前后时期，卵巢的功能逐步衰退，从而引起体内雌性激素水平降低，以自主神经功能紊乱及代谢障碍为主的一系列综合征。如月经紊乱、情志不宁、烘热汗出、潮热面红、眩晕耳鸣、心悸失眠、面浮肢肿等。由于临床症状比较复杂，轻重不一，综合出现，且持续时间长短不一，短者仅数月，长者迁延数年，甚者可影响到生活和工作，危害着妇女的身心健康，也给家庭和社会造成了巨大的负担。我国已进入老年社会，我国女性预期寿命大于 70 岁，以绝经平均年龄 50 岁计，围绝经期及以后阶段占据女性生命的 1/3 至 1/2。1982 年中国绝经女性 0.7 亿，2008 年增加到 1.8 亿，并以每年 2% 的速度递增，2030 年可增加到 2.8 亿人。临床对围绝经期的合理干预将是一个不可回避且日益重要的问题。

该病在古代医籍中无专篇记载，多散见于"年老血崩"、"老年经断复来"、"脏躁"、"百合病"等。如汉代《金匮要略·妇人杂病脉证并治》指出："妇人脏躁，喜悲伤欲哭，象如神灵所作，数欠伸。"又明代《景岳全书·妇人规》曰："妇人于四旬外，经期将断之年，多有渐见阻隔，经期不至者。当此之际，最宜防察。若果气血和平，素无他疾，此固渐止而然，无足虑也。若素多忧郁不调之患，而见此过期阻隔，便有崩决之兆。若隔之浅者，其崩尚轻，隔之久者，其崩必甚，此因隔而崩者也。"现《中医妇科学》将其归属于"绝经前后诸症"的范畴。

近些年来进行专病研究后，取得了较大的进展。治疗本病，西医普遍采用激素替代疗法，但副作用大，大量的临床研究表明，中医、中西医结合治疗围绝经期综合征疗效确切，且能减少副作用，具有很好的治疗前景。

【病因病机】

一、中　医

《素问·上古天真论》中就记述了"女子七岁，肾气盛，齿更发长；二七而天癸至，任脉通，太冲脉盛，月事以时下，致有子……七七任脉虚，太冲脉衰少，天癸竭，地道不通，故形坏而无子也。"指出妇女经断之年肾气渐衰，任脉虚，太冲脉衰，机体肾阴阳失衡而导致本病。常涉及肝、心、脾等脏腑而发病。

1. 肾阴虚　"七七"之年，肾阴不足，若素体阴虚，或多产房劳，精血耗伤，天癸渐竭，肾阴亏虚。若肾水不足以涵养肝木，肝失濡养，致肝肾阴虚或肝阳上亢；若肾水不足，不能上济于心，则心肾不交。

2. 肾阳虚　妇女经断之年，肾气渐衰，肾精不足，冲任脉虚，若平素过用寒凉之品，可致肾阳虚衰；命门火衰，虚寒内生，脾阳失于温煦，而出现脾肾阳虚；阳气虚弱，无力行血，瘀血内生，则肾虚血瘀。

3. 肾阴阳俱虚　肾为水火之宅，内藏元阴元阳，阴阳互根，阴损及阳，阳损及阴，真阴真阳不足，不能濡养、温煦脏腑，导致脏腑功能失常而出现诸多症状。

因此，本病以"肾虚"为本，肾阴阳平衡失调，可影响到肝、心、脾等脏，从而导致各脏腑功能失常，而表现出一系列的证候。妇女接近绝经，肾气渐衰，冲任亏虚，天癸将竭，精血不足，临床以肾阴虚居多。但常可兼气滞、血瘀、痰湿等。

二、西　医

围绝经期，卵巢功能衰退，雌激素分泌减少，内分泌功能紊乱，机体免疫调节功能呈衰老趋势，此外，患者机体老化以及精神、神经和所处社会环境因素、心理因素、家庭矛盾等因素相互影响而导致发病。

【临床表现】

一、症　状

1. 月经紊乱　更年期最早表现在临床上的特征即为月经紊乱，如月经周期不规则、持续时间延长、月经量增加、闭经等。

2. 血压改变 更年期血压变化多以收缩压上升,舒张压改变较少或没有为主要表现,眼底、心脏和肾脏没有受累表现。血压升高时可出现头昏、头痛、情绪不稳定、睡眠不佳、烦躁不安、胸闷、心慌等现象。

3. 潮红出汗 是由自主神经系功能紊乱造成血管舒缩功能障碍引起的。

4. 心慌气急 表现为胸前区不适,心慌气急,喉头发急,出现叹气样呼吸,有时也可出现心律不齐、心动过速或过缓。

5. 神经精神症状 精神异常早期表现为敏感、多疑、烦躁、易怒、情绪低落、注意力不集中等。随着病程延长,病情逐渐加重,会出现情绪抑郁、坐卧不宁、搓手顿足、惶惶不可终日、有大祸临头之感。

6. 感觉异常 皮肤会感觉走蚁感或瘙痒感,有些人还可能有嗅觉、味觉、听觉等感觉器官的异常。

7. 泌尿生殖道症状 主要表现为泌尿生殖道萎缩症状,出现阴道干燥,性交困难,反复尿道炎,排尿困难等。

8. 骨及关节症状 围绝经期约 25% 妇女患有骨质疏松,骨质疏松可引起骨骼压缩、身材变矮,严重者可致骨折。

二、体 征

月经紊乱渐至停止,白带减少,性欲降低,生殖器官及乳房萎缩。

【辅助检查】

1. 激素检查 血清查激素 E2、LH、FSH 等,出现 LH、FSH 增高,FSH>10U/L,提示卵巢储备功能下降,FSH>40U/L 提示卵巢功能衰竭;绝经后 FSH 增加 20 倍,LH 增加 5~10 倍。E2 水平降低,典型患者呈现"二高一低"的内分泌改变。

2. 其他检查 阴道细胞学检查显示底层细胞明显减少。妇科内外生殖器及乳房检查,以排除恶性病变。宫颈涂片或子宫内膜活检。如出现胸闷,骨代谢异常等情况者,可进一步行心电图、X 线检查等。

【诊断与鉴别诊断】

一、诊 断 标 准

根据临床表现和辅助检查:

1. 患者发病年龄在 45~55 岁之间,出现月经紊乱或闭经;或 40 岁之前卵巢功能早衰；或有手术切除双侧卵巢及其他因素损伤双侧卵巢功能病史。

2. 出现潮热、汗出、情绪不稳定、失眠健忘、多梦、易疲劳等自主神经系统失调症状。

二、鉴别诊断

1. 西医　本病应与原发性高血压、心绞痛、围绝经期神经病、子宫肌瘤、子宫内膜癌、尿道及膀胱炎、增生性关节炎等疾病相鉴别。

2. 中医　主要应与癥瘕、眩晕、心悸、水肿等疾病相鉴别。

【治疗】

一、辨证论治

1. 肾阴虚

主症：月经周期紊乱，经量时多时少，经色鲜红；头晕耳鸣，烘热汗出，五心烦热，失眠多梦，腰膝酸软，皮肤干燥、瘙痒，或皮肤有蚁行感，口干便结，尿少色黄，舌红少苔，脉细数。

治法：滋肾养阴，佐以潜阳。

方药：左归饮合二至丸加减。熟地、山药、枸杞、山茱萸各15g，茯苓、女贞子、旱莲草各10g，炙甘草9g，制首乌、龟甲各12g。全方共奏滋养肾阴，填精益髓之功。若头痛、眩晕甚者，加天麻、钩藤、珍珠母各15g以增强平肝潜阳之效；若见心烦不宁，失眠多梦，健忘，情志异常等，治宜滋肾宁心安神，方用六味地黄丸合甘麦大枣汤合黄连阿胶汤加减。

2. 脾肾阳虚

主症：经量减少或增多，经色淡黯；面色晦黯，精神萎靡，形寒肢冷，纳呆，疲倦乏力，腰背冷痛，或面浮肢肿，小便清长，夜尿频数，大便溏；舌淡胖，苔白，脉沉细弱。

治法：温肾扶阳。

方药：右归丸合理中丸加减。熟地、山药、山茱萸、枸杞、鹿角胶、菟丝子、杜仲、党参各15g，当归、白术、干姜各12g，肉桂、甘草各6g，制附子9g。诸药合用，功可温补肾阳。若便溏者去当归，加肉豆蔻12g；若月经量过多，加补骨脂、川断各15g；若肌肤面目浮肿，加茯苓、泽泻各15g；若胸闷痰多者，加瓜蒌12g、丹参20g、法夏12g。

3. 肾阴阳两虚

主症：月经紊乱，经量或多或少；乍寒乍热，烘热汗出，头晕耳鸣，健忘，腰背冷痛；舌淡，苔薄白，脉沉细弱。

治法：益阳扶阴，阴阳双补。

方药：二仙汤合二至丸加减。仙茅、仙灵脾、巴戟天、菟丝子、何首乌各 15g，黄柏 6g，白芍、女贞子、旱莲草各 10g，当归、知母各 12g。全方阴阳双补，其中仙茅、仙灵脾、巴戟天、菟丝子温补肾阳；女贞子、旱莲草、制首乌补肾益阴；知母、黄柏滋补肾阴；当归养血益阴。若偏阳虚加鹿角胶，偏阴虚加熟地。

4. 肝郁气滞

主症：经期或前或后，经量或多或少，经行不畅。胸胁乳房胀痛牵引少腹，烦躁易怒，双目干涩，舌淡或偏红，苔薄白，脉弦细。

治法：疏肝理气。

方药：逍遥散加味。当归、白芍、柴胡、茯苓、白术、川楝子各 10g，甘草、薄荷各 6g。若头晕头痛，烦躁失眠，口干苦者，去薄荷加枸杞 12g，丹皮、菊花、钩藤各 10g，石决明 30g，郁金 12g。对于肾虚肝郁者，也可以选用滋水清肝饮。

5. 心肾不交

主症：心悸怔忡，失眠多梦，健忘易惊，甚或情感失常，大便干燥，口舌生疮，色红少苔，脉细数。

治法：滋补肾阴、宁心安神。

方药：天王补心丹。生地黄 20g，玄参、党参、茯神、桔梗、丹参、远志各 15g，酸枣仁、柏子仁、天门冬、麦冬各 20g，当归、五味子各 12g。诸药合用，交通心肾，滋阴养心安神。

二、特色专方

1. 补肾化瘀汤　熟地 30g，盐杜仲 12g，白芍 15g，牛膝 15g，黄芪 15g，淫羊藿 9g，当归 12g，红花 9g，鸡血藤 30g，肉苁蓉 20g，狗脊 9g，木香 3g。水煎服，每日 1 剂，日服 2 次。本方具有壮阳补肾，养血化瘀，软坚止痛之效。适用于气血不足，肝肾虚亏，经络闭塞者。

2. 滋肾调肝汤　女贞子 15g，旱莲草 15g，枸杞子 10g，生地黄 15g，白芍 10g，当归 10g，醋柴胡 10g，丹皮 10g，生龙骨 60g（先煎），生牡蛎 60g（先煎）。水煎服，每日 1 剂，分两次温服。滋阴益肾，调肝涵木。本方适用于更年期综合征属肾虚肝旺型者。

3. 更年宁神汤　生地黄 30g，山茱萸、女贞子、旱莲草、枸杞子、菟丝子、丹参、地骨皮、龟板各 15 克、珍珠母，五味子，远志，淫羊藿各 10

克。每日一剂，水煎 2 次分服。3 个月为一个疗程。用于治疗阴虚内热型者。

4. 补肾安坤汤 仙茅 9g，仙灵脾 12g，巴戟天 12g，当归 12g，炒知母 30g，炒黄柏 30g，熟地 12g，女贞子 15g，制香附 12g，枳壳 12g，炒续断 15g。每日一剂，水煎 2 次分服。连服 4 周为一个疗程。本方共奏温肾助阳，滋肾坚阴之效，用于肾阴阳两虚绝经前后诸证者。

5. 乐更年汤 夜交藤、酸枣仁、茯神各 15g，龙齿、谷麦芽、菖蒲、合欢皮、紫贝齿、橘皮络、当归各 12g，磁石、浮小麦、炒白芍各 10g，甘草 6g。功效：健脾疏肝，安神敛汗。

6. 百合知母汤 先以水洗百合，渍一宿，当白沫出，去其水，再以泉水 400ml，煎取 200ml，去滓；另以泉水 400ml，煎知母，取 200ml，去滓。将两次药汁混合煎，取 300ml，分温二服。功效：清热养阴。

三、中药成药

1. 更年安片 地黄、制何首乌、麦冬、泽泻、牡丹皮、仙茅、五味子、磁石、钩藤、珍珠母、茯苓、浮小麦等药组成。口服，一次 6 片，一日 2～3 次。有滋阴清热，除烦安神之效。适用于肾阴虚者。

2. 甲蓉片 熟地黄、菟丝子（制）、肉苁蓉（制）、枸杞子、女贞子（制）、附子（制）、山药、茯苓、泽泻、牡丹皮、肉桂等组成。口服，一次 4～5 片，一日 3 次。功效：滋阴扶阳，补肾益精。用于围绝经期综合征肾阴阳两虚者。

3. 坤宝丸 何首乌、地黄、枸杞子、女贞子、墨旱莲、菟丝子、南沙参、麦冬、石斛、当归、白芍、鸡血藤、知母、黄芩、桑叶、酸枣仁、地骨皮、珍珠母、赤芍等组成。口服，一次 50 粒，一日 2 次。滋补肝肾，养血通络。适用于肝肾阴虚者。

4. 天王补心丸 丹参、当归、石菖蒲、党参、茯苓、五味子、麦冬、天冬、地黄、玄参、远志（制）、酸枣仁（炒）、柏子仁、桔梗、甘草、朱砂等组成。口服，一次 6g，一日 2 次。功效：滋阴养血，补心安神。用于心肾不交者。

5. 更年慰颗粒 百合、枸杞子、阿胶珠、南沙参、牡蛎、钩藤、莲子心、远志、浮小麦、陈皮等组成。开水冲服。一次 1 袋（12g），一日 3 次。具有滋养肝肾，宁心安神。用于更年期综合征属肝肾阴虚。

6. 更而乐冲剂 生熟地、仙茅、仙灵脾、当归、知母、白蒺藜各 10g，龟板 20g，川芎、炙甘草、川楝子各 6g，淮小麦、生牡蛎各 30g，红枣 15g。每次 1 包，每日 3 次，温开水冲服。有补肾益元，养心平肝，调和阴阳之功。

7. 舒肝胶囊　柴胡、青皮、丹参、枳壳、延胡索、板蓝根、黄精、党参、片姜黄、当归、黄柏、川楝子等。口服，一次 7 粒，一日 1～2 次。功效：疏肝解郁、理气止痛，兼以活血。适用于肝郁气滞者。

四、针灸疗法

近年来，针灸疗法成为传统中医学用来治疗围绝经期综合征的主要手段之一，国内运用十分广泛，在国际上也日益受到重视。针灸治疗围绝经期综合征具有良好的效果，且无副作用。因而，针灸疗法治疗围绝经期综合征具有很大的优势和发展潜力。

1. 毫针　中医治疗本病以肾为主，肾阴虚型的常用穴位有神门、三阴交、百会、肾俞、太溪、阴谷；肾阳虚型的常用穴位有神门、三阴交、百会、命门、神阙。肝郁气滞者加太冲、肝俞；脾虚者加脾俞、足三里；心肾不交者加心俞。每日 1 次，10 次为 1 疗程。

2. 耳针　主穴选取子宫、卵巢、肝俞、神明、肾俞、百会、血海、三阴交、内分泌、神门等，每次选用 3～4 个，每日或隔日 1 次，留针 30～60 分钟，15 次为一个疗程。耳部是人体的一部分，整体的内分泌失调会在耳部敏感点区域有反应，因而刺激敏感点，会对一些症状的改善起到较好疗效。

3. 电针　用直径 0.32mm 毫针针刺，虚证用补法，实证用泻法，得气后于所针穴位分别按 G6805 点针仪用连续波，频率 5～6Hz，电流强度以患者能耐受为度，得气感以周围上下传导为佳，每次 30 分钟，每日 1 次，10 次为 1 疗程。很多实验表明，电针治疗围绝经期综合征的效果比毫针大。

五、其他特色疗法

1. 耳穴疗法　耳穴常选用的有主穴肾、内分泌、生殖器、交感、神门、卵巢、子宫。证属脾虚者加脾；肝郁气滞者加肝；心神不交者加心。方法：以直径 2mm 的磁圆珠放在 0.8cm×0.8cm 的胶布上按压在耳穴上，嘱患者自行按压磁珠所在穴位，每日不少于 4 次。10 次为 1 疗程。配合其他治疗，常有较好的疗效。

2. 穴位注射　穴位注射常选用的药物有生脉注射液、复方麝香注射液等，常选的主穴有肾俞、肝俞、心俞、脾俞、三阴交等。隔天 1 次，10 次为一疗程。

3. 穴位贴敷　常用穴位双侧子宫、血海、关元。仙茅 100g，仙灵脾 100g，巴戟天 150g，菟丝子 150g，旱莲草 150g，女贞子 150g，制首乌

200g，生龙牡 100g，知母 120g，黄柏 100g，当归 100g，川芎 90g，细辛 30g。以上药物研细末，装瓶待用。于月经干净后 5 天用普通胶布剪成大小约 2cm×2cm，穴位局部皮肤用 75％酒精消毒，待皮肤干燥后取药物粉末 3g，用温开水调和成糊状，敷于以上穴位，外盖纱布，胶布固定；隔天 1 次，两周为一疗程。

4. 穴位埋线　常取穴以肾俞、命门、关元为主，配以心俞、肝俞、三阴交等穴。操作：常规皮肤消毒，将医用 00 号羊肠线剪成 1cm 等长线段，置于 75％酒精中浸泡 3 分钟备用，取羊肠线穿进 7 号注射针头内，将针头刺入穴位，直刺约 30mm，提插得气后，用针芯抵住羊肠线（针芯由直径 0.3mm，长 40mm 毫针剪成平头改成），缓缓退出针管，将羊肠线留在穴内，敷无菌棉球以胶布固定。埋线 1 星期 1 次，埋线区当天不得触水，以防感染，指导患者埋线 2 日后，每日睡前自行按压穴位 10～20 分钟。穴位埋线的过程与针刺过程相似，且较普通针刺效果更好，疗效更持久，具备针刺"静以留之"的长期作用，类似"埋针"疗法。肠线在穴位内慢慢软化、分解、吸收的过程对穴位产生一种柔和而持久的刺激，从而达到慢性疾病长期治疗的目的。

5. 隔物灸　取穴：关元、三阴交（双侧）。操作：穴位常规清洁，将吴茱萸、菟丝子、生地、肉苁蓉、丁香等分研磨成粉，调入少许凡士林成饼，敷于所取穴位，厚度 1～2mm，面积铜钱大小。将 5cm 长艾条点燃后插在艾灸架上，先坐位安置好三阴交双侧艾灸架，距离皮肤 3～5cm 进行温和灸。后平卧安置另一个艾灸架于关元穴上方行温和灸。灸至局部皮肤出现潮红为度。每日 1 次，4 周为 1 疗程。

6. 推拿疗法　用食指勾法和拇指推按法刺激涌泉穴（肾、肾上腺）、膀胱、输尿管反射区 3 分钟；用拇指扣法、食指刮法和拇指推按法刺激子宫、卵巢、生殖腺、脑垂体、甲状腺、心、脾、胸部淋巴结、腹腔神经丛等反射区 10 分钟。运用按摩手法中的推、揉、压、拨、擦等手法，能达平衡阴阳，滋阴补肾，健脾和胃，调理气血之功效。

7. 八段锦　概括为八节，两手托天理三焦，左右开弓射大雕；调理脾胃单举手，五劳七伤往后瞧，摇头摆尾去心火，腹背伸屈固肾腰；攒拳怒目争力气，背部七颠百病消。整个训练过程要求宁静缓慢，注意力集中，每节动作重复 10 次，每天训练时间 45 分钟左右。八段锦是我国优秀的传统体育项目，其运动强度和动作的编排次序符合运动学和生理学规律，属于有氧运动，安全可靠，具有"调神"、"调息"、"调形"的作用，简单易学，医疗保健功效显著的特点。特点是在松静、自然的状态下进行锻炼，它形成的是自然、轻快、宁静、专一的心境，配合"细、长、匀、缓、深"的有节奏的腹式呼吸，8个动作之间充满了对称与和谐，体现了内实精神，外示安逸，虚实相生，刚柔相济，做到了意动形随，神形兼备。八段锦在心理上可以调节改善围绝经期女性的不良心理状态，在生理上能增强人体脏腑功能，提高身体素质，改善身体功能，增强防病抗病的能力，是一种简便、有效的运动康复方法。

六、西药常规治疗

1. 心理治疗 心理因素的影响是导致围绝经期综合征的一个重要病因，因而给予心理支持是十分必要的。一些围绝经期妇女对内分泌改变而出现的一系列生理改变和不适存在认识上的错误，使其症状更为加重，必须纠正这些错误的观念，让患者对疾病发生、发展、转归有正确认识，帮助其提高自我调节和自我控制能力，树立战胜疾病的信心。对于影响其工作和生活者，可适当给予镇静药以助睡眠，如夜晚服用艾司唑仑 1mg；谷维素有助于调节自主神经功能，口服 20mg，每日 3 次。摄入足够的蛋白质及含钙丰富的食物，并指导其坚持体格锻炼。

2. 激素替代治疗

(1) 雌激素：妊马雌酮是天然雌激素，剂量为每日口服 0.625～1.25mg；微粒化雌二醇为天然雌激素，每日口服 1～2mg；尼尔雌醇为长效雌三醇衍生物，每半月服 1～2mg 或每月服 2～5mg。

(2) 孕激素制剂：最常用的是甲羟孕酮，每日口服 2.5～5mg；其他还有炔诺酮，每日口服 5mg，炔诺孕酮，每日口服 0.15mg，微粒化孕酮，每日口服 100～300mg。

3. 非激素类药物 ①维生素 D：对于围绝经期妇女缺少户外活动者，每日口服 400～500U，与钙剂合用有利于钙的完全吸收；②钙剂：可减缓骨质丢失，如氨基酸螯合钙胶囊，每日口服 1 粒（1g）；③降钙素：是作用很强的骨吸收抑制剂，用于骨质疏松症，有效制剂为鲑降钙素，用法：100U 肌内或皮下注射，每日或隔日 1 次，2 周后改为 50U，皮下注射，每月 2～3 次；④双膦酸盐类：可以抑制破骨细胞，有较强的抗骨吸收作用，用于骨质疏松症。常用的有氯甲双膦酸盐，每日口服 400～800mg，间断或连续服用。

【研究述评】

1. 对于本病的治疗，西医普遍采用激素替代疗法，但易产生依赖性或副作用，如子宫内膜癌、乳腺癌、胆石症、不明原因阴道出血等，且应用上有一定局限性。近年来通过临床疗效验证和比较，证实了中西医结合治疗围绝经期综合征疗效确切，且能减少副作用，显示了很好的治疗前景。

2. 近年来，对于围绝经期综合征的发病机制研究逐步深化。围绝经期综合征的中医根本病机"肾虚"与西医"下丘脑—垂体—卵巢、下丘脑—垂体—肾上腺、下丘脑—垂体—甲状腺"这三轴之间整体失调而使卵巢功能衰退、性激素分泌减少、促性激素上升内分泌失衡致自主神经功能紊乱而发病，阐释了中西医的病因病机，从而为围绝经期综合征的临床治疗提供了根据。因而本病的治疗原则是以"补肾"为本，用左归饮、二至丸、二仙汤等以滋肾补益，西药激素替代、辅助用药，中西医结合治疗，从而提高临床的疗效。由于围绝经期综合征的发病机制、临床表现、并发症的复杂多样性，迄今尚没有一种治疗手段能对大部分围绝经期综合征的患者起到彻底治疗的作用，因此取长补短走综合治疗的道路是一种必然趋势。近年来多以西药激素替代、辅助用药，中医辨证施治、标本兼顾互相结合为主流。有研究者表示将西医实验室化验指标与中医辨证相结合，对围绝经期综合征进行标准化分型，因中医对该病的治疗是从整体观点出发，结合患者临床表现分析与脏腑的关系，再进行针对性治疗，在诊断以及临床治疗指导上更具系统性、科学性，更能取得满意的疗效。中西医之间理论互通、互释，手段互补且进一步发展，才能在短时间内确实使患者彻底摆脱痛苦，提高生活质量和生活水平。

3. 近年来，对针灸治疗围绝经期综合征进行了大量的临床和实验研究。针灸具有副作用少、疗效显著、价格低廉的特点，便于患者接受，从而取得了可喜疗效。对于本病的治疗，采用综合疗法（针法与灸法并用，穴位注射辅助治疗）从统计学角度评定疗效优于单一和短期突击疗法。足穴按摩疗法和足浴疗法等为围绝经期综合征的有效防治开辟了一条新的途径，对于防治围绝经期综合征，延缓妇女衰老具有重要的现实意义，有待进一步发掘。

4. 心理因素是本病发病的重要因素之一。大量的研究表明，本病除了药物治疗外，心理治疗也非常重要，在诊治此类患者时，应给予适当的心理疏导，让患者保持积极乐观的心态，可起到事半功倍的效果。

5. 目前为止，中医对诊疗围绝经期综合征还没有规范的标准，对于"证"实质的研究以及中药作用机制研究等有待进一步研究和探讨，如果能进一步规范和完善传统中医药和针灸推拿等疗法，融合现代医学理念，使之推广到国际学术界，惠及广大患者，将带来巨大的社会效益。

6. 健康的生活方式。禁烟和限酒，吸烟可伴发过早绝经，是老年女性认识功能减退及骨质疏松的重要危险因素。过量饮酒可损伤肝、脑等脏器影响认知功能，增加骨折危险等。合理营养和营养平衡是延缓衰老，预防慢性非传染性疾病及减少并发症的主要措施。饮食应食物多样化，谷类为主，油脂适量，粗细搭配，多吃蔬菜和水果，清淡少盐少糖饮食，饥饱适度，三餐合理。

【主要参考文献】

1. 张玉珍. 中医妇科学 [M]. 第2版. 北京：中国中医药出版社，2007：169-173.

2. 尤昭玲. 中西医结合妇产科学 [M]. 北京：中国中医药出版社，2006：474-480.

3. 赵进喜. 内分泌代谢病中西医诊治 [M]. 沈阳：辽宁科学技术出版社，2004：94-100.

4. 戴西湖，谢福安. 内分泌疾病辨病专方治疗 [M]. 北京：人民卫生出版社，2000：297-300.

5. 于琦，陈霞. 围绝经期综合征的中医药治疗进展 [J]. 辽宁中医药大学学报，2009，11（2）：47-48.

6. 周微，曲秀芬，隋晓东. 围绝经期综合征的中医治疗进展 [J]. 四川中医，2012，30（12）：143-144.

7. 赵魁平，张志梅，陈生. 围绝经期综合征的针灸治疗概况 [J]. 甘肃中医，2009，22（10）：37-38.

8. 刘红，杨大男. 穴位埋线治疗围绝经期综合征86例临床观察 [J]. 上海针灸杂志，2007，26（2）：5-6.

9. 马素慧，窦娜，陈长香，等. 八段锦对围绝经期综合征及抑郁康复效果的研究 [J]. 中国全科医学，2010，13（9）：2864-2865.

10. 金亚蓓，孙占玲，金慧芳. 耳针治疗围绝经期综合征34例临床观察 [J]. 中医杂志，2008，49（4）：331-332.

11. 吕宁. 穴位贴敷治疗围绝经期综合征35例的体会 [J]. 贵阳中医学院学报，2011，33（3）：79-80.